中医基础理论研究丛书

总主编 邢玉瑞

中国古代天人关系理论与中医学研究

邢玉瑞 主编

中国中医药出版社

·北京·

内容提要

中国古代天人关系理论作为中医学的认识论、方法论和价值观，贯穿于中医理论建构与临床实践的各个方面。本书从古代天人关系的含义与演变、天人合一与中医理论的建构、天人合一与中医临床实践三个方面，对中国古代天人关系理论与中医学进行了系统全面的研究，提出中医学在天人合一理论指导下形成的"生物－心理－社会－生态－时间"医学模式，对现代医学模式的转换具有重要的借鉴意义。

本书可作为中医专业学生及中医临床、科研、教学人员提高理论与临床水平的重要参考书，也可供学习与研究中国传统哲学的人员参考。

总序

在现代科学的研究中，恐怕没有哪一门学科像中医理论研究，至今为如何研究与发展而争论不休。特别是近年来，中医理论的研究得到中医界学者与领导的高度重视。一种基本的共识认为，中医理论发展的滞后，已经成为制约当代中医学术发展的瓶颈。但对如何开展中医理论的研究，则可谓仁者见仁，智者见智，争鸣不断。为此，有必要认真梳理现代中医理论发展与创新的方式，总结经验教训，理清下一步研究的目标、路径和方法。

一、现代中医理论发展与创新的方式

现代中医理论发展与创新的方式，大致可概括为以下几个方面。

（一）科学诠释——解析说明性研究

任何一种医学的发展都是一定文化的产物，与特定的思维方式相联系。中医学的产生、发展深深植根于中国传统文化的土壤之中，其演进和中国传统文化的发展之间具有同步的规律。先秦诸子学—两汉经学—魏晋玄学—隋唐佛学—宋明理学—清代朴学，中国传统文化的连续性发展，无疑是中医学术不断发展、壮大的根本保障之一。但是，鸦片战争以来，西方文化凭借着先进的技术与科学（包括西医学）之势，给数千年绵延不断的中国传统文化以前所未有的冲击，许多民族精英们也将中国落后的原因简单归结于传统文化而加以指责，造成了中国传统文化的式微、断裂。由此对中医学造成两方面的冲击：一是中医学的发展失去了固有文化发展的支持。诚如李致重在《从国学看中医》一文中所指出："当扎在国学之中的研究方法的根系被切断的时候，中医的科学理论体系与临床技术体系将随之衰落。而当中医的临床治疗失去原有的科学与技术体系支撑的时候，中医便沦落为不见文化思想深根的浮萍草——游离于自身科学与技术体系之外的中医，所留下的只是原有体系中的经验部分了。然而经验是人类认知过程的初阶段，它是不能称之为科学的。"另一方面，患病人群文化、意识形态观念的更替变化，在就医选择中对中医和其学术的信任与理解，决定了中医的社会心理地位与真实发展的规模及潜能；同时，伴随着西医学的超速发展及占据科学与技术的高平台，中医学发展滞后，自然导致中医疗法受众对中医学理解的困难，以及随之而来的认可度和公信力的降低，中医学面临着话语权的不断丧失。

为了解决上述问题，中医人历经了百年的探索，从最早的中西医汇通，到中西医结合理论研究及近年提出的中医现代化研究，都是借用现代科学（包括现代医学）的理念、方法、知识等，来研究中医理论，试图揭示中医理论的现代科学内涵，取得现代科学背景的受众对中医学的理解、接受，当然也是为了借助现代科学及技术以促进中医学的发展。以中医肾的研究为例，沈自尹等从 20 世纪 50 年代始，历经数十年的研究，提出中医肾与下丘脑－垂体－靶腺（肾上腺、性腺、甲状腺、胸腺）轴相关的观点。"973"中医理论基础研究专项"基于'肾藏精'的藏象理论基础研究"也是借助现代生物学理论与技术，试图证明"肾精命火"主要体现为干细胞、微环境和神经－内分泌－免疫（NEI）网络的动态平衡，"肾藏精"主要体现为干细胞及微环境的调和状态，补肾填精法主要通过调控干细胞、微环境和NEI 网络发挥作用。课题的理论创新是建立"肾藏精"藏象理论与干细胞和NEI 网络关系研究的新思路。类似的研究无疑都是对中医固有理论的一种科学诠释性研究，即借用现代科学技术方法与知识对中医理论加以解析说明或论证。此类研究的问题主要有两个方面：一是由于现代科学技术的不断发展，对中医理论的科学诠释从器官、组织、细胞到分子、基因等，总是尾随其后，似乎难以穷尽；二是借用库恩范式理论的观点，中医学与现代科学范式具有不可通约性，对中医理论的科学诠释性研究的成果，绝大部分既不能纳入中医学的理论体系，为中医基础理论提供新的概念、理论，又无法归入西医学的范畴，在西医学已有的理论基础上提出新的假说、新的发现或西医学尚未注意到的新的事实，对西医学的发展也意义不大。因此，此类研究也受到了一些中医学者的批评。

（二）文献梳理——理论建构性研究

对文献的整理研究一直是中医学术继承与发展的重要方式，虽然《黄帝内经》确立了中医学理论体系的基本范式，但从形式而言，则不好说《黄帝内经》建构了中医理论框架。历代分类研究《黄帝内经》诸家，可谓从形式建构中医理论框架的最早尝试者，从唐·杨上善《黄帝内经太素》分摄生、阴阳、人合、脏腑、经脉、输穴、营卫气、身度、诊候、证候、设方、九针、补泻、伤寒、寒热、邪论、风论、气论、杂病十九大类，到明·张介宾《类经》分摄生、阴阳、藏象、脉色、经络、标本、气味、论治、疾病、针刺、运气、会通十二大类，明·李中梓《内经知要》分道生、阴阳、色诊、脉诊、藏象、经络、治则、病能八类，可谓古代中医理论框架建构的概况。

伴随着中医教育事业的发展，教材建设可谓中医教育事业的重中之重。古代中医教育大多以《素问》《神农本草经》《伤寒论》《脉经》《针灸甲乙经》《难经》《诸病源候论》《备急千金要方》《龙树论》《圣惠选方》等经典及名家著作作为教材，还谈不上对中医理论的系统梳理。《医宗金鉴》作为清代皇家主编的专用教材，虽说具有综合性、经典性、先进性、实用性等特点，但从中医药理论建构的角度而言，恰恰是其不足之处。因为《医宗金鉴》缺乏对《内经》理论的扼要论述，也缺少本草药性部分，造成其在基础理论上有所欠缺。进入近现代以来，随着西方科学技术知识与教育模式的传入，中医教育与教材建设也发生根本性的转变，基于文献整理研究的教材建设，有力地促进了中医理论体系框架的建构。早在 1928 年，由秦伯未、蒋文芳等人提议，在上海召开了我国中医史上第一次全国性的中医学校教材编辑会，虽因参会人员学术见解不同，意见不统一，最终未能就课程、教材、学制等问题达成共识，但蒋文芳提出的"整理固有医学之精华，列为明显之系统，运用合乎现代的理论，制为完善之学说"成为之后中医学课程教材建设的指导原则。新中国成立后，中医教材建设的思路基本没有超越此原则。20 世纪 50 ～ 60 年代，北京中医学院编著的《内经讲义》（1955）、杉原德行（白羊译）的《中医学基础简释》（1957）、南京中医学院编著的《中医学概论》（1958）、福建中医学院编著的《中医学基础》（1963）等，开启了运用现代语言文字整理、建构中医理论的新篇章。从《内经讲义》的原文选编与现代中医理论建构混合，分化出包含基础理论与中医诊断学的《中医学基础》，再到《中医基础理论》和《中医诊断学》的独立，统编 / 规划教材不断修编，至今已修编至第十版，加之 20 世纪 80 年代中后期，各地出版了《中医学导论》《中医藏象学说》《中医病因病机学》《中医养生防治学》等基础理论的分化教材，教材建设有力促进了中医理论的发展，主要体现在以下几点：一是系统梳理了历代中医理论研究的成果，建构了富有时代特征的中医理论体系框架；二是定义、规范了中医理论的相关概念，并引入了一些新概念；三是丰富、完善了中医理论，补充了思维方法、精气学说、体质学说等内容。

另外，基于文献梳理或结合临床研究编著的中医工具书、制定的术语标准等，也是现代中医药理论研究的重要成果，其中有代表性的如《中医大辞典》《中医基础理论术语》《中医临床诊疗术语》等，为中医理论的规范化做出了重要贡献。

虽然文献梳理的理论建构性研究，对中医理论体系的丰富、完善具有重要贡献，但也存在着一些问题，主要表现为集成有缺漏，归真有变异，纳新有西化等，还需进一步研究。

（三）实践升华——理论创新性研究

临床实践经验是中医理论建构与不断发展的不竭动力，中医学术发展史上各种流派的形成，莫不是临床实践经验的总结和升华，中医学在现代社会的存在、发展，也以临床实践所取得的疗效与经验为根本保障。故邓铁涛指出：中医学的传统研究方法是继承前人的理论——进行临床实践——总结提高——创立新论。临床实践是传统研究最重要的一环，在继承前人理论的指导下诊察病人、治疗病人，给病人以治疗信息，进而收集接受治疗后反馈的信息，如是循环往复，总结提高，上升为理论，以修改、补充前人的论述。因此，从名老中医诊治现代重大疑难疾病的经验入手，总结创新中医理论，仍然是中医理论发展的重要途径。

例如，现代临床常见的脑血管意外、脑动脉硬化、癫痫病、帕金森病等多属于中医内风证的范畴，中医称之为中风、眩晕、痫证、颤证等。临床实践证明，这类病症除了具有动摇、眩晕、震颤、抽搐等风气内动的症状外，常常兼见舌质紫暗或舌下脉络青紫、面色灰暗或青黑、皮肤粗糙、血液黏稠度增高等瘀血症状。大量临床实践表明，内风证常兼有瘀血症状，活血化瘀可以治疗内风。何绍奇在《现代中医内科学》中总结临床实践经验，明确提出："瘀血阻滞，脉道不通，血行不畅，筋脉失濡而手足颤动，屈伸不利，此即瘀血生风。"刘昭纯等结合临床实践经验，总结出瘀血生风的发病特点为多见于老年患者、多继发于慢性病、多出现神志异常、多与其他内风证并存，进一步完善了瘀血生风的病机理论。

再如 20 世纪 80 年代后期日本学者运用黄连解毒汤治疗中风取得良好疗效，继而国内也有大量运用黄连解毒汤加减治疗中风的报道，清开灵、醒脑静注射液等运用于中风病急性期的治疗也效果显著。而清开灵、醒脑静注射液皆可谓集清热解毒药之大成，具有明显的清热泻火解毒之功。其次，临床观察发现，中风病急性期的转归与腑气不通有密切的关系，随着大便秘结或不通程度的加重，病程延长，病情加重，疗效降低。采用通腑、化痰、泄热法治疗中风急性期患者，常可取得良好的疗效，有较早减轻脑水肿的作用。一般认为，通腑、化痰、泄热法对中风病急性期的良好疗效是其发挥了畅利枢机，疏导蕴结之热毒、痰浊的作用，为内生之毒的清除打开了门户之故。这也为中风病毒损脑络病机假说的形成提供了临床经验的支持。在此基础上，王永炎提出了中风病"毒损脑络"的病机假说。

现代中医理论研究的重大课题，也无不与解决现代人类重大疾病及健康问题密切相关，特别是中医诊疗理论的研究，更是着眼于中医治疗的优势病种来进行。中医药类国家级成果奖绝大多数为临床研究成果，即使"973"计划中的中医理论基础研究专项，也多与临床研究密切联系。如"基于'肾藏精'的藏象理论基础研究"，该项目六个课题中四个即着眼于临床研究，分别从不孕不育、骨质疏松症、老年性痴呆、障碍性贫血探讨有关"肾主生殖""肾主骨""肾生髓""脑为髓海"等理论。再如"中医病因病机理论继承与创新研究"的九个课题均涉及临床研究，包括肝硬化、艾滋病、心脑血管血栓性疾病、甲状腺功能亢进症、出血性中风病、冠心病心绞痛、胃癌前状态性疾病，以及周仲瑛、颜德馨两位国医大师的经验总结。上述研究的基本路径为：第一，从名医大量临床病案中提炼科学假说；第二，考镜源流，寻找文献依据；第三，通过临床研究体现创新理论的实践意义；第四，通过实验研究揭示中医理论的科学内涵。

当代重大疾病的中医药治疗经验为中医理论的总结提供了经验材料，但从目前的研究状况来看，基于临床实践的中医理论总结创新明显滞后，由于课题研究的分散，结论的离散度很大，如何将其提炼升华为逻辑自洽的理论还任重道远。如"中医病因病机理论继承与创新研究"的四个课题涉及毒——艾毒、瘀毒、内毒、毒热，那么，作为此四种不同毒邪属概念的毒的内涵、外延如何？产生原因、致病特点如何？毒的现代科学表征是什么？与其他有关毒的研究成果之间如何整合？诸如此类的问题，至今尚未得到解答。

总之，人类防治疾病、促进健康，就需要提出种种实用性或技术性的问题，解决已有理论与经验事实的矛盾，寻找经验事实之间的联系并做出统一的解释，无疑是中医理论发展的永恒动力，也是中医理论研究永远的着眼点。

（四）科学问题——发现创新性研究

自然科学发展的历史表明，问题是科学发展的真正灵魂，贯穿于科学研究的始终。科学研究不但开始于问题，而且正是问题推动研究，指导研究。自然科学发展的历史，就是它所研究问题发展的历史，是问题不断展开和深入的历史。正如著名科学哲学家卡尔·波普尔在《猜想与反驳》中说："科学和知识的增长永远始于问题，终于问题——愈来愈深化的问题，愈来愈能启发新问题的问题。"

中医学历经千百年的实践所积累的经验，以及与中国古代哲学融合所形成的中医理论中，蕴含着许多大大小小的科学问题。从大的方面来说，如中医学在中国古代哲学"天人合一"整体思维指导下所形成的形与神辩证统一的思想，为研究人体生命活动与心理活动的关系提供了思路，围绕这一命题，现代学者在系统梳理古代文献的基础上，结合当代自然科学的相关研究成果，建构了中医心理学、中医情志学等理论体系。再如人类生活于空间与时间两个维度环境之中，相对而言，现代医学的发展主要着眼于空间维度，相关的研究也达到了很高的水平，但对于时间与生命的关系研究较为薄弱。而传统中医学更重视时间维度，在时间与生命活动及疾病的防治方面积累了较为丰富的实践经验，并从理论上进行了有益的探索，提出了时藏相关的命题。这一命题具有丰富的科学价值，但并未引起中医学界的足够重视和深入研究，大多只局限于古代文献的梳理和临床验案的报道，已有的实验研究也仅仅是力图证明有关经典理论的正确性，缺乏创新性的研究。现在，应当在临床流行病学调研和实验研究的基础上，系统总结和归纳中医有关人体生理、病理节律模式，探索时间节律的调控机制，建构新的时藏相关理论，进而指导中医临床诊断与治疗，并开发针对时间相关性疾病的治疗方法与技术。另外，王琦、匡调元等学者从中医文献梳理中提炼出中医体质的概念，结合临床与现代科学技术加以系统、深入的研究，建构了中医体质学理论。从小的方面来说，如《素问·六元正纪大论》提出"有故无殒，亦无殒"的观点，认为药物的效用、毒性反应与患者机体的状态相关，提示在完全符合辨证治疗的理想状况下，在一定的范围内，药物的耐受性及毒性反应是随着机体疾病状态的不同而变化的，由此开启了中药毒性评价的新思路与新方法。诸如此类，不胜枚举。对此，也可借用林德宏在《东方的智慧》中评价东方自然观对现代科学的价值时所说："古老的东方自然观不能代替现代的科学研究，它的功能是为科学研究提供一种理论思想、思维的方法，提供某种思路和角度。"中医学经验与理论中所蕴含的科学问题，则为现代学者的研究提供了极佳的研究思路与方法。

综上所述，现代中医理论发展与创新方式可概括为科学诠释的解析说明性研究、基于文献梳理的理论建构性研究、通过实践升华的理论创新性研究、提炼科学问题的发现创新性研究四个方面，其中在总结历代学术思想基础上的教材建设与相关辞书、标准的编著，可以说是中医理论体系丰富、规范及框架建构的主体；面对现代重大疾病的中医诊疗实践，是中医理论创新的动力；凝练科学问题，结合中医临床，借用现代科学技术开展实验研究，是中医理论加速发展的必由之路。

二、新形势下中医理论研究的路径及重点

关于新形势，人们可以从不同的层面加以认识。从宏观层面而言，可以说我们正处于大科学、大数据、大健康的时代，也是一个大变革的时代。从与中医理论研究及发展相关的较为具体的层面而言，新形势主要体现在以下四个方面：一是伴随着生物化学、分子生物学、基因工程学、电子学、新兴材料学、信息技术等各种现代科学的迅猛发展，现代医学突飞猛进，相比之下，中医学的发展不仅明显滞后，而且难以与现代科学技术形成互动共进的发展态势。二是随着现代医学的迅速发展，依托于现代科学的西医学不仅占有更多的话语权，而且导致中医临床阵地的萎缩，特别是临床中西医混合治疗的普遍实施，使从临床总结理论的传统中医理论发展通道受阻或难度加大，阻碍了中医理论的发展。三是滋养中医理论发展的中国传统文化，自五四运动以后发生断裂，导致中医理论在当代科学及西方文化占统治地位的情况下，失去了应有的话语权，丧失了哲学理论的引导。四是现代疾病谱的变化，以及人类对健康需求的提升，又为中医学术的发展提供了良好的机遇。

反思 60 余年来中医理论上述四方面的研究成果，可以发现尚存在诸多问题，如科学诠释性研究存在难以回归中医理论体系，以及随着现代科学的发展而难以穷尽两大问题；基于文献梳理的理论建

构性研究存在着集成有缺漏、归真有变异、纳新有西化等问题，但归真、西化如何确定其划界标准，又难以达成有效共识，特别是对中医概念的研究相对滞后，理论体系的逻辑分析不足，体系建构有待进一步完善；基于临床实践的中医理论总结创新明显滞后，由于课题研究的分散，结论的离散度很大，如何将其提炼升华为逻辑自洽的理论还任重道远；着眼于科学问题的创新性研究，由于研究群体的知识结构、视野，以及相关学科研究人员的交叉较少等局限，并没有得到足够的重视，或没有凝练出准确的科学问题加以研究，理论的逻辑分析与论证环节十分薄弱。正由于上述问题的存在，以致王键教授在香山论坛上指出，中医"理论研究呈现零星化、碎片化，融合不够、开放不够、序贯不够、继承不够、创新不够、分化不够、引领不够"。

面对中医理论研究与发展的困境，结合中医药研究队伍的实际，以及未来社会发展的需求，中医理论研究可重点着眼于以下几个方面。

（一）面向古代传统的概念与理论框架研究

中医学作为中国传统科学的重要组成部分，是有别于现代科学范式的另一类科学体系，有其独特的概念、理论体系、思维方法等。现代中医理论体系的构建也是近几十年的事，还很不完善，有待于从概念、构建方法、理论框架、理论证伪等方面加以深入研究。

概念是理论构建的基本单元。中医学的概念富有自身的学术特征，主要表现为以自然语言为主体，名词繁多而定义很少，定义多为外延定义，具有多相性、形象性及辩证思维特征，概念的规范性弱，定义缺乏逻辑的严密性，发展形式为叠层累积，从语用角度看多有符号替代使用现象等。由此造成了中医一些概念的歧义、混乱，阻碍了中医学术的发展。因此，应以坚实的文献研究为基础，借用现代逻辑学方法等，对中医理论体系概念范畴进行"名"与"实"的源流考证，理清不同时代相关概念的发展演变，规范名词术语表述，准确揭示概念的内涵与外延，为构建新的中医理论体系框架奠定坚实的基础。

中医学思维及理论构建方法的独特性，造成了中医理论体系中人文科学与自然科学内容交融，实体概念与功能概念不分，理论的外源与内生、经验与推论、理论与假说并存等，其根本特征是高度抽象性和不确定性，难以证实，也不易被证伪，对未知的经验事实预见性较弱，理论与临床经验之间有一定程度的分离，二者缺乏良性循环加速机制。因此，有必要以中医基本概念（或范畴）、基本理论为基点，以哲学方法、逻辑方法、思维方法、科学方法论等为手段，从发生学的角度对中医基本概念、理论进行认真的研究，揭示其形成过程、本质内涵及方法论特点。以促进中医概念、专业术语的规范化及中医理论的现代语言转换，并为中医理论与现代科学包括现代医学的融通寻找切实可行的切入点和正确的方法论途径，搭建现代中医药理论体系构建的平台。

在对古今中医原始文献系统研究的基础上，提取中医理论的概念、命题并加以分门别类，确认其理论意义、实践基础、内在联系，结合上述概念及构建方法研究，从而建立结构合理、层次清晰、概念明确、表述规范，能够指导临床，体现学科内在规律的体系框架。

由于历史的原因以及模式推理的广泛使用，中医理论中理论与假说并存的现象较为普遍，典型的如中医运气学说对现代疫病的预测等。故急需在坚实的文献与临床实践基础上，敢于正视问题，借用发生学、逻辑学、科学哲学等方法，开展中医理论的证伪研究，去伪存真，提炼科学问题，以促进中医理论的健康发展。

（二）面向临床实际的中医理论创新研究

历史的经验告诉我们，中医理论研究成果的取得，遵循了共同的规律：面向时代需求，源于临床实践，指导临床实践，在实践中检验。如关于冠心病的病因病机，代表性学说有血瘀说、瘀毒从化说、痰瘀互结说、心脾痰瘀相关说、脾胃相关说、络病说等。其中，血瘀说又有气虚血瘀、阳虚血瘀、气滞血瘀、痰阻血瘀等不同类型。他如中风病的毒损脑络、肾脏疾病的毒损肾络、冠心病的毒损心络、慢性肝病的毒损肝络、消化性溃疡的毒热病机等，莫不是基于临床实践的理论创新。另外，对 SARS、艾滋病、禽流感等古人所没有经历过的疾病的诊治，中医就其病因病机的认识及相应的诊疗方法，无疑也是一种理论创新。因此，要坚持面对新问题，探索新规律，提出新思想，以防病治病的实际问题为中心，立足现代重大疾病的防治，总结和发展中医的病因病机及诊疗理论。

（三）面向当代科学的中医理论多学科研究

当代科学技术的迅猛发展，特别是现代系统科学、科学哲学、大数据技术等研究，既为中医学的发展带来挑战，同时也为中医理论的发展带来机遇。首先，信息科学及现代医学诊疗技术的迅猛发展，为中医诊疗技术的发明与借鉴提供了良好的机遇，在此基础上的临床实践无疑又为中医理论的总结、升华提供了实践基础。其次，现代科学特别是现代医学对相关疾病机理的认识，为中医理论的创新提供了支撑，如王永炎提出的中风病毒损脑络理论、陈可冀提出的冠心病瘀毒致病理论、周学文提出的消化性溃疡毒热致病理论等，其背后都隐含着现代医学对相关疾病病理认识的支撑。最后，对于一些创新性的理论，还需借助现代科学技术进一步研究，如中风病毒损脑络或多种疾病毒损脉络的病机，关于毒的本质、层级结构、脑络或脉络的具体所指、损的过程与机制等，以及中药活性部位和中药组分的药性实证研究等。因此，在现代科学技术环境及语境下，中医学术的研究应持开放包容的态度，既要保持中医的特色与优势，也应考虑中国文化的走向及中国人生活方式的变迁，同时遵循科学技术的一般规律，要准确理解中医理论的内涵，把握科学问题，借助学科交叉，利用多学科新知识、新成果，发展和创新中医理论，以更好地指导临床实践。

（四）面向未来需求的中医健康理论等研究

随着人们生活水平的不断提高及医学模式的转换，健康问题受到国人的高度关注，2013年国务院即颁发了《国务院关于促进健康服务业发展的若干意见》，2015年又颁发了《中医药健康服务发展规划（2015—2020年）》，党的十八届五中全会提出了健康中国的概念。中医学作为我国独具特色的健康服务资源，强调整体把握健康状态，注重个体化，突出治未病，临床疗效确切，治疗方法灵活，养生保健作用突出，故充分发挥中医药特色优势，加快发展中医药健康服务，是全面发展中医药事业、促进健康服务业发展的必然要求。与此相适应，中医有关健康的概念、思想与观念，以及健康状态的内涵、要素、分类等健康理论体系的研究作为中医理论研究的重要范畴，也应得到高度重视。此外，中医治未病、康复理论等，也需要从哲学观到具体的医学理论，乃至理论指导下的操作技术，进行系统而深入的研究，而不能仅仅局限于理念的层面。

习近平总书记在2014年《在文艺工作座谈会上的讲话》中指出："传承中华文化，绝不是简单复古，也不是盲目排外，而是古为今用、洋为中用、辩证取舍、推陈出新，摒弃消极因素，继承积极思想，'以古人之规矩，开自己之生面'，实现中华文化的创造性转化和创新性发展。"这也可借鉴为现代中医理论研究的指导思想。总之，要关注中医理论基本概念和基本原理的传承创新，注重重大疾病防治规律与理论提升的应用创新和以自由探索为主体的先导创新，弘扬主体理论，鼓励多样性探索，重视科学问题的提炼，围绕问题开展研究，同时也要重视对已有研究成果的综合集成创新，全方位地促进中医理论研究创新发展。

要理清中医理论研究的目标、路径和方法，就有必要对现代以来中医理论研究、发展状况予以系统梳理，搞清楚脚下之路的基本状况，即当代中医理论研究取得了哪些成就、存在哪些问题、走了哪些弯路等，如此，方可进一步搞清楚"我是谁，我从哪里来，我将走向何方"的问题，科学理性地选择研究路径和方法，少走弯路，促进中医学术的健康发展。为此，我们在国家重点基础研究发展计划（"973"计划）项目的资助下，对60余年来现代中医学术创新进行了理论分析与总结，较为系统地梳理了中医理论研究的基本情况，在此基础上，编著成《中医基础理论研究丛书》，包括《中医学概念问题研究》《中医哲学思维方法研究进展》《中国古代天人关系理论与中医学研究》《〈黄帝内经〉二十论》《中医藏象理论研究进展》《中医经络理论研究进展》《中医体质理论研究进展》《中医病因病机理论研究进展》《中医治则治法理论研究进展》《中医学的科学文化研究》《中医模式推理研究》等11本。该丛书既是对陕西中医药大学中医基础理论学科所承担的国家重点基础研究发展计划（"973"计划）项目"中医理论体系框架结构研究"部分工作，以及国家社会科学基金项目"中国古代天人关系理论与中医学研究"的总结，也是作为国家中医药管理局与陕西省重点学科的部分工作总结。

陕西中医药大学《中医基础理论研究丛书》的编著，以陕西中医药大学中医基础理论重点学科团队人员为主体，山东中医药大学的王小平、鲁明源，华南师范大学的赵燕平，咸阳师范学院的蒲创国等同志也参与了编写工作。该丛书的出版，得到了陕西中医药大学领导的大力支持和陕西省重点学科建设经费的资助，中国中医药出版社华中健主任从选题到出版都给予了大力支持，在此一并表示衷心感谢。

邢玉瑞

2017 年 2 月于古都咸阳

前言

　　中医学植根于中国传统文化的土壤之中，以中国古代哲学的认识论、方法论及价值观为其指导思想。对天人关系问题的研究，可以说是中国古代哲学的永恒主题。中国古代哲学家认识自然不是要建立一个纯粹以自然为研究对象的自然哲学体系，而是从"天人之际"即人与自然的关系认识自然，是要回答人何由产生，人生而即有的本性是什么，人应该怎样生活，人生、社会的理想是什么[1]。诚如王夫子所说："言道者必以天为宗也，必以人为其归。"（《尚书引义》卷五《多士》）即讲天论总要落实到人论。因此，研究中国古代天人关系理论，一方面从哲学高度审视中医学理论，有助于揭示中医学的认识论、方法论和价值观，搞清中医理论建构及演变的过程与规律，厘清中医学与中国文化的关系，把握中医学的特质；另一方面，甄别天人关系理论对中医学理论产生的各种影响，明晰中医学中文化与科学的关系，有助于准确把握中医学中的科学问题，发展中医文化，完善中医学理论，促进中医学术的健康发展；同时，发掘中医学中的天人关系理论，也可以为中国哲学研究提供资料和新的视角。

1. 古代天人关系的含义与演变

　　中国古代哲学各学派关于"人"的解释较为统一，一般都指现实社会的人类人群，但当今学者对"天"的理解则分歧较大。分而言之，中国古代天的含义可概括为自然之天和主宰之天，自然之天既指作为物质存在的天或自然界，也用来指自然而然这样一种状态。主宰之天指宇宙万物的最高主宰者，人格之天、运命之天、义理之

---

[1]　李存山.中国传统哲学纲要［M］.北京：中国社会科学出版社，2008：124.

天等也是主宰之天的不同表达，可以归之为主宰之天。中国古代的天其实是自然之天与主宰之天的结合，二者不可分割，乃是一个天所具有的两层含义。自然之天是从天的物质载体方面而言，主宰之天是从天的精神内容方面而言。离开了任何一个方面，天都不能称为天。

纵观中国古代哲学，在对天人关系的探究中，出现了诸如"天人感应""天人同类""天人合德""天人一气""明于天人之分""天人不相预"等思想主张。经过各种思想主张的相互影响、渗透，北宋时期，张载明确提出了"天人合一"思想，为各种天人关系争论画上了句号。此后，在天人关系问题上，基本没有脱离张载的天人合一思想。可以说，天人合一在宋代以后就成为中国哲学处理天人关系的基本原则。

2. 天人合一与中医理论的构建

天人同源是中医理论体系构建的基元。中国哲学世界本原论的大宗、主流无疑是气一元论。古人认为气是构成天地万物的基本质料，以精微无形、连续无间的状态存在，它运动不息，不生不灭，是自然万物相互作用的中介，其具体的作用方式是感应。事物之间的感应主要有两种形式：一是同气相感，即性质相同的事物之间的相互感应，也称为"同气相求"，主要反映于阴阳或五行之气间的同气相助。二是异气相感，即性质不同的事物之间的相互感应。《内经》继承和发展了先秦气论思想，不仅用气来解释天、地、人的构成和运动变化，更重要的是通过气的生成、运行、变化以阐释人体的生理、病理，以及对疾病的诊断、治疗和养生等，形成了以气概念为核心的理论体系。同时《内经》明确提出了气化的概念，并对气化理论进行了深入的阐述。《内经》以后的中医学则进一步将哲学本原论的元气概念引入中医学领域，一方面阐明了人体与自然万物的统一性，另一方面又将其改造为本体论的概念，丰富了元气概念的内涵，论述了元气的生成、功能、病理变化及诊断与治疗等问题，使元气论成为中医学术体系的重要组成部分。另外，不同历史时期的哲学家都将太极作为标志宇宙终极本原及其无限性的哲学范畴，太极范畴所揭示的阴阳一体的和谐模式、"物物一太极"的全息思想等，经过金元医家的引申发挥，迄于明代，在中医学中发展成为论说人身太极的肾命学说。

天人同构是中医理论体系建构的框架。中医学对人体的认识与经验，早期常常借用数术时空观来加以整理、诠释，认为人的身体与天地在结构、构成原理、功能上具有相似性，所谓人体是一个小宇宙，而天地是一个大宇宙。人体是一个小宇宙的理念，导致中医学在理论建构中，将对自然界阴阳、三才、五行、七数、九宫的结构模式的认识，类推到人体，进而借用同气相求、异气相斥的规律来说明人体发病、病理变化乃至治疗等基本问题。从较高层次的"天地人三才医学模式"，到太阴、少阴、厥阴和太阳、少阳、阳明的三阴三阳经脉、疾病诊疗及五运六气模式，乃至中医脉诊体系的构建、治则治法、方剂配伍等，无不贯穿着天人同构的思想。中医经络理论的构建，从历史的角度而言，有四经与四方四时模式、"天六地五"与十一脉模式、十二月与十二经脉模式、二十八宿与二十八脉模式，其形成的思维基础也是天人同构的理念。

天人同道是中医理论体系建构的理据。由于人与自然同源于一气，具有相同的阴阳、三才、五行等结构，所以，人与自然万物之间也具有相同的阴阳消长及五行生克制化等规律。以此类推，即可构建阴阳时藏相关理论与五行时藏相关理论。中医学在天人合一观与阴阳五行学说基础上所建构起来的时间医学理论，认识到了时间因素对人体生理、病理的影响，并在诊断与治疗过程中结合时间因素加以论治。这种对人体生命节律的认识和应用，是其理论体系的一个重要学术内容和特点，它无疑提出了极具科学价值的命题，对中医学术的发展及临床实践有重要的意义。中医学在没有必要的实验性研究的情况下，从总体上提出气血循环的理论，其中天人合一观及与之相关的取象类比思维方法在经脉气血循环理论的构建中起着极其重要的作用。此外，中国古代思想家常假定自然界与人类社会乃至人体自身有着共同的规律，而水又是人类生命活动必不可少之物，故水的隐喻也是古代医家认识人体生命活动的重要方法，古人正是通过经脉是河流的隐喻，类推出人体经脉及其循环运动。

3. 天人合一与中医临床实践

天人合一观从天、地、人一体，天人合德及天人合道的角度，规定着人生的价值取向和人生境界。人作为天地万物的一部分，应该与其他物类一样，遵循天地之道。因此，效法天地，从天地之道中引出立人之道，就成了中国哲学各流派共同的价值取向。这一价值观在中医学中也得到了充分的体现。中医学认为中和是一切生命整体维持平衡稳定，从而生存延续的必要条件。因此，中医养生及诊治疾病也以中和为最佳境界，最终目的是要达到人与自然及人体形与神的有机和谐。

基于天人合一、时藏相关的基本认识，中医学将对人体生理病理节律的认识与临床实践紧密结合起来，形成了颇具特色的因时诊断方法，即根据疾病病理的时间节律特点分析判断疾病的病因、病位、性质和发展趋势等，主要体现在疾病节律与因时诊断及脉象节律与因时诊断等方面。其中有关脉时规律的认识，主要有阴阳脉时关系、五行脉时关系、三阴三阳脉时关系等，而临床应用最为广泛的是五行脉时关系模式。同时，中医在对疾病的治疗过程中，也十分重视时间因素的影响，在临床实践与模式推理的基础上，提出了诸多有关时间节律治疗的理念及方法。

中医学认为，不同地理环境下，人们的生活条件、饮食构成、风俗习惯相异，从而造成不同地域人群体质和疾病的差异，故治疗疾病应当考虑地理差异之势以选方用药。涉及地理环境与发病、人体寿夭与气化迟速、高下寒热制宜及方位气异制宜等。

中医学在天人合一观的指导下，强调养生也必须"法天则地"，顺应自然界阴阳消长、五行更代的规律，使人体生命活动节律与自然界春生、夏

前言

长、秋收、冬藏的时间规律相协调。对此，古今医家有大量的论述，主要可分为四时养生法、逐月养生法、一日四时养生法等。

本书作为国家社会科学基金项目（12XZX005）研究的初步成果，从上述三个方面对中国古代天人关系理论与中医学进行了系统研究，提出中医学在天人合一理论指导下形成的"生物－心理－社会－生态－时间"医学模式，对现代医学模式的转换具有重要的借鉴意义；中医学在天人合一理念下所构建的"时藏相关"理论，无疑是十分重要的科学命题，有待于当代开展多学科研究。鉴于研究者的能力有限，书中难免有不妥之处，敬请各位同道提出宝贵意见，以便在以后的研究中有所提高。

邢玉瑞

2017 年 1 月于古都咸阳

本书为中国社会科学基金项目研究成果

目　录

目录

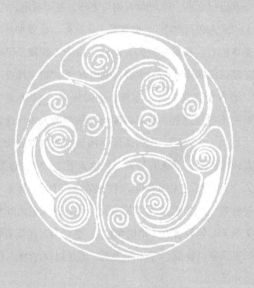

第一章　天人关系的发生与演变

汉代著名史学家司马迁在谈到自己作《史记》的目的时曾说，"究天人之际，通古今之变，成一家之言"（《汉书·司马迁传》）。其实，"究天人之际"并不仅仅是司马迁这样的历史学家所思考的问题，也是中国古代哲学家一直关注和想要解决的问题。董仲舒在回答汉武帝关于如何治理好天下时一开篇就说："臣谨案，《春秋》之中，视前世已行之事，以观天人相与之际，甚可畏也。"（《汉书·董仲舒传》）"天人相与之际"，也就是天人之际，是董仲舒治理国家之对策的基本内容。和董仲舒同一时代，以治《春秋》位登宰相的公孙弘，在建议汉武帝开办儒学教育的时候说："诏书律令下者，明天人分际，通古今之义。文章尔雅，训辞深厚。"（《史记·儒林传》）一般的官吏不懂得这些，所以需要培养儒学的人才。这就把通天人分际，也就是天人之际，作为儒者学问研究的基本方向。西汉末年著名儒者扬雄也说："圣人存神索至，成天下之大顺，致天下之大利，和同天人之际，使之无间者也。"（《法言·问神》）延至三国汉魏之际，何晏称赞王弼，也是说"若斯人，可与论天人之际矣"（《世说新语·文学》）。何晏著有《论语集解》，也是当时的儒者领袖。北宋著名哲学家邵雍也曾说："学不际天人，不足以谓之学。"（《皇极经世书·观物外篇》）

纵观中国古代哲学，几乎离不开对天人问题的探讨。"究天人之际"，也就成为中国古代哲学的永恒主题。在对天人关系的探究中，出现了诸如"天人感应""天人同类""天人合德""天人一气""明于天人之分""天人不相预"等思想主张。经过各种思想主张的相互影响、渗透，北宋时期，张载明确提出了"天人合一"思想，为各种天人关系争论画上了句号。此后，在天人关系问题上，尽管二程、朱熹、陆九渊、王守仁、王夫之等都提出了自己的看法，但基本没有脱离张载的天人合一思想。可以说，天人合一在宋代以后就成为中国哲学处理天人关系的基本原则。

天人关系问题是中国哲学的一个基本问题，同时也是中医学关注的焦点之一。中国哲学对天人关系的不同认识，在很大程度上影响了中医学的发展。中医学有关天人关系的知识，也丰富了中国哲学的天人关系理论。因此，研究哲学史上天人关系的发生与演变，对全面、深刻地理解中医学理论有着重大的意义。本部分将从哲学的视角出发，来梳理和分析中国哲学中天人关系的发生与演变脉络。

第一节　中国哲学中"天"的含义

研究中国哲学中的天人关系，首先必须清楚中国哲学中天和人的含义。对于人的含义，并不存在根本性的分歧。正如任继愈先生所指出的："先秦儒家及后来各学派关于'人'的解释，不像对'天'的解释那样分歧，一般都指现实社会的人类人群。"[1] 任先生这句话的另一层含义，则是中国哲学对天的解释存在着重大的分歧。其实，与其说中国哲学对"天"的解释存在分歧，不如说是当今学者对"天"的理解存在分歧。例如，季羡林先生认为："在中国古代哲学家笔下，天有时候似乎指的是一个有意志的上帝。这一点非常稀见。有时候似乎指的是物质的天，与地相对。有时候似乎指的是有智力有意志的自然。我没有哲学家精细的头脑，我把'天'简化为大家都能理解的大自然。"[2] 张岱年先生认为"天"大致有三种含义，即最高主宰、广大自然、最高原理[3]。冯友兰先生认为"天"有五义：物质之天、主宰之天、运命之天、自然之天、义理之天[4]。其实，这些分类尽管繁杂，但只是区分

[1]　任继愈. 试论"天人合一"[J]. 传统文化与现代化，1996（1）：3-6.

[2]　季羡林. 天人合一新解.［J］. 传统文化与现代化，1993（1）：9-16.

[3]　张岱年. 中国哲学中"天人合一"思想的剖析［J］. 北京大学学报（哲学社会科学版），1985（1）：1-8.

[4]　冯友兰. 中国哲学史（上册）［M］. 上海：华东师范大学出版社，2000：35.

标准的宽窄不同。结合学者的研究成果，我们认为，中国古代的天其实是自然之天与主宰之天的结合。

一、自然之天

自然之天，既指作为物质存在的天或自然界，也用来指自然而然的状态，即冯友兰所说的物质之天与自然之天，张岱年所说的广大自然。其包括以下几层含义。

首先，是指与地相对应的天。冯友兰称之为物质之天，"就是指日常生活中所看见的苍苍者与地相对的天，就是我们现在所说的天空"[1]，也包括天空中的各种星体在内，这个意义上的天在中国哲学中常与地对应。《老子》讲，"天地不仁，以万物为刍狗"（《老子·五章》）。按照陈鼓应的解释，是说天地只是个物理的、自然的存在，并不具有人类般的感情[2]。《庄子》中引老聃的话说："天地固有常矣，日月固有明矣，星辰固有群矣，树木固有立矣。"（《庄子·天道》）是说天地是常在的，也强调天地的物质性。可见，此种意义上的天在性质上具有物质性，在范围上是我们头顶上的广阔天空。

其次，是指整个宇宙或自然界。冯友兰称之为自然之天，"乃指自然之运行，如《荀子·天论》所说之天是也"[3]。荀子有言："天行有常，不为尧存，不为桀亡。"（《荀子·天论》）这是说自然界的运行有其固有的规律，既包括了与地相对应的天，也包括了其他宇宙万物。董仲舒说："天地阴阳木火土金水，九，与人而十者，天之数毕也。"（《春秋繁露·天地阴阳》）这里，作为十端之一的天，是指与地相对应的天，而具有这"十端"的天，则涵盖了整个宇宙。尽

[1] 冯友兰.中国哲学史新编（上册）[M].北京：人民出版社，1998：103.

[2] 陈鼓应.老子今注今译[M].北京：商务印书馆，2003：93.

[3] 冯友兰.中国哲学史（上册）[M].上海：华东师范大学出版社，2000：35.

管天的范围变大了，但其作为一种物质存在并没有改变。

最后，天还被用来指一种自然状态。例如，庄子借北海若之口曰："牛马四足，是谓天；落马首，穿牛鼻，是谓人。故曰：无以人灭天，无以故灭命，无以得殉名。谨守而勿失，是谓反其真。"（《庄子·秋水》）庄子在这里区分了天然和人为，要求人们不要用人为去消灭天然。道家主张法自然，也是这个意思。

二、主宰之天

主宰之天，指宇宙万物的最高主宰者。冯友兰认为"即所谓皇天上帝，有人格的天、帝"[1]，张岱年称之为最高主宰。这种"天"具有绝对的权威，主宰着人的命运。在古代社会，人们对许多自然现象和社会现象无法解释，就认为是上天在起着主宰作用，因而"主宰之天"在中国古代思想中普遍存在。孔子就是"天"的忠实信仰者，《论语》中的"天丧予""天厌之""获罪于天"等的"天"都含有"主宰之天"的意思。《论语·子罕》中的一段话，最能说明这一点：

> 子畏于匡。曰："文王既没，文不在兹乎？天之将丧斯文也，后死者不得与于斯文也；天之未丧斯文也，匡人其如予何？（《论语·子罕》）

孔子自认为承续了文王之道，认为如果上天欲丧此道，必不使自己承接此道。既然自己承续了文王之道，接受了天命，那么匡人就不能违天害己。可见，这里的"天"是一个有意志、主宰人命运的天。这个最高主宰者还决定了谁能够得到天下，是统治者统治合法性的来源：

> 万章曰："尧以天下与舜，有诸？"孟子曰："否。天子不能以天下与人。""然则舜有天下也，孰与之？"曰："天与之。""天与之者，谆谆然命之乎？"曰："否。天不言，以行与事示之而已矣。"（《孟子·万章上》）

---

[1] 冯友兰.中国哲学史（上册）[M].上海：华东师范大学出版社，2000：35.

万章认为是尧把天下给了舜，孟子不同意，认为舜得到天下是上天给予的。当然，上天给予舜以天下，不是谆谆然命令他，而是通过"使之主祭""使之主事"这样的行与事来体现自己的意志。可见，天子的权力都是上天给的，还有什么能大过上天的意志呢？

至于上天如何主宰人的命运，则既有"天垂象见吉凶"这样的积极方式，也有天道自然这样的消极方式，但无论天意以哪种方式表现出来，其最高主宰的地位是不会动摇的。

以上是主宰之天的基本含义，除此之外，人格之天、运命之天、义理之天等，也是主宰之天的不同表达，因而也可以归之为主宰之天。

作为主宰者的天，由于其具有像人一样的意志，因此也往往具有一定的人格，这在董仲舒的思想中表现得十分明显。《春秋繁露·王道通三》谓："仁之美者在于天，天，仁也。天覆育万物，既化而生之，有养而成之。"天和人一样，都具有仁这样的品质。"天亦有喜怒之气、哀乐之心，与人相副"（《春秋繁露·阴阳义》）。天和人一样，都具有喜怒哀乐。任继愈先生将这种天称为人格之天。由于这种人格是主宰之天的一种品质，因此人格之天也可以归为主宰之天。

运命之天，冯友兰认为是"人生中吾人所无奈何者"[1]，它超越于人的认识能力之外。"莫之为而为者，天也；莫之致而至者，命也"（《孟子·万章上》）。"若夫成功，则天也"（《孟子·梁惠王下》）。这种命运观念在中国根深蒂固，中国人一般认为人应该尽力而为，但最终的成败还要看命运，人的命运仍是由天决定的。因此，运命之天也可以归为主宰之天。

---

[1] 冯友兰.中国哲学史（上册）[M].上海：华东师范大学出版社，2000：35.

义理之天，冯友兰称之为"宇宙之最高原理"[1]，"唯心主义哲学家所虚构的宇宙的道德法则"[2]。张岱年所说的最高原理，也含有道德原则的意思在内，在他看来，"天人合一"思想主张"道德原则和自然规律是一致的"[3]。如果追根溯源的话，早在《诗经》中就已经有了这种思想的萌芽："天生烝民，有物有则，民之秉彝，好是懿德。"（《诗经·大雅》）在这里，"则"具有一定的道德性，而且来源于上天。《中庸》所讲的"天命之谓性"，"君子所过者化，所存者流，上下与天地同流"，也是将天看作道德的来源。孟子的"四端说"，则进一步发展了这种思想，认为仁义礼智这些道德原则都是天生的，"非由外铄我也，我固有之也"（《孟子·告子上》）。到了宋明理学中，则将"天理"作为世界的本原。二程认为，"有理而后有象，有象而后有数"（《河南程氏文集·答张闳中书》）。朱熹也说："未有天地之先，毕竟也只是理。"（《朱子语类》卷一）天理不仅是世界本原，同时又与道德是一回事。"孝悌忠信仁义礼智，皆理也"（《朱子语类》卷四）。这样，道德也就具有了本体地位，"存天理、灭人欲"既是个人进修的需要，也是上天的要求。

可见，这种道德法则，归根结底来自于上天的赋予，与"主宰之天"不可分割。例如，朱熹主张理在气先，其天也被认为是"义理之天"。但朱熹却是在上帝的主宰之下谈论理的。

> 《诗》《书》所说，便似有个人在上恁地，如"帝乃震怒"之类。然这个也只是理如此。天下莫尊于理，故以帝名之。"惟皇上帝降衷于下民"，降，便有主宰意。（《朱子语类》卷四）

因此，义理之天在本质上仍然属于主宰之天。

以上分析尽管看起来条理清晰，但也存在一个问题："当我们的研究者

［1］ 冯友兰.中国哲学史（上册）［M］.上海：华东师范大学出版社，2000：35.

［2］ 冯友兰.中国哲学史新编（上册）［M］.北京：人民出版社，1998：103.

［3］ 张岱年.中国哲学中"天人合一"思想的剖析［J］.北京大学学报（哲学社会科学版），1985（1）：1-8.

在区分中国古代哲学的基本概念或范畴的不同含义时，似乎更重视的是这些不同含义之间的区别，而不太注意这些不同含义是否从同一根源发展而来，它们之间有无内在关联。"[1] 我们当然不能说研究者不注意这些不同含义之间的内在联系，但这种分析确实容易造成对概念的片面理解。例如，荀子的"天"是自然之天，孔子的"天"是主宰之天等。实际上，我们将"天"的含义概括为自然之天和主宰之天，只是出于分析的必要，古人所理解的"天"其实只是一个天，因为自然之天与主宰之天是不可分割的。或者说，自然之天就是主宰之天，主宰之天就是自然之天，它们是一个天所具有的两层含义。自然之天是从天的物质载体方面而言，主宰之天是从天的精神内容方面而言。离开了任何一个方面，天都不能称为天。

一个典型的例子是《荀子·天论》中的一句话："天行有常，不为尧存，不为桀亡。"这句话经常被用来说明自然界的运行有其特定规律，不因为人的意志而改变。但如果从主宰之天的层面来看，这句话也可以理解为上帝对谁都一视同仁，既不偏爱尧舜，也不仇恨桀纣。再比如，柳宗元在《天说》中也有言："天地，大果蓏也；元气，大痈痔也；阴阳，大草木也。其乌能赏功而罚祸乎？功者自功，祸者自祸。"这样看来，柳宗元笔下的天确实是自然之天，但柳宗元所说的，仅仅是天不能给人以祸福，所以将天比作瓜果草木。不能给人以祸福，却并不意味着作为主宰者的天就不存在。相反，在柳宗元的著作中，他多处提到了天命，只不过在他看来，只有有德者才能配受天命而已。荀子、柳宗元都是主张天道自然的哲学家，但他们并不因此否认主宰之天的存在，只是这个主宰之天并不直接干涉人的事务而已。

---

[1] 张汝伦.中国哲学研究中的"范畴错误"[J].哲学研究，2010（7）：42-48.

中国古代天人关系理论与中医学研究·第一章 天人关系的发生与演变

　　需要说明的是，尽管中国古代哲学中的天有自然之天和主宰之天两层含义且不可分割，但在不同时期，不同思想家所强调的重点有所不同，因此使人产生了"天"在不同哲学家那里含义不同的错觉。其实，思想家在强调天的某一含义的同时，并没有否定其他的含义。

　　另外，从哲学与中医学的关系来看，中国哲学中的天具有自然之天与主宰之天的双重性质，中国古代医学对于致病原因，也是从自然环境和鬼神两个方面进行思考的。因为，医学从某种程度上也是要研究天人关系的。哲学上对天的认识，不能不影响到医学。而医学上对天的认识的深刻，也为哲学的发展提供了理论和实践的支持。

第二节　天人关系的起源

　　天人关系起源于何时，已经无从追溯，但我们却可以从后人对远古的追忆中发现一些端倪。《国语》以神话传说的形式，描述了远古时期的民神关系即天人关系。

　　　　昭王问于观射父，曰："《周书》所谓重、黎实使天地不通者，何也？若无然，民将能登天乎？"

　　　　对曰："非此之谓也。古者民神不杂。民之精爽不携贰者，而又能齐肃衷正，其智能上下比义，其圣能光远宣朗，其明能光照之，其聪能月彻之，如是则明神降之，在男曰觋，在女曰巫。是使制神之处位次主，而为之牲器时服，而后使先圣之后之有光烈，而能知山川之号、高祖之主、宗庙之事、昭穆之世、齐敬之勤、礼节之宜、威仪之则、容貌之崇、忠信之质、禋洁之服而敬恭明神者，以为之祝。使名姓之后，能知四时之生、牺牲之物、玉帛之类、采服之仪、彝器之量、次主之度、屏摄之位、坛场之所、上下之神、氏姓之出，而心率旧典者为之宗。于是乎有天地神民类物之官，是谓五官，各司其序，不相乱也。民是以能有忠信，神是以能有明德，民神异业，敬而不渎，故神降之嘉生，民以物享，祸灾不至，求用不匮。及少皞之衰也，九黎乱德，民神杂糅，不可方物。夫人作享，家为巫史，无有要质。民匮于祀，而不知其福。烝享无度，民神同位。民渎齐盟，无有严威。神狎民则，不蠲其为。嘉生不降，无物以享。祸灾荐臻，莫尽其气。颛顼受之，乃命南正重司天以属神，命火正黎司地以属民，使复旧常，无相侵渎，是谓绝地天通。"（《国语·楚语下》）

按照《国语》的描述，远古时期的天人关系经历了三个阶段：

第一个阶段，民神不杂。民神分别承担者不同的职责，民有忠信，神有明德，民众不亵渎神，神也护佑民众。那些具有超凡品质的民，被赋予沟通天人的职责，成为巫觋。

第二个阶段，民神杂糅。这一时期，由于九黎乱德，民神杂糅，原有的民神关系被破坏，民神相争，神遭到了亵渎，民也不能得到福佑。

第三个阶段，绝地天通。为了恢复民神之间的秩序，颛顼就命令南正重主管天来负责神的事务，命令火正黎主管地来负责民的事务，这就是绝地天通。绝地天通恢复了天人之间的秩序，但也使得住在天上的神和住在地上的人沟通困难。大概从这时起，研究如何沟通天人，就成为天人关系的重要内容。

以上这些，都具有神话传说的色彩。《尚书孔氏传》《山海经》等古籍中也有相似的描述。这可以看作古人对天人关系起源的最早的朦胧认识。从中也可以看出，中国古代的天人关系从其产生时起，就与人神关系交织在一起。这是因为，由于当时人类的认识能力有限，对大自然还缺乏理性的认识，因此往往将自然的力量归结为神的作用。可以说，在这一时期，人们所讲的"天"主要是主宰之天，但这种主宰之天却是以自然之天为载体的，因为拥有主宰力量的，往往是自然界中的某种存在。只是由于认识上的原因，人们对主宰之天更感兴趣，因此当时的天人关系就主要表现为人神关系了。

第三节　三代时期的天人关系

夏商周三代以前的天人关系，由于缺乏确切的文献资料支持，我们只能了解其大概。对于三代时期的历史，最具参考价值的就是《尚书》。《尚书》是我国第一部上古历史文献和部分追述古代事迹的汇编，它保留了夏商周特别是西周初期的一些重要史料，其中包含着丰富的天人关系内容。尽管学界对《尚书》中部分篇章的真伪存在争论，但其基本内容在先秦时期就已经形成，也最接近三代时期的思想状况。因此，在缺少其他资料的情况下，通过《尚书》来研究三代时期的天人关系，就成为一种较好的选择。

三代时期由于处在人类文明的早期，对自然的认识还不够深刻，认为自然现象背后有着最高的主宰，就是天或帝。因此，三代时期的天人关系，主要解决的是仍然是人神关系的问题。

一、天命的发布与探测

天作为国家的至上神，其命令必须得到绝对的服从。人要服从天命，就必须能够与天进行沟通。这就涉及上天对其意志的表达，以及人对上天意志的探究。从文献来看，三代时期上天表达意志的形式主要有三种：王朝更替、自然现象及卜筮的传达。与此相对应，也存在着三种探测天意的方法：体察民情、解释自然现象和卜筮。

（一）王朝更替与体察民情

王朝更替是三代时期天命的主要表达方式。在古人看来，每一次王朝的更替都是天命的转变。夏后氏讨伐有扈氏时就说："有扈氏威侮五行，怠弃三正，天用剿绝其命，今予惟恭行天之罚。"（《尚书·甘誓》）这是说有扈氏不敬上天，因此天要夏后氏代天行罚。后来，当商汤讨伐夏桀时，用的是同样的理由："有夏多罪，天命殛之。"（《尚书·汤誓》）周取代商时，用的仍是"商罪贯盈，天命诛之"（《尚书·泰誓》）的理由。可见，旧王朝的覆灭与新王朝的兴起，都是天的意志的表现。

到了周初，周人总结历代王朝兴替的历史经验，得出了天命不常的思想：

> 王曰："呜呼！肆汝小子封。惟命不于常，汝念哉！无我殄享，明乃服命，高乃听，用康乂民。"（《尚书·康诰》）

这就是说，天命并不是固定不变的，如果不敬天，不能治理好民众，就会受到上天的惩罚，引起王朝的更替。作为统治者，如果要维持自己的统治就要敬天保民。

然而，如果每次都要等到王朝灭亡，统治者才知道天命转变，未免为时已晚。而且，王朝的更替需要有人代天行罚，这个代天行罚也必须在旧王朝灭亡前知道上天的意志。所以，天命应该有更为平易的表达形式，这个问题在周初时被周公解决了。周公认为："天命棐忱，民情大可见。"（《尚书·康诰》）这是说是否保有天命，要从民情上来看，统治者可以通过体察民情去探知上帝的意志。《尚书·泰誓》中还说："天矜于民，民之所欲，天必从之。""天视自我民视，天听自我民听。"也就是说，到了周初，人们认为天也可以通过民情来表达自己的意志。这既是对天命转变的深层思考，也为统治者纠正自身错误预留了时间。

这也就引出了对天命探测的第一种方式，体察民情。统治者要处理好天人关系，最重要的是治理好自己的国家，保护小民，倾听民众的意见。周公一再告诫，"治民祗惧，不敢荒宁""小人怨汝詈汝。则皇自敬德"（《尚书·无逸》）。治理民众是一件十分重要的事情，一定要战战兢兢、小心谨慎。即使民众不满，咒骂统治者，统治者也不应该迁怒民众，而是要反求诸己。因为，这正是上天意志的一种表达形式。

（二）自然现象及其解释

天通过自然现象来表达自己的意志，是古代中国天命表达的普遍形式。但是在三代时期，自然现象被赋予天意才刚刚开始。发生自然灾害，是上天降下的凶兆，说明上天对统治者表示不满；风调雨顺，是上天降下的吉兆，说明上天对统治者表示满意。《尚书·洪范》分别称其为"咎征"和"休征"。例如《尚书·金滕》中就记载，成王疑心周公想要篡位，周公为避嫌离开了京城。结果当秋天庄稼成熟而未收获之际，打雷闪电，大风吹倒了庄稼。而当成王消除了对周公的疑心并将周公迎回之后，天马上下起了雨，并刮起了反方向的风，将倒掉的庄稼又吹了起来，而且获得了大丰收。

通过自然现象表达天意，相对王朝更替的形式来说是一种进步，这说明人们对天人关系的认识更加深刻了，天人关系理论更加精致。因为，通过自然现象来传达天意，使得天意的表达经常化了，统治者可以更加频繁地从上天那里获得指令，及时调整自己的统治方式以避免王朝灭亡。这也可以看作后来天人感应理论的萌芽。

天通过自然现象来发布命令，人则需要通过观察自然现象来解释天命，即哪种自然现象是"休征"，哪种自然现象是"咎征"，据以调整统治方式。在三代时期，由于人类对自然现象的认识还很不够，因此通过观察自然现象来探究天意的时候并不多，但这却为春秋战国时期星象学的发展奠定了基础。

（三）卜筮

王朝更替和自然现象都是天主动发布命令的形式。而当人遇有大事，需要上天决断时，就需要向天请示。这种沟通方式主要是由巫觋来完成的。巫觋沟通天人的主要方式就是卜筮。国家遇有大事，都要进行卜筮。《周礼·大宗伯·筮人》中说："凡国之大事，先筮而后卜。"

例如，盘庚迁都时就进行了卜问，获得了吉兆，说明上天同意了迁都。通过卜筮，君主的意志就以天意表达出来，具有了神圣性、合法性。正如

司马迁所说："自古圣王将建国受命，兴动事业，何尝不宝卜筮以助善！"（《史记·龟策列传》）

从以上内容可以看出，在周代以前，天人关系的内容并不丰富，天主要是指上帝，人主要是指王，天人关系也就是王与上帝的关系。天人关系理论更多的是要求王遵守上帝的命令，治理好自己的国家。尽管人们也考察自然现象，但其目的仍然是为了解决天与王的关系问题，而不是自然问题本身。

二、从祭祀到以德配天

既然天是最高主宰，因此就必须敬天、事天。敬天和事天的方式，首先是祭祀。可以说，在整个中国古代，祭祀都是国家的头等大事。这就是"国之大事，在祀与戎"（《左传·成公十三年》）。这是因为，祭祀乃是通神的一种方式，表达了统治者和神之间的关联，也是表达自己统治合法性的重要方式。因此，有的君主宁愿放弃政权，也不愿放弃祭祀的权力。例如，公元前547年，被驱逐出国的卫献公就派人和权臣宁喜谈判，其条件就是"政由宁氏，祭则寡人"（《左传·襄公二十六年》）。这尽管是春秋时期的事情，但我们可以推测，在鬼神风气更浓厚的三代时期，祭祀对君主来说会更为重要。

祭祀上天，乃是为了取悦上天，获得上天的保佑。但统治者也发现，仅仅依靠祭祀是行不通的，因为有些统治者虔诚地祭祀上天，但最终还是失去了天下。而那些道德高尚、关爱百姓、治理好国家的君主，却基本能保有天下。这在现代人看来是最基本的政治常识，但在古代，人们却将原因归结为上天。他们认为，上天是只保佑那些有德的君主，对暴虐的君主，一定会给予惩罚。因此，道德乃是最好的祭品。商汤在讨伐夏桀时就说过："天道福善祸淫，降灾于夏，以彰厥罪。"（《尚书·汤诰》）到了周代，"福善祸淫"的观念被发展为"惟德是辅"。周成王就曾说："皇天无亲，惟德是辅。民心无常，惟惠之怀。"(《尚书·蔡仲之命》)这是说上天对任何人都一视同仁，只会辅佐有德的人，民心也不是固定不变的，民众只怀念仁爱的君主。这就说明，上天和民众在"德"的要求上是共同的。君主无德，不仅会失去上天的保佑，也会失去民众的支持。正如《易》对革命的解释，"汤武革命，顺乎天而应乎人"。就是说，汤武推翻桀纣的统治，上顺天心，下应民意。

那么，什么样的君主才是有德之君？既然上天惟德是辅，如果一国能长治久安，就说明君主受到了上天的保佑，是有德之君。如何才能做到长治久安？人们总结现实政治经验，得出了必须爱民、保民的结论。

保民，对于统治者来说，首先要严于律己，兢兢业业，勤于国事。周公就要求周成王，"无淫于观、于逸、于游、于田，以万民惟正之供"，"治民祗惧，不敢荒宁"(《尚书·无逸》)。不仅如此，统治者还要体察民情，要"知稼穑之艰难"，"知小民之依"(《尚书·无逸》)。对于民众的不满，要善于倾听，及时改正，才能获得民众支持，统治长久。周公就说："自殷王中宗及高宗及祖甲及我周文王，兹四人迪哲。厥或告之曰：小人怨汝詈汝。则皇自敬德。"(《尚书·无逸》)这完全是从统治的实际需要出发提出的政治建议，几乎没有任何神秘的色彩。

这样，神学思想就与实际政治密切结合起来了：从神学层面讲，要得到上天佑助，就必以道德向上天献祭；从实际政治而言，要国运长久，就必须重视民众的作用。爱民保民的君主就是有德之君，会得到上天的保佑和民众的支持。可见，周人尽管并没有否定神的存在，但却赋予其现实内容，具有强烈的人文主义倾向。当神学思想与实际政治发生矛盾时，他们甚至宁愿选择面向实际，并不是盲目地去依赖天命。周公就说："天不可信，我道惟宁。"(《尚书·君奭》)我们不能说周公不信神，但他确实更注重实际统治效果。

从周代的天命观可以看出，周代的天人关系尽管还主要是人神关系，但已经出现了一些新的倾向：

一是天意可以通过自然现象来表达。统治者为了探究天意，必须对自然现象特别是天象进行深入研究，其结果是促进了后世天文学的发展。当人们发现了自然界有其特定的规律之后，就出现了天道自然思想。吊诡的是，当人们发现自然现象与人的活动之间的联系以后，又形成了天人感应思想的萌芽。

二是天命的表达和探测出现了新的方式，即从民情中知天命。这尽管没有否定神，但却将天命落实到民心上，具有人文主义的倾向，开创了中国思想史上的重民传统。在后世天人关系的发展过程中，神的地位尽管一直没有被否定，但人的作用却在逐渐增加。

总之，在三代时期，尽管祭祀仍是普遍的敬天方式，但人们也已经认识到了道德的重要性，要求"以德配天"。这里的"德"，既是上天的要求，也是民众的要求，是君主必须具备的品质。也就是说，在天人关系问题上，当人们对天的理解还处在主宰之天的层面时，就已经注意到了天人具有共同的品质，即道德，这可以被称为"天人同德"或"天人合德"。尽管还没有上升到"道"的高度，但却成为以后"天人同道"的基础和萌芽。

三、鬼神观念与三代医学

从三代时期的天人关系来看，主要表现为一种人神关系。因此，三代时期的医学是鬼神观念占主导地位。周代以后，由于自然现象也被看作天意的代表，因此对于自然现象的观察就多了起来，人们在重视人神关系的同时，开始关注人与自然的关系。因此，《周礼·天官》已经把巫和医分开。可见，医学的发展与人们对天人关系的认识是密切相关的。当鬼神观念在天人关系中占主导地位的时候，医学就处在神学的笼罩之下，主要以巫术的形式表现出来。医学要想得到独立发展，就必须排除鬼神观念的影响，这有赖于科学和哲学的进一步发展。

吾淳对三代时期天人观念的考察认为，具体的"天"实际上是由宗教信仰之"天"和自然知识之"天"两条脉络构成的。原始先民在日常生活尤其是生产（包括农耕和畜牧）中逐渐孕育出对太阳和苍天的敬畏，可以说是宗教天人观的源头。夏商时期，敬畏意识得到延续，以天命观为核心的天人之间"授""受"关系或"敬""受"观念的产生，确立或规定了中国宗教天人观的基本方向。周代又提供了遵天命、顺天命、知天命、疑天命等观念，中国古代的宗教天人观念或天人关系的格局在周代已经基本确立，怀疑的目光及理性的因素也已经在此时的宗教观念中隐约出现了。

自然天人观在原始社会时期也已经萌芽，其主要表现为一种基于农耕和居住活动的原始天时、地宜意识。夏商时期，天时、地宜意识得到了延续，相应的物候、天文、地理等知识都在不同程度上提供了这方面的消息。西周时期或稍晚，"时""宜"等重要的自然天人观的概念已经出现，同时，天时、地宜这样一些观念也更加丰富，更加具体，一些已经明显有了早期思想的痕迹。可以说，周人已经奠定了中国古代自然天人观的基本格局[1]。其中有关"时""宜"等概念的形成与中医学也有着密切的联系。

第四节 春秋战国时期的天人关系

春秋战国时期是中国思想的大发展时期。在天人关系方面，随着对自然界观察和研究的逐步深入，人们发现了自然界运行的一些规律，从而出现了天道自然思想。而三代时期的天命观，也没有因为自然科学的发展而受到削弱，而是吸收了自然科学的成果，以更为精致的形式表现出来，成为后来天人感应思想的萌芽。作为中国哲学中重要概念的气，也在这一时期被提了出来，形成了气一元论的萌芽。

---

[1] 吾淳.中国哲学的起源——前诸子时期观念、概念、思想发生发展与成型的历史 [M].
上海：上海人民出版社，2010：218-237.

如果说三代时期的天人关系主要表现为人神关系的话，那么到了春秋战国时期，随着科学的发展，天人关系开始以人与自然的关系体现出来。这虽然并不否定人与神之间的关系，但人们更为关注的是自然问题，即子产所说的"天道远，人道迩"。宗教天人观的顺天、知天、安天、疑天等观念都有新的延伸和发展，尤其是由于占星术的发展，导致"天命"观向"天道"观迁移，疑天、责天倾向的进一步加剧。天人相应、天人感应，以及警告、征象、灾异等影响后世宗教天人理论或学说的一些重要思想已经基本形成了。自然天人观得到了更大发展，"时""宜""因"等概念和思想中的自然含义更加突出，并提出了一般意义的"顺时""审时"概念，一些影响后世自然天人观的重要思想逐步形成，这包括天人相参、天人相分、自然无为等思想[1]。另外，在天人关系问题上，尽管有天命神学和天道自然思想的对立，但二者却都努力在天人同道的前提之下，将对方纳入自己的思想体系之中。

一、天道自然思想的出现与天人同道

"道"，本义是路的意思。《说文》中的解释说："道，所行道也。"在春秋战国时期，道已经成为一个哲学概念。与"道"相关的概念有天道、人道、君道、鬼道等。这时的道，表示的是一种行为方式。天道就是天的行为方式，人道就是人的行为方式。与天命相比，天道具有一定的规范性，而不是像天命那样较为随意。春秋战国时期，从自然现象中探测天命已经成为一种普遍现象，而自然的运行又有一定的规则，这样，随意性的天命就发展为具有规律性的天道。

天道的提出，也与人们对天的理解有关。在三代时期，天就是

---

[1] 吾淳.中国哲学的起源——前诸子时期观念、概念、思想发生发展与成型的历史［M］.上海：上海人民出版社，2010：226-230，237-243.

指上帝，是至上神。到了西周末年，有人开始把天视为自然物。例如，《诗经》中就说："谓天盖高，不敢不局。谓地盖厚，不敢不蹐。"（《诗·小雅·正月》）这里的天与地相对应，指天空，也就是自然之天。到了春秋战国时期，随着科学的发展和人的认识的深化，自然之天逐渐受到重视。这样，自然之天与主宰之天的关系问题也就出现了。

从自然之天的意义而言，天道就是自然的运行规律；从主宰之天的意义而言，天道仍然是上帝意志的体现。因为在天命论者看来，自然规律的背后，仍然是上帝意志在起作用。将自然规律看作天道，认为上帝意志也有规律可循，这就是天道自然的思想。

周代以来，自然现象特别是天象被看作天意的表达，为了探测天意，对包括天象在内的自然现象的观察和解释越来越受到重视。正如司马迁所言："自初生民以来，世主曷尝不历日月星辰。及至五家、三代，绍而明之。"（《史记·天官书》）春秋战国时期，随着对自然现象观察的深入，人们逐渐认识到，有些自然现象乃是自然的正常运行，与人的祸福无关。例如，《左传》就记载了一件事：

秋七月壬午朔，日有食之。公问于梓慎曰："是何物也，祸福何为？"对曰："二至二分，日有食之，不为灾。日月之行也，分，同道也；至，相过也。其他月则为灾，阳不克也，故常为水。"（《左传·昭公二十一年》）

梓慎认为夏至、冬至、春分、秋分发生的日食都不会带来灾难。如果其他月份发生日食则表明阳气不胜，就会发生水灾。不仅如此，有人甚至认为，异常的自然现象也与人的祸福无关。例如，《左传》中还记载了一件事：

十六年春，陨石于宋五，陨星也。六鹢退飞过宋都，风也。周内史叔兴聘于宋，宋襄公问焉，曰："是何祥也？吉凶焉在？"对曰："今兹鲁多大丧，明年齐有乱，君将得诸侯而不终。"退而告人曰："君失问。是阴阳之事，非吉凶所生也。吉凶由人，吾不敢逆君故也。"（《左传·僖公十六年》）

宋襄公认为陨石坠落、六鹢退飞是异常的自然现象，代表了上天的意志。但叔兴却认为，这其实也是正常的自然现象，与吉凶无关。吉凶是由人决定的，而不是自然现象。

可见，随着对自然认识的深入，人们逐渐认识到，自然界有其固有的规律，自然现象并不代表天对人的褒扬或否定，这就是天道自然的思想，老子、庄子、荀子是其代表。

老子思想的核心概念是"道"。老子认为，道在天地产生之前就已经存在而且始终如一，不会因外界的干扰而改变。道甚至存在于上帝产生之前，即"象帝之先"（《老子·四章》）。因此，天、地、人，包括上帝在内，都要依道而行，即"人法地，地法天，天法道，道法自然"（《老子·二十五章》）。道法自然，并不是说在道之上还有一个自然，而是说道纯任自然，自己如此。这种纯任自然的思想，就是无为。如果说天道无为，则人道有为。因此老子所主张的道，乃是天道。他说：

> 天之道，其犹张弓欤？高者抑之，下者举之，有余者损之，不足者补之。天之道，损有余而补不足，人之道则不然，损不足以奉有余。（《老子·七十七章》）

这样，天道与人道高下立判。天道是纯任自然的，"天之道，不争而善胜，不言而善应，不召而自来"（《老子·七十三章》）。可见，道法自然，其实就是天道自然。

老子只是提出了天道自然的思想，将这一思想进行充分论证的是庄子。庄子说：

> 天其运乎？地其处乎？日月其争于所乎？孰主张是？孰维纲是？孰居无事推而行是？意者其有机缄而不得已邪？意者其运转而不能自止邪？（《庄子·天运》）

> 夫吹万不同，而使其自己也，咸其自取，怒者其谁邪？（《庄子·齐物论》）

在庄子看来，天地日月等自然现象的运行都是自然而然的，并没有外力在推动。当然，庄子也并没有否定上帝的存在，他只是说上帝并不对世间万物进行干预，而让万物自然运行。

作为儒家思想家的荀子同样主张天道自然。荀子的名言是："天行有常，不为尧存，不为桀亡。"（《荀子·天论》）这就是说，自然界的运行有其固有规律，是不以人的意志为转移的。荀子不仅认为正常的自然现象不是上天对人的指示，更认为，即使是反常的自然现象，其实也是正常的，并不值得大惊小怪。

> 星队木鸣，国人皆恐，曰：是何也？曰：无何也。是天地之变、阴阳之化、物之罕至者也。怪之，可也；而畏之，非也。夫日月之有蚀，风雨之不时，怪星之党见，是无世而不常有之。上明而政平，则是虽并世起，无伤也；上暗而政险，则是虽无一至者，无益也。（《荀子·天论》）

在荀子看来，星坠木鸣这些自然现象，尽管很少出现，但都是正常现象，对其表示奇怪是可以理解的，但不必惧怕。如果君主英明、政治清明，即使发生再多的怪异现象也不可怕；相反，如果君主昏庸、政治险恶，即使没有这些现象，也没有什么好处。

由此出发，荀子进一步认为，天和人都有自己的职责。如果人尽到自己的职责，上天也不能给他带来灾难；如果人没有尽到自己的职责，上天也不能使他避免祸乱。这就是荀子说的"明于天人之分"。

明于天人之分，并不是否定天人之间的关系，而是说天人都遵守自己的职责，即"明分"：

> 兼足天下之道在明分。掩地表亩，剌中殖谷，多粪肥田，是农夫众庶之事也。守时力民，进事长功，和齐百姓，使人不偷，是将率之事也。高者不旱，下者不水，寒暑和节，而五谷以时孰，是天下之事也。若夫兼而覆之，兼而爱之，兼而制之，岁虽凶败水旱，使百姓无冻馁之患，则是圣君贤相之事也。（《荀子·富国》）

天的职责是风调雨顺，让庄稼按时成熟，农民的职责是努力种田，多生产粮食，官员的职责是管理好社会，圣君贤相的职责是统筹全局。天人的具体行为方式尽管不同，但在做好自己的本职工作，不干涉他人这一点上，却是相同的。因此，荀子的思想仍然可以说是"天道自然"思想。

荀子还提出"制天命而用之"的思想。天命，其实就是天道，也就是道、规律。简单地说，就是利用自然规律为人类服务。这也表明，天人之间是有着共同的东西的，这就是道。道，既是天应该遵守的，也是人应该遵守的，所以说，天人同道。

总之，在主张天道自然的思想家看来，自然界（自然之天）有其固有的运行规律（道），与人的行为无关。上帝（主宰之天）即使存在，其行为也要符合"道"，其所发布的命令也是天道的体现。因此说，天命就是天道。当然，在主张天命神学的思想家看来，自然界的运行规律其实正是上帝意志的体现。因此说，天道也就是天命。或者说，天道自然思想以天道来涵盖天命，而天命神学思想则以天命来涵盖天道。天道自然思想并不否定天命的存在，天命神学也不否定天道的存在。他们之间尽管有分歧，但在天人同道这一点上却是一致的。

然而，由于时代和科学的局限性，天道自然思想对天道的认识并不彻底，存在着以下两个缺陷：第一，天道自然思想并没有否定主宰之天的存在，为天命神学留下了余地，因此每当人们对自然现象不理解时，就会求助于上帝；第二，自然现象与人事之间也并不是毫无关系。有些自然现象发生的背后，有着人为的因素。当人们发现自然现象与人事之间的关联时，天道自然思想就会受到质疑，就会把自然现象看作上天对人的褒扬或谴责。

二、天命神学的新发展与天人同道

科学的发展促进了天道自然思想的出现，但却并不能彻底否定天命神学。因为，科学理论确实能够解释一些怪异的自然现象，排除上帝的作用。但另一方面，科学的发展也提出了一些无法解决的问题，又为上帝的存在留下了空间，而且，科学成就也有可能被用来为证明上帝存在。春秋战国时期天命神学的新发展就是最好的证明。

春秋战国时期出现的天道自然思想显然更符合人们的经验，这对天命神学提出了挑战。然而，天命神学也在发展，它在承认天具有自然属性的基础上，利用新的自然科学成果，来为自己做论证。或者说，天命神学披上了看似科学的外衣，来对抗天道自然思想。

中国古代是一个农业社会，农业发展的好坏不仅决定着民众的生活水平，也影响着君主的统治秩序。对天命神学的新论证，正是以农业生产经验的积累为基础的。

农业生产与天时有着密切的关系，这在春秋以前就已经被认识到了。《尚书·尧典》中就记载："乃命羲和，钦若昊天，历象日月星辰，敬授民时。"到了春秋战国时期，人们已经认识到，只有按时令进行农业生产，才能获得丰收。孟子就曾说过："不违农时，谷不可胜食也。"（《孟子·梁惠王上》）《吕氏春秋》也说："得时之稼兴，失时之稼约。"（《吕氏春秋·审时》）。不仅如此，人们也已经认识到了自然现象与农业生产之间的关系，总结出了进行农业生产的一些规律：

> 正月，启蛰，雁北乡，雉震呴，鱼陟负冰，农纬厥耒，初岁祭耒始用畅。囿有见韭，时有俊风，寒日涤冻涂，田鼠出，农率均田。（《大戴礼记·夏小正》）

> 春耕、夏耘、秋收、冬藏，四者不失时，故五谷不绝，而民有余食也。（《荀子·王制》）

农业生产要顺利进行，就必须尊重这些自然现象背后所隐藏的规律。但在天命神学看来，这些自然规律，正是上帝意志的体现。与以前的天命有所不同的是，这种上帝意志是有规律可循的，因此也被称为天道。可以说，从自然之天的角度而言，天道就是自然的运行规律；从主宰之天的角度而言，天道则是指上帝的意志。

当天道被理解为上帝的意志之后，不仅仅农业生产应该遵循天道，政治、宗教、军事等也应该遵循天道。这是因为，中国古代是一个农业社会，政治、宗教、军事等行为都与农业生产密切相关，受农业生产规律的影响。因此，到了《吕氏春秋·十二纪》，就发展出了一个完整的体系，不仅农业生产要按照时令进行，政治、宗教、军事也要严格按照时令进行。《吕氏春秋·十二纪》对一年十二个月的活动进行了细致的安排。在每一纪的开头，先介绍本月的天象、气候、物候，然后根据天道安排人事。以《吕氏春秋·孟春纪》为例，作者先介绍了孟春月的星象、天上主政的神灵，这一时期的气候状况、人的衣食住行，以及当月的宗教、政治活动。接着讲："是月也，天气下降，地气上腾，天地合同，草木繁动，王布农事。"这是讲孟春纪天气开始转暖，是进行农业生产的时节，君主要开始布置农事。农民要在此月忙于农业生产，因此不能兴兵打仗："是月也，不可以称兵，称兵必有天殃。"此外，《孟春纪》还规定了学习乐舞、举行祭祀、禁止伐木、不能伤害幼小动物等内容。

在作者看来，这些规定就是"天道"，是不能违背的。如果违背天道，就会招来灾殃：

> 无变天之道，无绝地之理，无乱人之纪。孟春行夏令，则风雨不时，草木早槁，国乃有恐；行秋令，则民大疫，疾风暴雨数至，藜莠蓬蒿并兴；行冬令，则水潦为败，霜雪大挚，首种不入。

违背天道而引起灾殃，在天命神学看来，就是因为违背了上帝的命令。当然，实际情况是因为违背了农业生产规律，造成庄稼歉收，进而引起一系列的社会问题。而天命神学则将其作为违背天命的一种表现。可见，在天人关系问题上，《吕氏春秋·十二纪》乃是运用自然科学的成果，论证了天命神学，来说明人不遵守天命，必然会受到上天的惩罚。

天道是有规律的天命，因此天道必须得到遵守。"天道圆，地道方，圣王法之，所以立上下"（《吕氏春秋·圜道》）。君主治理国家，就应该效法"道"。民众进行生产，也应该效法"道"。因此在天命神学这里，天人同道仍然是成立的。因为人必须遵循天命即天道，否则就会受到上天的惩罚。

那么，从哪里获得"道"的内容呢？"民无道知天，民以四时寒暑日月星辰之行知天"（《吕氏春秋·当赏》）。因此说，作为上帝意志的"道"，还是要到自然现象中去寻找。这是因为，这时候的"天"，已经不仅仅是一个只发布命令的人格神了，而是要以自然现象为载体。这正是天命神学对自然科学成果的吸收。而且，自然之天与主宰之天有机融合在了一起。

总之，当天道的概念被提出后，天人同道就成为社会的共识。但在对天人同道的解释上，天道自然思想与天命神学都尽量用自己的理论去涵盖对方。天道自然思想认为天道就是自然规律，天人同道是指人应该遵循自然规律，上帝即使存在，也应该遵循自然规律。天命神学则认为，天道乃是上帝意志的体现，天人同道是指人应该遵循上帝的意志，自然界有其规律，但这个规律乃是上帝的安排，也同上帝意志相一致。

三、气范畴的形成与天人同源、天人同道

"气"是中国哲学的特质之一。中国哲学中的许多问题都与"气"有关。也可以说，气是解开中国哲学中众多问题的钥匙之一。在春秋战国时期，气的范畴基本形成，并产生了气一元论的萌芽。

据现有资料，最早用气来解释自然现象的是伯阳父。他用阴阳二气来解释地震的成因。

> 幽王二年，西周三川皆震。伯阳父曰："周将亡矣！夫天地之气，不失其序；若过其序，民乱之也。阳伏而不能出，阴迫而不能蒸，于是

有地震。今三川实震，是阳失其所而镇阴也……夫国必依山川，山崩川竭，亡之征也。川竭，山必崩。若国亡不过十年，数之纪也。夫天之所弃，不过其纪。"（《国语·周语上》）

伯阳父指出，阴阳是天地之气。这里已经有了中国哲学中气一元论的萌芽。他认为，阴阳之气有一定的秩序，现在，阴气压迫阳气，使得阳气不能上升，所以导致了地震。很多人认为伯阳父对于地震的解释是朴素唯物主义的。其实不仅如此，伯阳父的解释也包含了他对天人关系的看法。地震是由于阴阳之气失序，失序的原因则是"民乱之"。民，韦昭的解释是"言民者，不敢斥王也"。也就是说，最终的原因，还是出在王身上，是周幽王导致了阴阳二气失序，从而导致地震的发生。伯阳父最后说，这是天抛弃了周王。

可见，伯阳父并不是单纯地解释阴阳二气和地震的关系，他其实还是在讲上帝鬼神和人的关系问题。他对地震的解释看似科学，其实只是以此来解释上帝的存在及其意志。阴阳关系正常是上帝正常意志的体现，失序则是因为人事出了问题而导致上帝对人的惩罚。

伯阳父对气的论述尽管具有神学色彩，但也成为以后气论发展的基础。他认为气分阴阳且有一定的运行法则，被后代的学者所继承。

到了春秋时期，人们对气的理解还处在朦胧阶段。《左传》《国语》等典籍中也有对气的描述，但这时的气往往指水气、土气、血气等人能够感觉到的较为具体的东西。或者说，这时的气还不是一个哲学范畴。气成为哲学范畴，是战国以后的事情。

（一）气是构成世界的质料

将气当作构成世界的质料，首先是由庄子提出来的。

人之生，气之聚也。聚则为生，散则为死。若死生之徒，吾又何患！故万物一也，是其所美者为神奇，其所恶者为臭腐；臭腐复化为神奇，神奇复化为臭腐。故曰："通天下一气耳。"（《庄子·知北游》）

在庄子看来，人的生死是气的聚散。不仅如此，世间万物其实都是由气所构成的。这个气作为构成事物的质料，具有普遍的性质，大致相当于西方哲学中的物质。这可以看作中国哲学中气一元论的始端。

> 是故天地者，形之大者也；阴阳者，气之大者也；道者为之公。（《庄子·则阳》）

庄子也认为气可以分为阴阳二气，显然是对其他思想家思想的继承。但庄子的贡献在于，他不像其他人那样用气去解释某些现象，而是把气作为构成万物的质料，使气具有了普遍的性质。庄子之后，这种认识就被古代思想家逐渐接受。到了荀子，将世界万物区分为水火、草木、禽兽和人，这四类的共同基础就是气。如荀子所说：

> 水火有气而无生，草木有生而无知，禽兽有知而无义；人有气、有生、有知，亦且有义，故最为天下贵也。（《荀子·王制》）

荀子的本意在于论述人是天下最尊贵的，但却也表达了包括人在内的万物都是由气所构成这一思想。

与荀子同时代的孟子，也持有类似的观点。孟子说："夫志，气之帅也；气，体之充也。"（《孟子·公孙丑上》）在孟子看来，在人的精神（志）和肉体之外，还存在着气。这个气，是联系精神和肉体的中介。因此，孟子提出养气说，"我善养吾浩然之气"。因为，"志一则动气，气一则动志也"（《孟子·公孙丑上》）。孟子之后，养气就成为中国人提高自身修养的一项重要内容。

气成为万物的构成质料，还说明了另一个问题，这就是天人同源。天，既可以指与地相对应的狭义的天，也可以指代表整个自然界的广义的天。无论是哪个天，与人一样，都是由气所构成。因此说，天人同源。

（二）气具有运动的特性

构成万物质料的气还是运动的，这种运动就是气的宣发。气如果不宣发出来，就会壅闭，阻碍气造成不好的后果，这在伯阳父那里已经有了表现。

《左传》中也说："君子有四时，朝以听政，昼以访问，夕以修令，夜以安身，于是乎节宣其气，勿使有所壅闭湫底，以露其体，兹心不爽而昏乱百度。"（《左传·昭公元年》）这是讲君子要调节和宣发自身之气。《国语》中里革对鲁宣公说："古者大寒降，土蛰发，水虞于是乎讲眔罶，取名鱼，登川禽，而尝之寝庙，行诸国，助宣气也。"（《国语·鲁语上》）这是讲天地之气要得到宣发。总之，中国哲学中的气，是一种运动之气，必须通畅流行，不能使之蔽塞，否则就会造成不良后果。对自然界来说，会造成灾害；对国家来说，会造成动荡；对个人来说，则会损害自身身体。总之，构成人与天地万物的气是运动变化的，而且遵循一定的规律。既然天人同源，也就意味着天人之间也遵循着共同的规律即道。这个道，就是气的运动变化的规律，即气之道。对于天而言，叫天道；对于人而言，叫人道。因此说，天人同道。

（三）气与阴阳五行

在春秋时期，由于气还没有被抽象化，因此具有各种各样的气，如水火之气、阴阳晦明风雨之气等。要对气进行抽象，首先必须进行分类。这一时期对气的分类有五行之气、六气、阴阳之气等。

五行是一个古老的概念，是中国古人对世界构成的最早解释。《尚书》中对五行的解释是："五行：一曰水，二曰火，三曰木，四曰金，五曰土。水曰润下，火曰炎上，木曰曲直，金曰从革，土爰稼穑。润下作咸，炎上作苦，曲直作酸，从革作辛，稼穑作甘。"（《尚书·洪范》）既然世界是由气所构成，那么根据五行的分类，气当然也有五种。但是在先秦文献中，谈论五行的并不多，对五行的进一步研究，要到汉代以后。

阴阳也是一个古老的概念。尽管伯阳父早就提出了阴阳二气的说法并且用阴阳二气的运动来解释地震，但将这一理论发扬光大的则是阴阳家。尽管包括邹衍在内的阴阳家的作品基本都佚失了，但我们却可以从《礼记·月令》中知其概貌。这种思想主要用阴阳二气的消长来解释四季的转换，认为十二个月的形成都是由于阴阳二气的消长。例如，孟春，"天气下降，地气上腾；孟冬，"天气上腾，地气下降"；季春，"生气方胜，阳气发泄"等。每一个月具体干什么，都有具体规定，这都是天意，人们必须按照天意的规定去做事，否则，会导致阴阳二气失调，造成灾难。例如，仲春"行冬令，则阳气不胜，麦乃不熟，民多相掠"，"孟秋行冬令，则阴气大胜，介虫败谷，戎兵乃来"。正如前文所述，这种阴阳二气有规律的运动变化就是"天道"，按照天道行事，既是自然规律的要求，也是上天的意志。阴阳家的贡献，就在于把道概括为一阴一阳，使得道成为阴阳二气的运行规律。由于世界万物都是由气所构成，因此阴阳二气的运行就成了世界上最根本的道。这个道既可以解释自然的运行，又可以解释上帝的意志，因而也被称为天道。而人也是由气所构成，因此也必须遵循道。这就从气的角度进一步论证了天人同道。

可见，春秋战国时期，思想家已经将气看作构成万物的质料，是运动变化的。这时的气就具有了哲学意义，成为一个哲学范畴。气论的提出，在哲学上论证了天人同源与天人同道。秦汉以后的思想家正是以此为基础，来继续发展中国哲学中的天人关系的。

四、天人关系理论与中医学的相互影响

春秋时期，随着天道自然思想的出现，许多人不再将致病的原因归结为鬼神，在对待疾病的问题上，也不再救助于巫术。由于受神学的影响，有些君主在生病后也曾求助于卜人，但最终还是选择求医。例如，《左传·昭公元年》记载："晋侯有疾……卜人曰：实沈、台骀为祟。"有人问实沈、台骀是谁，子产解释说："实沈，参神也。""台骀，汾神也。抑此二者，不及君身。山川之神，则水旱疠疫之灾，于是乎禜之。日月星辰之神，则雪霜风雨之不时，于是乎禜之。若君身，则亦出入饮食哀乐之事也，山川星辰之神又何为焉？"从这段记载可以看出，子产并没有完全否定神。但他认为山川

之神（实沈）与水旱疠疫有关，日月之神（台骀）与雪霜风雨有关。晋侯的病，不是由神灵造成的，而是自然之事，与自己的生活习惯有关。具体来说，是因为"君内有四姬"，纵欲过度。晋侯听后也非常赞同子产之言，并夸子产"博物，君子也"。后来，"晋侯求医于秦。秦伯使医和视之，曰：疾不可为也。是谓近女室，疾如蛊。非鬼非食，惑以丧志"。医和得出了和子产同样的结论，认为晋侯的病并不是鬼神造成的，而是女色造成的。

《左传·哀公六年》也记载了楚昭王的生病经历。"初，昭王有疾。卜曰：河为祟。王弗祭。大夫请祭诸郊。王曰……祸福之至，不是过也。不谷虽不德，河非所获罪也。遂弗祭。孔子曰：楚昭王知大道矣，其不失国也，宜哉。"楚昭王生病后虽然也请卜人占卜，但他并不同意卜人的意见，认为生病与河神无关，因此不用祭祀。孔子因此对楚昭王的评价是"知大道"。

《论语》中也记载了孔子生病的事情："子疾病，子路请祷。子曰：有诸？子路对曰：有之。《诔》曰：祷尔于上下神祇。子曰：丘之祷久矣。"（《论语·述而》）这里尽管不能得出孔子不信神的结论，但孔子显然认为自己的病与鬼神无关。

墨子主张天志、明鬼，对鬼神非常虔诚，但在对待疾病的问题上，却并不迷信：

> 子墨子有疾，跌鼻进而问曰："先生以鬼神为明，能为祸福，善者赏之，为不善罚之。今先生圣人也，何故有疾。意者先生之言有不善乎？鬼神不明知乎？"子墨子曰："虽使我有病，何遽不明？人之所得于病者多方，有得之寒暑，有得之劳苦，百门而一开焉，则盗何遽无从入？"（《墨子·公孟》）

到了战国时期，随着天道自然思潮的进一步发展，许多思想家已经是比较彻底的无神论者了。例如荀子尽管还不能彻底否定神，但却否定了神的作用："养备而动时，则天不能病……养略而动罕，则天不能使之全。"（《荀子·天论》）他认为，只要人保养得当，行动顺时，即使上天也不能使人生病，而如果不注意保养，逆时而动，即使上天也不能保其周全。因此说，生病的原因在于人自身，而不是鬼神。

韩非子坚决反对卜筮能治病。他说："事鬼神，信卜筮而好祭祀者，可亡也。"（《韩非子·亡征》）"人处疾则贵医，有祸则畏鬼。"（《韩非子·解老》）可见，治病求助于医生，在韩非子看来是理所当然的。

到了战国末期，《吕氏春秋》就开始旗帜鲜明地反对巫医了："今世上卜筮祷祠，故疾病愈来。譬之若射者，射而不中，反修于招，何益于中？夫以汤止沸，沸愈不止，去其火则止矣。故巫医毒药，逐除治之，故古之人贱之也，为其末也。"（《吕氏春秋·季春纪》）在作者看来，利用卜筮祈祷去治病，完全是扬汤止沸。

可见，春秋战国时期的人们在医学领域是逐步排斥鬼神的，这既是天道自然思想的影响，也是人们实践经验的总结。因为，这时的科学发展还不能完全排斥鬼神的影响，但在实际生活中，生病求助于鬼神是毫无作用的，而求助于医生则有利于恢复健康。

反过来，在医学领域排斥鬼神，又扩大了天道自然观的影响。医生以自己的实际行动证明了人们的身体状况与鬼神无关，说明在天人关系问题上，人与主宰之天的关系越来越远，而与自然之天的关系却越来越密切。这是对子产"天道远，人道迩"的继承和发展。

人们从实际经验中发现，致病原因尽管与上帝鬼神无关，但却与自然环境有着密切的关系。早在春秋时期，医和就提出了"六气致病说"："天有六气，降生五味，发为五色，征为五声，淫生六疾。六气曰阴、阳、风、雨、晦、明也。分为四时，序为五节，过则为灾。阴淫寒疾，阳淫热疾，风淫末疾，雨淫腹疾，晦淫惑疾，明淫心疾。"（《左传·昭公元年》）在医和看来，六气都必须适当，太过则会引起相应的疾病。这是人们在长期的生活中认识到了人体健康与自然界特别是气候条件的关系。"六气致病说"可以看作春秋时期气论思想对医学的影响，同样，"六气致病说"反过来促进了气论思想的发展，思想家开始将阴阳、五行与气联系起来，用于农业生产、政治、军事、宗教等各个方面。

第五节 两汉魏晋时期的天人关系

一、天人感应思想体系的建立

（一）天人感应思想的萌芽

春秋战国时期，天命神学为了对抗天道自然思想，在接受天具有自然属性的基础上，将自然规律即天道看作天命的体现。这尽管维护了天命的至高无上，但也改变了三代以来的天命观。因为，如果天仅仅是一个主宰之天，是纯粹的人格神，那么任何祸福都可以说成是天道福善祸淫，无须论证。而当天具有了自然之天的意义之后，就必须论证人与自然物之间又是如何发生感应或感通的。

春秋战国时期，随着人类经验的增加，声音共振、磁石相吸等同类事物之间的联系相继被发现。例如，《周易·文言传》中就说："同声相应，同气相求，水流湿，火就燥，云从龙，风从虎。"《庄子·徐无鬼》中也说："于是为之调瑟，废一于堂，废一于室，鼓宫宫动，鼓角角动，音律同矣。夫或改调一弦，于五音无当也，鼓之二十五弦皆动，未始异于声而音之君也。"《荀子·大略》中也说："均薪施火，火就燥；平地注水，水流湿。"随着时间的推移，人们发现的此类现象越来越多，荀子将其总结为"类之相从"，可以说是发现了其中的规律，这就是只有同类之间才可以发生相动或相感的现象。到了战国末期，这种记载越来越多，《吕氏春秋》将其总结为"类固相召，气同则合，声比则应"（《吕氏春秋·有始览》）。

这些发现本属于科学性质，但在科学思维还不发达的中国古代，人们往往用的是类推思维。因此，原本毫无关联的一些事物也被联系在了一起。例如，"凡帝王之将兴也，天必先见祥乎下民。黄帝之时，天先见大螾大蝼……及禹之时，天先见草木秋冬不杀"（《吕氏春秋·应同》）。可见，《吕氏春秋》已经将人的行为和天象联系起来。当然，《吕氏春秋》对于天人相感，还没有得出一般性的结论，只是举出了个别的例子。但其在同类相感上所做的贡献，却成为后来天人感应思想的萌芽。因为，当人们将这种现象进行类推，就很有可能得出所有的同类事物一定会相互感应的结论，将个别的实例推广为一般性的原则。

汉代陆贾在先秦同类相感思想的基础之上，开始尝试沟通天人。他说："故性藏于人，则气达于天，纤微浩大，下学上达，事以类相从，声以音相应。"在陆贾看来，同类事物之间是可以发生感应的。尽管他还没有明确提出天人之间能够发生感应，但却通过"气"将天人联系起来。他还说："恶政生恶气，恶气生灾异，螟虫之类，随气而生，虹蜺之属，因政而见，治道失于下，则天文变于上，恶政流于民，则螟虫生于野。"（《新语·明诚》）这就是说，统治者的统治状况与天文的变化之间存在着联系。统治者治理不善，就会引起天文变化和自然灾害，原因在于气：恶政生恶气，恶气生灾异。作为汉初著名的唯物主义思想家，陆贾的解释尽管有一定的神秘性，但还是立足于"气"这个自然科学的最新成果的。吊诡的是，这种解释却为天人感应思想提供了理论基础。

明确提出天人之间可以相通的，是《淮南子》。《淮南子》继承了《吕氏春秋》中的同类相感思想，并将人与人的感应、物与物的感应发展到人与物之间的感应，认为人与物之间也是可以相通的：

> 老母行歌而动申喜，精之至也；瓠巴鼓瑟，而淫鱼出听；伯牙鼓琴，驷马仰秣；介子歌龙蛇，而文君垂泣。（《淮南子·说山训》）

申喜的故事来自于《吕氏春秋·精通》：

> 周有申喜者，亡其母，闻乞人歌于门下而悲之，动于颜色，谓门者内乞人之歌者，自觉而问焉，曰："何故而乞？"与之语，盖其母也。

故父母之于子也，子之于父母也，一体而两分，同气而异息。

在《吕氏春秋》看来，申喜之所以听到乞讨者的声音而感动，是因为父母与孩子本是一体，具有共同的气。而《淮南子》将其解释为"精之至也"，也说的是精气的作用。所不同的是，《淮南子》将这种气的作用范围扩大了，不仅父母与子女之间可以感应，人与动物之间也可以发生感应。再推进一步，由于气的作用，不仅人与物之间可以发生感应，人与天之间也可以发生感应：

> 高宗谅暗，三年不言，四海之内寂然无声；一言声然，大动天下。……故圣人者怀天心，声然能动化天下者也。故精诚感于内，形气动于天，则景星见，黄龙下，祥凤至，醴泉出，嘉谷生，河不满溢，海不溶波。……逆天暴物，则日月薄蚀，五星失行，四时干乖，昼冥宵光，山崩川涸，冬雷夏霜。（《淮南子·泰族训》）

这是说人主能够感动上天，顺天的行为会引起祥瑞，而逆天的行为则会带来灾异。这显然已经具备了天人感应的一切条件。作者最后得出的结论是：

> 天之与人，有以相通也。故国危亡而天文变，世惑乱而虹蜺见，万物有以相连，精祲有以相荡也。

当然，《淮南子》并没有将天人感应看作普遍原则，而用了"有以相通"的表述。而且，这时的天人感应，也仅仅局限于圣人、人主等少数人。

（二）董仲舒天人感应思想体系的建立

董仲舒在《淮南子》的基础上，对天人相通进行了神学加工，将《淮南子》中的或然结果变成了普遍的结论，形成了天人感应的思想体系。

要建立天人感应的思想体系，就不能像《淮南子》那样仅仅靠收集感应材料来支撑自己的结论，那样的话永远也不可能得出必然结论。因此，必须做逻辑上的论证。天人感应要成立，需满足两个条件：一是同类可以相感，二是天人同类。

同类相感，在董仲舒以前就已经被大量的生活经验所证实，也为人们所普遍接受。但要使同类相感由生活经验上升到理论，就必须解决同类事物为什么会发生感应的问题。早在董仲舒之前，思想家已经将气作为感应的中介。例如，《吕氏春秋》所说的"精或往来"即精气的往来、《淮南子》所说的"形气动于天"、陆贾的"恶政生恶气，恶气生灾异"都说的是气在天人之间起着中介作用。但对于气是如何起作用的，董仲舒以前的思想家并没有给出具体的解释。董仲舒则在"阴阳之气，因可以类相损益也"（《春秋繁露·同类相动》）的基础上对此进行了解释。

董仲舒认为，世间的一切事物都可以分为阴阳两类，阴阳两类事物都可以气为中介而感应，天人之间也是如此：

> 天有阴阳，人亦有阴阳，天地之阴气起，而人之阴气应之而起，人之阴气起，天地之阴气亦宜应之而起，其道一也。（《春秋繁露·同类相动》）

这是说天人都是由阴阳二气所构成，而且遵循着同样的规律，即"其道一也"。这个道，也就是天道。"天道之常，一阴一阳"（《春秋繁露·阴阳义》）。天道的运行，就是根据阴阳变化而进行的。而阴阳的变化，又会影响到人。

董仲舒以生活中的实际事例，来证实自己的解释：

> 天将阴雨，人之病故为之先动，是阴相应而起也。天将欲阴雨，又使人欲睡卧者，阴气也。有忧亦使人卧者，是阴相求也；有喜者，使人不欲卧者，是阳相索也。（《春秋繁露·同类相动》）

这是讲天对人的影响。反过来，人也可以影响天：

> 明于此者，欲致雨，则动阴以起阴，欲止雨，则动阳以起阳，故致雨非神也。而疑于神者，其理微妙也。（《春秋繁露·同类相动》）

根据同类相动的原理，人就可以"动阴以起阴"来祈雨，通过"动阳以起阳"来止雨。可见,董仲舒从一个基本正确的前提出发,通过类推,最终得出了荒谬的结论。但对于天人感应思想本身来说,却因为有了理论的支持而更容易被人所接受。

董仲舒并没有满足于阴阳的同类相动,他进一步指出,吉凶祸福的产生也遵循着同类相动的原则:

> 非独阴阳之气可以类进退也,虽不祥祸福所从生,亦由是也。无非已先起之,而物以类应之而动者也。(《春秋繁露·同类相动》)

这样,董仲舒就通过类推的方法,根据同类相动的原理,最终得出了天人之间可以相互感应的结论。

对于天人同类,董仲舒首先是以天人相副来进行说明的。天人相副的思想在董仲舒以前就出现了,例如《淮南子》就把天与人做了类比:

> 故头之圆也象天,足之方也象地,天有四时、五行、九解、三百六十六日,人亦有四支、五藏、九窍、三百六十六节;天有风雨寒暑,人亦有取与喜怒。故胆为云,肺为气,肝为风,肾为雨,脾为雷,以与天地相参也,而心为之主。是故耳目者,日月也;血气者,风雨也。(《淮南子·精神训》)

西汉成书的《内经》就把人体与天做了全面的类比:

> 天圆地方,人头圆足方以应之。天有日月,人有两目。地有九州,人有九窍。天有风雨,人有喜怒。天有雷电,人有音声。天有四时,人有四肢。天有五音,人有五藏。天有六律,人有六府。天有冬夏,人有寒热……天有阴阳,人有夫妻,岁有三百六十五日,人有三百六十节。……地有十二经水,人有十二经脉。……岁有十二月,人有十二节……此人与天地相应者也。(《灵枢·邪客》)

《内经》认为,不但人的形体与天相副,人的喜怒哀乐之情、人的伦常秩序也都与天有着对应关系。这种思想在当时应该是一种比较普遍的认识。

这些天人相副的思想被董仲舒所接受，成为其天人相副学说的来源。董仲舒对于天人相副的描述，与前两者并无太大区别。

> 天以终岁之数，成人之身，故小节三百六十六，副日数也；大节十二分，副月数也；内有五脏，副五行数也；外有四肢，副四时数也；乍视乍暝，副昼夜也；乍刚乍柔，副冬夏也；乍哀乍乐，副阴阳也。心有计虑，副度数也；行有伦理，副天地也。此皆暗肤着身，与人俱生，比而偶之弇合。（《春秋繁露·天人相副》）

董仲舒的贡献在于，他没有仅仅满足于这种比附，而是在此基础上得出了天人相副的原则："于其可数也，副数；不可数者，副类。皆当同而副天，一也。"（《春秋繁露·天人相副》）

既然天人相副，那么，天人也就成了一类。因此董仲舒说，"天亦有喜怒之气、哀乐之心，与人相副。以类合之，天人一也。"（《春秋繁露·阴阳义》）

其实，天人相副只是天人同类的表现，其深层原因则在于天人同源。在这里，董仲舒和《淮南子》《内经》在天人关系上的区别就显现出来了。《淮南子》《内经》的天人相副更多体现了天道自然的思想。例如，《淮南子》讲天人相副，主要是从气这个天人同源的角度来说明天与人的关系：

> 烦气为虫，精气为人。是故精神，天之有也，而骨骸者，地之有也。精神入其门而骨骸反其根，我尚何存。是故圣人法天顺情，不拘于俗，不诱于人，以天为父，以地为母。（《淮南子·精神训》）

这是《淮南子·精神训》关于万物起源的描述。在作者看来，万物都是由气所构成，所不同的是人是由精气构成的。而且，构成天之气赋予人以精神，构成地之气赋予人以形体，因此人和天地乃是同一的，天地是人的父母。《淮南子》的这种天父地母说，主要是从天人同气这个角度而言的，因此没有神秘色彩。既然天地是人的父母，那么人就应该法天，即按照天的要求去做，这里的天，更多的是指自然之天。《内经》讲天人相副或天人相应，则主要是从人体构成的角度而言，其目的是为了治病。

董仲舒的天人相副则不同，他也将天人相副的原因归为天人同源，但更多体现的是天人感应，或者说是为天人感应服务的。在董仲舒看来，天人同源是因为，"为生不能为人，为人者天也……天亦人之曾祖父也，此人之所以上类天也"（《春秋繁露·为人者天》）。这就是说，天是人的祖先，人与天具有血缘关系。这样，人与天的感应就更是理所当然了。

董仲舒天人感应思想的提出，既是当时自然科学、哲学、神学发展的成果，也是现实政治的需要。汉帝国统一安定，武帝雄心勃勃，需要一个统一的思想体系来为政治统治服务。其中重要的一个问题就是自然灾变与社会政治之间是一种什么样的关系。"天人之道，何所本始？"（《汉书·公孙弘传》）"三代受命，其符安在？灾异之变，何缘而起？"（《汉书·董仲舒传》）这就把天人关系问题提了出来，汉武帝想要通过这个问题的解决来实现帝国的长治久安。

董仲舒的回答最令汉武帝满意。他说：

> 臣谨案：《春秋》之中，视前世已行之事，以观天人相与之际，甚可畏也。国家将有失道之败，而天乃先出灾害以谴告之，不知自省，又出怪异以警惧之，尚不知变，而伤败乃至。以此见天心之仁爱人君，而欲止其乱也。自非大亡道之世者，天尽欲扶持而全安之，事在强勉而已矣。（《汉书·董仲舒传》）

在董仲舒开来，天人之间是有着感应关系的。君主统治失道，就会受到上天的惩罚。当然，上天并不是立即惩罚，而是给予君主改正的机会，先遣告，再警惧，最后才是处罚。这也说明，天对君主是非常仁爱的，之所以要遣告、警惧、降灾，是为了阻止君主犯错误，帮助君主维持统治。

董仲舒还以《春秋》中的记载来证明自己理论的正确性：

天人之征，古今之道也。孔子作《春秋》，上揆之天道，下质诸人情，参之于古，考之于今。故《春秋》之所讥，灾害之所加也。《春秋》之所恶，怪异之所施也。书邦家之过，兼灾异之变，以此见人之所为，其美恶之极，乃与天地流通而往来相应，此亦言天之一端也。(《汉书·董仲舒传》)

董仲舒认为，《春秋》所讥讽的人事，也就是上天降下灾异所谴责的对象。《春秋》记载了国家的过失，也记载了自然灾异。可见，人的行事好坏确实能够与天地相沟通，相感应。

可见，董仲舒的天人感应思想，是"融自然规律、伦理原则和神秘性权威为一体，成为一种理性与神秘主义的混合物"[1]。他尽管运用了一些自然科学成果，借鉴了天道自然思想，但其根本目的，是为天命神学做论证。

二、天道自然观的发展

天人感应思想在其出现之时，以科学材料为例证，复活了古代的天命神学，也适应了汉帝国的统治需求。天人感应思想将异常天象说成是天对人事的反应，就必须说明异常天象与人事之间的关联。实际上，这种关联是不存在的。随着人们对天象认识的深刻，要说明天象与人事之间的这种关系就变得越来越困难，天人感应思想也就面临着危机。两汉之际，扬雄、桓谭、王充等人奋起批判谶纬神学和天人感应思想。

扬雄主张天道自然并努力揭示天道人事的规律性。他以数量关系来说明阴阳二气的消长，把自然界描述成一个阴阳变换、日月往来、寒暑交替的有规律的运动变化图景。在他看来，阴阳二气的运动是有规律的，因此天道运行也是有规律的，人事也必须遵循这些规律。扬雄对天道人事的解释，显然是将天看成了自然物，与天人感应思想相对立。

桓谭并不一般地反对天人感应，他还用阴阳五行来解释天人感应现象。

[1] 曹德本.中国政治思想史 [M].北京：高等教育出版社，2012：189.

他认为，人的貌、言、视、听、思分别对应着木、金、火、水、土。"五行之用，动静还与神通"（《新论·正经》），君主应对灾异的方法在于修德。他反对的是将正常的自然现象都说成是天人感应。有人认为杀人之药与救人之药都是上天的安排，桓谭表示反对，他说："钩吻不与人相宜，故食则死，非为杀人生也。譬若巴豆毒鱼，矾石贼鼠，桂害獭，杏核杀猪，天非故为作也。"（《新论·祛蔽》）这就是说，有些东西之所以成为毒药，是因为其与毒害对象不相适宜而已，与上天无关。他还认为，有些自然现象的发生被看作天对人的感应，其实只是一种巧合。尽管桓谭没有彻底反对天人感应，但他提供的一些材料却起到了动摇天人感应观念的作用。

对天道自然思想做出重大发展的，是东汉的王充。王充在前人思想的基础上，发出"疾虚妄"的呼声，再次提出天道自然思想，反驳天人感应，否认天的全知全能。王充还发展了气论思想，认为天地万物都由气所构成，甚至鬼神也是气，"寒暑风雨之气乃为神"（《论衡·龙虚》）。

首先，王充再次提出了天道自然的思想。他认为天地和人一样，都是一个自然物，是由元气构成的。"天地，含气之自然也"（《论衡·谈天》）。"人，物也，万物之中有智慧者也。其受命于天，禀气于元，无物无异"（《论衡·辨祟》）。人和物一样，都是禀元气所生，只不过是万物中有智慧的而已。这样，王充就以"元气"统一了天人。

王充认为，自然现象并不是天意的体现："自然之道，非或为之也。"（《论衡·自然》）包括人在内的万物都是自然而然产生的，是由于天地间气的相互结合而产生：

> 儒者论曰：天地故生人。此言妄也。夫天地合气，人偶自生也；犹夫妇合气，子则自生也。（《论衡·物势》）

这是说，天地间产生人类，并不是天地有目的的行为，而是天地合气的结果。这正如夫妇的气相结合生出孩子一样。可见，王充更强调天的自然性，而不像董仲舒那样强调天的主宰性。既然天道自然，那么天就不能对人进行谴告，否则就是有为：

> 夫天道自然也，无为；如谴告人，是有为，非自然也。(《论衡·谴告》)

> 夫天无为，故不言，灾变时至，气自为之。夫天地不能为，亦不能知也。(《论衡·自然》)

灾变是气运动变化的结果，是自然现象。上天既不能给人带来灾难，也不能知道人事的情况。

对此，王充对一些自然现象从科学的角度做了解释，来证明其与人事无关。他认为，自然现象是有自己的规律的：

> 夫变异自有占候，阴阳物气自有终始，履霜以知坚冰必至，天之道也。(《论衡·谴告》)

这是说季节的改变是随着阴阳的消长而更替的，是有规律的。人们依照这种规律，还可以对自然现象做出预测。比如，对于求雨，他就认为水旱有自己的规则，与政治无关。

> 水旱饥穰，有岁运也。岁值其运，气当其世，变复之家，指而名之。

> 天之晹雨，自有时也。

> 天之运气，非政所致。(《论衡·明雩》)

王充用"运气"来解释水旱问题，认为水旱也是有一定的规律的。当所谓的灾异也有某种规律可循的时候，天人感应自然也就受到了质疑。

其次，王充还运用推理的方法从理论上反驳了天人感应说。天人感应认为异常天象与人事之间有着互相感应的关系。如果对每一种天象都进行科学分析，不仅数量繁多，而且以当时的科学水平，总有些不能解释，从而为天人感应留有余地。因此，必须从天人感应的立论基础给以反驳，才能具有说服力。

天人感应的前提有两个，即同类相感和天人同类。由于王充认为人是禀受天地之气所生，去否认天人同类是不可能的。因此，他主要是从天人能否相感去做论证。在董仲舒看来，同类相感的中介乃是气。对此王充并不否认，但他却指出："人之精乃气也，气乃力也。"（《论衡·儒增》）气既然是一种力，那在事物发生相互作用时，就必须考虑这种力的大小："气之所加，远近有差。"（《论衡·寒温》）如果距离较近，则可能发生作用，但随着距离的扩大，作用力就会越来越小以至于无。这就好比人在水边感觉寒冷，在火旁感觉炎热，但随着距离的增加，就会逐渐感觉不到。对于人与人之间的相互感通，王充也是持同样的意见。申喜一类事情的发生，是由于"闻母声，声音相感，心悲意动"（《论衡·感虚》）的结果。但对于曾参的母亲欲留访客，遂以右手掐左臂，使正在山上砍柴的曾子也感到左臂疼痛，因而立即归来的传说，王充持保留态度。他的理由是："精气能小相动，不能大相感。"（《论衡·感虚》）

对于天人关系，人由于与天距离遥远，再加之人的渺小，因此更不可能去感动上天。他说：

> 以七尺之细形，形中之微气，不过与一鼎之蒸火同。从下地上变皇天，何其高也！（《论衡·变虚》）

因此，在王充看来，以人动天是不可能的。这就从根本上否定了天人感应思想。

人不仅不能感动天，天也不能知道人的情况：

> 夫天，体也，与地无异。诸有体者，耳咸附于首。体与耳殊，未之有也。天之去人，高数万里，使耳附天，听数万里之语，弗能闻也。（《论衡·变虚》）

天要处高听卑，就需要耳朵。天与人相隔数万里，用耳朵是听不到的。他还说："天与人异体，音与人殊。"（《论衡·变虚》）天与人不同，因此言语不同，是无法听懂人的意思的。

　　总之，在王充看来，天与人距离遥远，言语不通，因此无法感知人事。人与天相比过于渺小，也无法感动遥远之天。因此，天人之间是无法感通的。天人感应思想的兴起是利用自然科学成果去包装天命神学，使其看起来具有了合理性。王充则运用了自然科学的手段，批判了天人感应思想，重新肯定了天道自然。

　　当然，王充的理论由于时代的局限性，也存在着一些缺陷。与其他主张天道自然的思想家一样，王充并不否定天神的存在。"天，百神主也。道德仁义，天之道也；战栗恐惧，天之心也"（《论衡·辨祟》）。但天只是个消极无为之天，并不干涉人事。"命穷，操行善，天不能续；命长，操行恶，天不能夺"（《论衡·辨祟》）。由于并不能完全否定天神的存在，就为天人感应思想的复燃留下了隐患。

　　另外，王充否认人对天的影响，从主宰之天的角度而言是正确的。但中国的天还有自然之天的含义。从人与自然的关系而言，不仅自然环境会影响人的行为，反过来，人的行为也会影响自然环境。例如，君主治理国家的好坏会直接影响到农业生产。兴修水利，粪土肥田，就可以提高农业的抗灾能力；而侵夺农时，天地荒芜，则容易引起虫灾。古人看到的，就是人事引起了灾异，成为天人感应的例证。当然，这些都是时代的局限。王充在他的时代，已经尽到了自己的最大努力。

　　王充对天道自然思想的发展，为魏晋时期玄学的兴起奠定了基础。由于天道自然已经成为一种共识，因此玄学已经很少谈论天人关系问题，而是自觉将天道自然当作自己的理论前提。学者们援道入儒，主要讨论的是名教与自然的关系问题。对天人关系的探讨尽管存在，但已经不是学者的兴趣所在了。例如，在天人关系问题上，王弼提出了"天命无妄"的观点。王弼认为，天地万物都遵循着必然的规律，即"物无妄然，必有其理"（《周易略例·明象》），这个规律，也就是天命。"天之教命，何可犯乎？何可妄乎？"（《周易注·无妄》）可见，王弼同前人一样，也是承认天命的。只是在他看来，天命就是道，是规律，是自然的，不是天对人事的感应。这是天道自然思想与天人感应思想的不同之处。但是，在对待天命的态度上，他和董仲舒则是出奇的一致："上承天命，下绥百姓。"（《老子注·五十九章》）"不为事主，顺明而终。"（《周易注·坤》）可见，王弼对汉代以来的天道自然思想并没有多大发展，因为这个任务已经由王充完成了。魏晋时期学者的任务，则是以此为前提，论证名教与自然的关系问题。

三、元气论

两汉魏晋时期，元气理论开始被广泛接受。不论是主张天道自然的思想家，还是主张天人感应的思想家，都将气或元气作为自己理论中的重要概念。

（一）元气与宇宙生成

两汉魏晋时期，元气论在春秋战国时期气论的基础上得到了进一步的发展。元气论首先是围绕着宇宙生成问题而产生的。汉初崇尚黄老，老子讲"道生一，一生二，二生三，三生万物"（《老子·四十二章》），"天下万物生于有，有生于无"（《老子·四十章》）。这里的一、二、三、有、无到底是什么意思，天地产生的具体过程是什么样子的，成为汉初学者关注的重要问题。在学者的努力下，宇宙生成过程逐渐明晰起来。

首先是作为黄老道家代表作的《淮南子》，对宇宙起源做了详细的解释：

> 天地未形，冯冯翼翼，洞洞灟灟，故曰太始。道始于虚霩，虚霩生宇宙，宇宙生气。气有涯垠，清阳者薄靡而为天，重浊者凝滞而为地。清妙之合专易，重浊之凝竭难，故天先成而地后定。天地之袭精为阴阳，阴阳之专精为四时，四时之散精为万物。（《淮南子·天文训》）

在天地未形成之前的混沌状态叫作太始。道开始于虚霩，然后产生了宇宙、气。清阳之气形成天，重浊之气形成地。在天地形成以后，再形成阴阳，阴阳造就了四时和万物。这就是黄老道家对于元气生成宇宙的认识。

两汉之际出现的《易纬》也谈到了元气生成宇宙的问题：

> 夫有形生于无形，乾坤安从生？故曰：有太易，有太初，有太始，有太素也。太易者，未见气也；太初者，气之始也；太始者，形之始也；太素者，质之始也。气形质具而未离，故曰浑沦。浑沦者，言万物相浑成而未相离。视之不见，听之不闻，循之不得，故曰易也。易无形畔，易变而为一，一变而为七，七变而为九，九者气变之究也，乃复变而为一。一者形变之始，清轻者上为天，浊重者下为地，象形见矣。(《易纬·乾凿度》)

《乾凿度》认为在天地产生之前有太易、太初、太始、太素四个阶段。太初阶段产生气，太始阶段产生形，太素阶段产生质，但这时的气、形、质还是混沌一体，在经过一系列变化之后，清气上升，浊气下沉，形成天地万物。

张衡的《灵宪》与《淮南子》类似。张衡把天地的起源分为三个阶段：最初阶段叫溟涬，特点是"不可为象"，是"道之根"，是虚无；第二阶段叫庞鸿，特点是"混沌不分"，是"道之干"；第三阶段叫太元，这时"元气剖判"，产生了天地万物，是"道之实"。《灵宪》与《淮南子》《乾凿度》的不同在于，元气形成天地不是采取清阳之气上升，重浊之气下降的方式，而是通过气自身的旋转，在外部形成了天，内部形成了地。这种宇宙生成论被称为"浑天说"，而《淮南子》的则被称为"盖天说"。但是在元气生成宇宙这一点上则是共同的。

天地生成以后，人也是由气产生的。即《淮南子》所说的"烦气为虫，精气为人"。

（二）气是构成宇宙万物的质料

不仅天地是由气生成的，人与万物也是由气生成的。庄子、荀子也认为人是由气构成，但对于气如何构成人，却并没有详述。

《淮南子》认为："烦气为虫，精气为人。是故精神，天之有也，而骨骸者，地之有也。精神入其门而骨骸反其根。"(《淮南子·精神训》)这样，天地万物和人一样，都是由气构成的，只不过构成人的是精气，构成物的是烦气。天赋予人以精神，地赋予人以肉体。

董仲舒也说："天气上，地气下，人气在其间。春生夏长，百物以兴，秋杀冬收，百物以藏。故莫精于气，莫富于地，莫神于天。天地之精所以生物者，莫贵于人，人受命乎天也。"(《春秋繁露·人副天数》)董仲舒认为天地人都是由气所构成，人禀受了天地之精气而尊贵，所以说人受命于天。这是用元气论为天命神学做论证。

到了王充，就将这个问题说得非常明白了：

> 天地，含气之自然也。(《论衡·谈天》)

> 元气，天地之精微也。(《论衡·四讳》)

> 人，物也，万物之中有知慧者也。其受命于天，禀气于元，与物无异。(《论衡·辨祟》)

王充非常明确地指出，天地是由气所构成的，而元气是天地的精华，人就是禀受元气而生的，是万物中有智慧的。但从由气构成而言，人与物是没有区别的。

王充尽管用气来解释天地，但他同样认为天乃是神。他说：

> 天，百神主也。道德仁义，天之道也；战栗恐惧，天之心也。

> 天地之间，恍惚无形，寒暑风雨之气乃为神。(《论衡·龙虚》)

王充认为天是百神之主，道德仁义是天道，战栗恐惧是天心，天和人一样是具有人格的。但王充并没有对具有神性之天做神秘化解释，而认为是寒暑风雨之气形成了天之神。从天是百神之主而言，天是主宰之天；从天由气构成而言，神乃是寒暑风雨之气而言，天又是自然之天。可见，王充已经开始尝试以气来融合自然之天与主宰之天。这种认为鬼神是气的观念，既是对《管子》《易传》中有关鬼神观念的继承和发展[1]，也对以后学者的鬼神观产生了重要影响，为天道自然思想与天人感应的融合奠定了基础。

（三）气是沟通天人的中介

两汉以来，气论不仅被主张天道自然的学者所运用，也被天人感应论者所运用。由于二者都承认天人同源即天人都是由气所构成，因此气也就被看作沟通天人的中介。当然，二者对此的理解又有不同。

在主张天人感应的思想家看来，由于天人都是由气所构成，根据同类相感的原则，天人之间就可以通过气来发生感应。或者说，气是天人感应的中介。王充对此予以了批评，认为由于天人距离遥远，气之力量有限，因此天人之间不可能通过气来进行感应。

在主张天道自然的思想家看来，既然天人都是由气构成，那么天人关系也就没有神秘性可言，不仅各种自然现象可以通过气的运动变化来予以说明，即使是神，也可以通过气来进行解释。

四、天人关系理论与中医学的相互影响

两汉魏晋时期，天道自然思想与天人感应既相互融合，又相互斗争。

汉初，由于黄老道家思想处于统治地位，因此天道自然思想得到广泛传播，汉初的陆贾、贾谊等人，都具有唯物主义的倾向，对天命神学形成了挑战。董仲舒借鉴了当时同类相感的理论，创立了天人感应的思想体系。由于汉武帝独尊儒术，天人感应思想在社会上占据了统治地位。因此，汉代皇帝都非常注重祭祀鬼神。然而，在医学这个注重实际效果的领域，鬼神的影响却在逐步减少。因为实践证明，巫术治疗不了疾病，而医学却能够起到一定

---

[1]《管子·业内》："流于天地之间谓之神。"《易传》："精气为物，游魂为变，是故知鬼神之情状。"

的作用。尽管也有不少人由于种种原因去求神问药，但在医学领域，却是排斥鬼神的。《史记·扁鹊仓公列传》就讲疾病在六种情况下是不能治愈的，第六种就是"信巫不信医"。《素问·五脏别论》也说："拘于鬼神者，不可与言至德。"

天道自然思想尽管在社会上不占主流，但在思想家那里却被普遍接受。就连董仲舒的天人感应理论也是借鉴了天道自然思想的成果的。

天道自然思想对中医学的影响首先表现在其将天人都看作自然物，并提出要顺应自然，反对人为。表现在医学上，就是人要顺应自然界，主要是按自然气候来防病治病。例如，《内经》就说："无代化，无违时，必养必和，待其来复。""化不可待，时不可违。"（《素问·五常政大论》）自然界是运动变化的，根据天人同道的原则，不仅人要运动，而且人体内各器官之间也要通过运动保持协调，这样人才能健康长寿。例如《内经》中就说："出入废则神机化灭，升降息则气立孤危。故非出入则无以生长壮老已，非升降则无以生长化收藏。是以升降出入，无器不有。"（《素问·六微旨大论》）显然，这是对春秋战国以来气一定要宣发出来的继承和发展，也符合人体的实际。

魏晋以来，天人感应思想的退却，天道自然观的发展，在医学领域表现为注重医疗经验，不拘泥于汉以来的天人相应模式。例如张仲景的《伤寒杂病论》、皇甫谧的《针灸甲乙经》、王叔和的《脉经》，尽管也讲天人相应，但分量不大，主要依据是病情实际。

其次，月令思想也对中医学产生了影响。根据月令思想，人的行为应该根据时令来安排。反映在中医学理论上，就是治病也应该依据时令来进行。从当时的情况来看，这是符合实际的，也是医疗经验的总结。因为某些疾病的发生确实与季节有关，而有些疾病的治疗也要选择合适的时间。《内经》认为，时令不同，自然气候不同，人的生理现象的表现也不同：

> 正月二月，天气始方，地气始发，人气在肝；三月四月，天气正方，地气定发，人气在脾；五月六月，天气盛，地气高，人气在头；七月八月，阴气始杀，人气在肺；九月十月，阴气始冰，地气始闭，人气在心；十一月十二月，冰复地气合，人气在肾。（《素问·诊要经终论》）

甚至一日之中，人的生理变化也不一样：

> 平旦人气生，日中而阳气隆，日西而阳气已虚，气门乃闭。（《素问·生气通天论》）

而且，疾病的发生与时令及白天黑夜也有着密切的关系：

> 东风生于春，病在肝，俞在颈项……故春气者病在头……故春善病鼽衄。（《素问·金匮真言论》）

> 夫百病者，多以旦慧昼安，夕加夜甚。（《灵枢·顺气一日分为四时》）

因此，疾病的治疗也要根据时间而变化：

> 故春刺散俞……夏刺络俞……秋刺皮肤……冬刺俞窍……春夏秋冬各有所刺，法其所在。（《素问·诊要经终论》）

在古代中医学刚刚起步的时候，人们已经发现了气候与疾病之间的关系，这是一个巨大的进步。但是，如果将每一种疾病都与时令刻板地联系起来则是走向了极端。

最后，元气理论对中医学也产生了重要的影响。中医学中的气是来自于哲学，还是医学自身经验的总结，是一个众说纷纭的问题。然而，在元气理论成为思想界共识的情况下，中医学中的气获得了一个很好的发展环境。例如，元气理论认为，气是构成万物的质料，就能够支持中医学关于气在人体中作用的理论。

反过来，中医学的发展也促进了天道自然的思想传播。这一时期，仍然是天人感应思想与天道自然思想的斗争时期。由于科学的局限性，天道自然思想并不能从根本上击败天人感应。然而在医学领域，中医学却以实际效果在事实上战胜了天人感应思想，使得至少在上层社会，在医学领域贯彻了天道自然思想。

中医学气论思想的发达，为中国哲学气一元论的形成和发展奠定了基础。春秋战国以来，气论思想就一直存在，中医学以实际医学经验对气论提供了支持。中医学认为气是一种客观存在，自然界中的每一种事物都有自身特殊的气，而且必须表现出来。而且，气不仅是联系人体各部分的中介，也是人和自然界联系的中介。这些有力支持了中国哲学中关于世界统一于气、气是运动变化且有规律、气是沟通天人的中介的理论。

总之，两汉魏晋时期，在天人关系问题上，天人感应思想和天道自然思想继续斗争。由于天道自然思想的影响和医疗经验的增加，中医学取得了长足的进步，出现了以《内经》为代表的一系列著作。《内经》树立了天人一体的思想，认为天地万物和人都是一个有机整体。这是天人关系理论和医学相互影响的结果。医学实践为天人一体提供现实根据，天人一体理论又为医学提供了指导。当然，负面影响也是存在的。谶纬迷信借助天人感应向医学领域渗透，例如武帝、哀帝等就有病求神，治病中的种种禁忌也与天人感应思想的影响不无关系。

第六节　隋唐时期的天人关系

一、天人感应思想在隋唐的回潮

在天人关系问题上，承认上帝及天命的存在，相信天能够赏善罚恶，天命存在于人事之中，仍然是隋唐时期的主流思潮。这是对中国历史上以人事观天命传统的继承。例如，唐德宗时期的陆贽就说："人事理而天命降乱者，未之有也；人事乱而天命降康者，亦未之有也。"（《资治通鉴》卷二二八）这种思想尽管没有否认天命，但却更加重视人事。这是思想家和政治家从现实中所得出的结论。然而，这种结论却也并没有否定天人感应思想。因为天照样可以根据人事的情况而降下灾祥，这是天赏善罚恶的表现。

隋代和唐初，天人感应和谶纬神学仍然占有重要地位。因为统治者必须把天意作为最高的精神支柱，作为其统治的合法性基础，必须相信天的监视和指导作用。杨坚、李渊、李世民、武则天等在权力来源上存在问题，更需要谶纬神学的帮助。

隋文帝杨坚是通过禅让手段成为皇帝的。为了说明自己权力的合法性，就大量引用图谶和天人感应之说。例如，北周静帝的禅位诏书中就写道："木行已谢，火运既兴，河洛出革命之符，星辰表代种之象。"（《隋书·高祖纪》）由于皇帝的需要，隋文帝登基以后，各种祥瑞就纷至沓来。

李世民也不否定祥瑞，当凉州发现代表祥瑞的石头时，他还派人前去祭奠。祭文中写道："天有成命，表瑞贞石，文字昭然，历数唯永。"（《旧唐书·五行志》）贞观八年，天象异常，李世民问群臣的看法，于是就有了他与虞世南之间的这段对话：

> 世南曰："昔齐景公时，彗见，公问晏婴，婴曰：公穿池沼畏不深，起台榭畏不高，行刑罚畏不重，是以天见彗为戒耳。景公惧而修德，后十六日而灭。臣愿陛下勿以功高而自矜，勿以太平久而自骄，慎终于初，彗虽见，犹未足忧。"帝曰："诚然，吾良无景公之过，但年十八举义兵，二十四平天下，未三十即大位，自谓三王以来，拨乱之主莫吾若，故负而矜之，轻天下士。上天见变，其于是乎？秦始皇划除六国，隋炀帝有四海之富，卒以骄败，吾何得不戒邪？"（《新唐书·虞世南传》）

这说明，对于天人感应，李世民也是非常重视的。因为，天人感应的存在，还是有一定的意义的。除了为君主的统治做合法性支持外，对于封建王朝来说，也具有自我调适的作用。在这里，李世民就以星象异常为契机，反身自省。

武则天称帝时，为了表明自己拥有天命，也制造了谶言：

> 武承嗣使凿白石为文曰："圣母临人，永昌帝业。"末紫石杂药物填之。庚午，使雍州人唐同泰奉表献之，称获之于洛水。太后喜，命其石曰"宝图"。（《资治通鉴》卷二○四）

上有所好，下必甚之。武则天当皇帝以后，各种祥瑞就更多了。

在谶纬神学的笼罩之下，天人感应不仅没有被削弱，反而侵入了科学领域。例如，中国古代尽管常讲天人感应，但在历法领域，学者却一直在寻求规律，排除神学。当了唐代，由于历法预测的几次日食都没有发生，"日应食不食"，僧一行借此宣扬是皇帝的德行感动了上天，所以没有发生日食。他甚至在历法领域公开宣扬天人感应："使日蚀皆不可以常数求，则无以稽历数之疏密；若皆可以常数求，则无以知政教之休咎。"（《新唐书·历志》）如果日食完全没有规律可循，就无法检验历法的正确性；但如果日食完全可以预测，就无法知道政治教化的得失好坏了。现代人往往引用僧一行的前一句话来说明他是一个伟大的天文学家，而忽略了后一句话所表明的天人感应思想。这说明，天人感应思想的回潮，既是政治现实的客观需要，也与科学的不够发达有关。

天人感应和谶纬之类，对于统治者来说有其必要性。因此，隋唐各位皇帝都对此非常虔诚。然而，随着天道自然思想的传播，统治者心里大概也明白，祥瑞只是自欺欺人罢了。有为的皇帝，要治理好国家，决不能仅仅依靠祥瑞。而且，皇帝可以用谶纬和祥瑞来支持自己的统治，觊觎帝位的人也可以利用其来获得皇位。因此，隋唐时期的皇帝也都曾禁止过祥瑞。隋朝"及高祖受禅，禁之愈切。炀帝即位，乃发使四出搜天下书籍与谶纬相涉者，皆焚之，为吏所纠者至死"（《隋书·经籍志》）。唐代李世民认为："安危在乎人事，吉凶系乎政术。若时主昏虐，灵贶未能成其美；如治道休明，咎征不能致其恶。"(《唐大诏令集》卷一一四《诸符瑞申所司诏》)可见，统治者对于祥瑞之类的态度是比较务实的。

二、天道自然思想的进一步发展

隋唐时期的思想家继承了前代的元气论思想，用元气来解释世界，使得天道自然思想有了坚实的理论基础。

柳宗元的《天对》是对屈原《天问》中一些问题的解答，解释了世界的起源、构成、运动等一系列问题。对于天地的起源，柳宗元说：

> 本始之茫，诞者传焉。鸿灵幽纷，曷可言焉？曶黑晰眇，往来屯屯。庬昧革化，惟元气存而何为焉。(《柳河东集·天对》)

在这里，柳宗元明确否定了"本始之茫"，反对创世说，在世界起源问题上排斥了神的作用。在他看来，世界的产生乃是元气运动变化的结果，世界统一于元气。相比汉代的元气论，柳宗元的进步在于排除了道家"有生于无"的影响，将元气作为最初的起源。

刘禹锡则对空、无提出了自己的看法："空者，形之希微者也。为体也不妨乎物，而为用也恒资乎有，必依于物而后形焉。"(《天论·中》)空、无并不表示没有。空就是空间，空间中是存在着希微之物的，而且空间总要以有形之物表现出来。"古所谓无形，盖无常形尔，必因物而后见尔"(《天论·中》)。无形，只是没有固定的形态，必须依靠其他东西才能显示自己的存在。刘禹锡对空、无的理解，乃是张载太虚即气说的理论来源。

以元气论为基础，柳宗元和刘禹锡对于天人关系提出了自己的看法：

> 彼上而玄者，世谓之天；下而黄者，世谓之地；浑然而中处者，世谓之元气；寒而暑者，世谓之阴阳。是虽大，无异果蓏、痈痔、草木也。假而有能去其攻穴者，是物也。其能有报乎？番而息之者，其能有怒乎？天地，大果蓏也；元气，大痈痔也；阴阳，大草木也；其乌能赏功而罚祸乎？功者自功，祸者自祸，欲望其赏罚者大谬；呼而怨，欲望其哀且仁者，愈大谬矣。(《柳河东集·天说》)

在柳宗元看来，天地也是由元气构成的，寒暑变化是因为阴阳二气的运动，天地和草木一样，都是自然物，当然也就不可能赏功而罚祸，一切功祸都是人自己造成的。因此，希望上天能实行赏罚，认为上天具有人格，是错误的。也就是说，天道自然，自然现象没有任何神秘性可言。为了进一步否定天人感应思想，柳宗元还指出，自然现象与社会现象是两个不同的领域，二者各自发挥着自己的作用：

> 生植与灾荒，皆天也；法制与悖乱，皆人也。二之而已，其事各行不相预。（《柳河东集·答刘禹锡〈天论书〉》）

天人感应论认为上天通过自然现象表达自己对人事的态度，人也可以通过自己的行为影响天。柳宗元认为自然现象与人事之间没有关系，互不影响，这就抽掉了天人感应论的基础，给天人感应理论以致命一击。

对于唐代以来的符命祥瑞，柳宗元更是坚决反对。他继承了中国哲学中人文主义的传统，明确指出："受命不于天，于其人；休符不于祥，于其仁。"（《柳河东集·贞符》）这就是说，帝王不是受命于天，而是受命于民；王朝的兴衰不在于祥瑞，而在于统治者的德行。这相比传统的"天视自我民视，天听自我民听"，又是一个巨大的进步，因为他直接否定了天命，否定了君权神授。

刘禹锡则不满足于柳宗元的"天人不相干预"，专门写了《天论》，来深入论述天人关系。在《天论》开篇，刘禹锡先对以往的天人关系进行了总结：

> 世之言天者二道焉。拘于昭昭者，则曰："天与人实影响，祸必以罪降，福必以善徕。穷厄而呼必可闻，隐痛而祈必可答，如有物的然以宰者。"故阴骘之说胜焉。泥于冥冥者，则曰："天与人实剌异，霆震于畜木，未尝在罪，春滋乎堇荼，未尝择善。跰躃焉而遂，孔颜焉而厄，是茫然无有事者。"故自然之说胜

焉。(《天论·上》)

刘禹锡认为，讲天人关系的主要有两派：一派认为天有意识，天与人相互感应，能够赏功罚祸；一派认为天无意识，天与人不会发生感应，也不能赏功罚祸，天道自然。他认为这两派的观点都失之偏颇，天人之间的关系是"天与人交相胜"：

> 天之所能者，生万物也。人之所能者，治万物也。(《天论·上》)

> 大凡入形器者，皆有能有不能。天，有形之大者也；人，动物之尤者也。天之能，人固不能也；人之能，天亦有所不能也。故余曰：天与人交相胜耳。其说曰：天之道在生植，其用在强弱；人之道在法制，其用在是非。(《天论·上》)

这就是说，天有天的作用，人有人的作用，天有天的长处，人有人的长处。与柳宗元不同的是，他认为这两种作用此消彼长。

> 天非务胜乎人者也。何哉？人不宰则归乎天也。人诚务胜乎天者也。何哉？天无私，故人可务乎胜也。(《天论·中》)

天不是有意识地要胜过人，当人不能掌握自己的命运时，天的主宰作用就体现出来；人则要求胜过天，天没有私意，因此人完全可以胜过天。在这里，刘禹锡否定了天的全知全能，把天看作自然物，强调了人的主观能动性，是对天道自然思想的补充和发展。

当然，尽管柳宗元、刘禹锡认为天地是由元气构成的，但这并不意味着他们否认上帝的存在。因为中国古代的神灵并不是纯精神的存在，而是具有自然物的外壳。作为最高主宰的天，当然也具有自然的外壳。天由元气构成，这说的是自然之天这一层面，我们不能以此去否定主宰之天。因为这是构成天不可分割的两个方面。事实上，柳宗元也曾主管过对神灵的祭祀。对于天命，柳宗元也毫不怀疑。只是不同意汉以来将祥瑞作为帝王受命的标志。在他看来，真正的符命应该是仁德而不是祥瑞。他说："未有丧仁而久者也，未有恃祥而寿者也。"(《柳河东集·贞符》)这和陆贽所说的天命在于人事之中是一个意思。

刘禹锡同柳宗元一样，也不否认上帝的存在。他说："天之有三光悬寓，万象之神明者也。"（《天论·下》）在他心中，天仍然是神明，当然也需要祭祀："唯告虔报本，肆类授时之礼，曰天而已矣。"（《天论·上》）

总之，柳宗元和刘禹锡的天人不相预和天人交相胜说，否定了汉代以来的天人感应说，是历史的一大进步。然而，由于他们也在某种程度上否定了天命的存在，因此并不被当时的儒者所接受。因为，如果天不能赏善罚恶，又怎么去劝诫人积德行善呢。但他们在自己的领域内，却达到了前人没有达到的高度。如何在新的历史条件下使得古老的信仰更加符合社会需要，宋代学者将在他们研究的基础上继续前进。

三、天人关系理论与中医学的相互影响

随着天人感应思想在隋唐的回潮，天人感应思想也影响到了各个领域。例如前文所述，天文学家僧一行就用天人感应来解释日食测不准的问题。在医学领域，学者也利用天人感应来解释致病原因和治疗疾病。与《内经》所主张的"拘于鬼神者，不可与言至德"不同，这一时期从官方到学者，都非常重视鬼神和疾病的关系。著名医学家孙思邈在医学领域贡献很大，但其著作中也有许多鬼神迷信、天人感应的思想。在致病原因上，孙思邈认为许多疾病与鬼神有关，是人不遵守禁忌造成的，因为：

> 天不欺人，示之以影；地不欺人，示之以响。人生天地气中，动作喘息皆应于天，为善为恶，天皆鉴之。（《千金翼方》卷十二）

这就是说，对于人所做的一切，天都非常清楚。因此，天不可欺，人要时刻注意自己的言行，以免得罪上天，否则，就会招致灾祸。对于如何保持身体健康即养性，孙思邈认为最关键的是要积德

行善：

> 故养性者，不但药饵餐霞，其在兼于百行。百行周密，虽绝药饵，
> 足以遐年。德行不充，总服玉液金丹，未能延寿。（《备急千金要方》卷
> 二十七）

这些都是天人感应思想在孙思邈著作中的体现。除此外，由于三教合流的影响，佛教中的因果报应、积德行善，道教中的丹药治病等也在孙思邈的著作中有所体现。

隋唐医学的进步主要表现在人们对致病原因的深入分析。隋代巢元方的《诸病源候论》力求从气候、药性、人体生理等方面来说明致病原因。由于时代条件的限制，学者还是将致病的主要原因归结为气候。隋唐时期，对气候致病的研究进一步深入。王冰的《增广补注黄帝内经素问》补入了有关运气学说的七篇大论，弥补了以前运气说的不足，使得运气说更为完善。王冰说："不明天地之气，又昧阴阳之候，则以寿为夭，以夭为寿。虽尽上圣救生之道，毕经脉药石之妙，犹未免世中之诬斥也。"（《增广补注黄帝内经素问·气交变大论》）王冰强调了"天地之气"对医学的重要性，为后来五运六气说的流行奠定了基础。医学上对气的具体研究，也有力支持了哲学家关于气是沟通天人的中介的结论。

第七节　宋元明清时期的天人关系

唐代以后，尽管天道自然观念已经深入人心，而天人感应思想却又有其存在的必要。因为君主需要通过天对人的干预来说明统治的神圣性和合法性，臣下也需要这种干预来维护自己的治国原则及对皇权的制约。因此，宋代的统治者就需要这样一种理论，既能在理论上具有自洽性，又能保留天命的神圣性，用以规范人心，重振纲纪，为王朝的统治提供永恒法则。这就是张载所说的"为天地立心，为生民立道，为去圣继绝学，为万世开太平"

（《张载集·近思录拾遗》）。而这一任务，正是由张载来完成的。

一、张载的天人合一思想与天人关系发展的新阶段

宋代以前，在天人关系问题上，存在着两种认识。一种认为天道自然，自然现象与人事无关；另一种认为天人感应，自然现象是上天意志的表现。这两种认识并不是截然对立的，他们在相互斗争中融合发展。无论是哪一种思潮，都承认天人之间还是具有共同性的。这种共同性主要表现为天人同源、天人同构和天人同道。这就使得天道自然与天人感应思想的统一成为可能。宋明时期，随着中国哲学的发展，以张载为代表的学者进一步将这种同源、同构和同道的天人关系上升到天人合一的高度。

（一）张载天人合一思想的提出

秦汉以来，在天人关系问题上，无论是主张天道自然者，还是主张天人感应者，尽管已经注意到天人都是由气所构成，但对本体意义上的气研究较少，更多的是以元气为基础来讨论宇宙生化问题。

应该说，在先秦时期，中国哲学已经有了初步的本体意识。例如，老子讲"道生一，一生二，二生三，三生万物"（《老子·四十二章》），"天下万物生于有，有生于无"（《老子·四十章》），既可以做宇宙生成论解释，也可以做本体论解释。而"三十辐，共一毂，当其无，有车之用"（《老子·十一章》），则明显是将"无"当作了世界的本体。庄子则将老子的"道"做了本体论的解释：

> 东郭子问于庄子曰："所谓道，恶乎在？"庄子曰："无所不在。"东郭子曰："期而后可。"庄子曰："在蝼蚁。"曰："何其下邪？"曰："在稊稗。"曰："何其愈下邪？"曰："在瓦甓。"曰："何其愈甚邪？"曰："在屎溺。"东郭子不应。庄子曰："夫子之问也，固不及质……汝唯莫必，无乎逃物。至道若是，大言亦然。"（《庄子·知北游》）

可见，庄子已经将"道"作为世界的本原，对其做了本体论的解释，认为"道""无所不在"，"无逃乎物"。这说明，先秦道家已经开始了本体论的思考。

对于先秦儒家来说，也同样具有本体意识。仁和礼是孔子哲学思想的两个核心概念。但在二者关系上，孔子更加重视"仁"的作用。子曰："人而不仁，如礼何？人而不仁，如乐何？"(《论语·八佾》)这是将仁作为礼乐制度的内在根据。孟子继承并发展了孔子思想中"仁"的一面，认为"仁"的品质不是外部强加给人的，而是人本身就具有的："非由外铄我也，我固有之也。"(《孟子·告子上》)孟子还提出了"诚"的概念："诚者，天之道也；思诚者，人之道也。至诚而不动者，未之有也；不诚未有能动者也。"(《孟子·离娄上》)孟子以"诚"来贯通天人，将"诚"看作是道德本体。到了《中庸》，"诚"的本体色彩就更加明显了："诚者自成也，而道自道也。诚者物之始终，不诚无物。"朱熹对此注曰："诚以心言，本也。"(《四书集注·中庸章句》)可见，在先秦儒家，本体意识也是存在的。

然而，先秦哲学中的这种本体意识在秦汉时期并没有引起足够的重视。无论是道家还是儒家，都是沿着宇宙生化论的道路前进的，对本体论并不关心。例如，黄老道的代表作《淮南子》尽管采用了有无、道等概念，但却是从宇宙生化的角度来解释世界的。《淮南子》认为道开始于虚霩，虚霩产生宇宙，宇宙产生气，气形成天地，然后产生阴阳、四时、万物。两汉时期的儒家作品《易纬》，将世界的起源分为太易、太初、太始、太素四个阶段，仍然是宇宙生化模式。

西汉时期，国家的主要活动是制礼作乐。认为制定了完善的礼乐制度，国家就可以得到治理。然而，礼乐制度背后的东西是什么，或者说，制定礼乐制度的根据是什么，则很少受到关注。到了西汉末年，扬雄开始关注现象背后的东西，并将其称之为"玄"。"玄者，幽攡万类而不见形者也"(《太玄·攡》)。这就是说，玄乃是现象背后起决定作用的东西。遗憾的是，扬雄尽管注意到了玄的重要性，但却并没有去描述玄。

魏晋时期，随着对玄学探讨的开始，老庄思想中的本体意识被揭示出来，一些学者通过援引老庄思想来讨论形而上的问题：

> 魏正始中，何晏、王弼等祖述老庄，立论以为天地万物皆以无为为本。无也者，开物成务，无往不存者也。阴阳恃以化生，万物恃以成形，贤者恃以成德，不肖恃以免身。故无之为用，无爵而贵矣。（《晋书·王衍传》）

这里讲何晏、王弼主张以"无"为本，已经是本体论的意义。"开物成务"，是说"无"不仅是事物的开始，更是事物存在的根据，贯穿事物发展的始终。当然，王弼等人也没有摆脱生成论的影响，仍然将"无"看作是万物的起点。

魏晋时期的玄学家借助于道家理论对本体论问题进行了初步尝试，但却并没有真正建立起中国哲学自己的本体论。到了隋唐时期，随着佛教的传入，人们发现，佛教在本体论方面所达到的高度，是中国哲学不可企及的。因此，一些学者转而研究佛学，从中汲取本体论的知识。可以说，"隋唐时期以佛学为最盛"[1]。

在佛学和玄学的冲击之下，儒者开始思考建立儒家自己的本体论问题。宋代的张载在借鉴和吸收佛、道两家思想的基础上，发展了中国哲学中的气论思想，创立了虚气本体论。

张载首先指出，汉唐儒学的不足就是只注重制礼作乐，而不重视礼乐制度背后的精神。他说："知神而后能飨帝、飨亲，见易而后能知神。是故不闻性与天道而能制礼作乐者，末矣。"（《正蒙·神话篇》）因此，国家不仅要制礼作乐，更要能"推本所从来"（《正蒙·太和篇》），探究礼乐制度所遵循的"天道"。或者说，汉唐儒学是只知其用，不知其体。佛学之所以能引起儒者的兴趣，就在于其对"体"的关切。正如唐代僧人宗密所说"推万法，穷理尽性，至

---

[1] 冯契.中国古代哲学的逻辑发展 [M].上海：上海人民出版社，1983：625.

于本源"(《华严原人论》)，只有佛教才做得到。然而在张载看来，佛教是由一个极端走到了另一个极端。"若谓万象为太虚中所见之物，则物与虚不相资，形自形，性自性，形性、天人不相待而有，陷于浮屠以山河大地为见病之说"(《正蒙·太和篇》)。就是说，佛教尽管重视本体即"虚"，但却否认"物"的实在性，其实是割裂了形和性，造成"天人不相待而有"。同样，道家以无为本，认为有生于无。但是，"若谓虚能生气，则虚无穷，气有限，体用殊绝"(《正蒙·太和篇》)，这就割裂了有无、体用的关系。因此张载说："彼语寂灭者，往而不返；徇生执有者，物而不化；二者虽有间矣，以言乎失道则均焉。"(《正蒙·太和篇》)这是说佛教和道家尽管有别，但错误是相同的，"略知体虚空为性，不知本天道为用"(《正蒙·太和篇》)，都是有体无用，体用割裂。

总之，汉唐儒家的错误在于有用无体，佛道两家的错误在于有体无用，其共同之处在于割裂了体用的关系。如果从天人关系的角度而言，汉唐儒家的错误在于"知人而不知天"，佛、道的错误则在于"知天而不知人"，都是"天人不相待而有""天人二本"。

为了解决"天人二本"的问题，张载继承了《中庸》中的诚明观念：

> 天人异用，不足以言诚；天人异知，不足以尽明。所谓诚明者，性与天道不见乎小大之别也。(《正蒙·诚明篇》)

张载认为，诚明是天人关系的最高境界，是人性与天道的真正契合。如果割裂了天人关系，就不能达到诚明的境界。正如王夫之所言："性虽在人而小，道虽在天而大，以人知天，体天于人，则天在我而无小大之别矣。"(《张子正蒙注·诚明篇》)在此基础上，张载在历史上第一次明确提出了"天人合一"一词：

> 释氏语实际，乃知道者所谓诚也，天德也。其语到实际，则以人生为幻妄，以有为为疣赘，以世界为荫浊，遂厌而不有，遗而弗存。就使得之，乃诚而恶明者也。儒者则因明致诚，因诚致明，故天人合一，致学而可以成圣，得天而未始遗人，《易》所谓不遗、不流、不过者也。

（《正蒙·乾称篇》）

在张载看来，佛教讲"实际"，相当于儒家的"诚"，但却认为人生是虚幻的，将有为看作累赘，因此犯了"诚而恶明"的错误。割裂了"诚明"，"诚"也就不是真正意义上的"诚"。因为诚是体，明为用。没有了明（用），诚（体）就失去了载体。解决的办法，就是要做到诚明合一，体用合一，即天人合一。

（二）张载天人合一思想的基础：虚气本体论

张载的天人合一思想，是针对汉唐以来"天人二本"的弊端而提出的，因而其主要吸收了先秦儒家思想的精华，如《易传》中的天人合德思想，《中庸》中的性命、诚明观念，以及孟子的尽心、知性、知天观念[1]。同时，他也继承和发展了汉唐以来的气论，作为其哲学的理论基础，来统一天道自然与天人感应思想。

从先秦到汉唐，天人同源已经成为学者的共识，这个源，主要是指天人都是由气所构成。但是，张载以前的气在很大程度上是具体的气，且与宇宙生化论联系在一起，很难称之为本体。张载则将气上升到了本体的高度：

　　凡可状，皆有也；凡有，皆象也；凡象，皆气也。（《正蒙·乾称篇》）

　　所谓气也者，非待其郁蒸凝聚，接于目而后知之。（《正蒙·神化篇》）

张载强调，这里的气并不是能被人感知到的气。王夫之将其解释为"有体性、无成形之气"（《张子正蒙注·神化篇》，此气尽管没有一定之形态，但却是真实存在的、有体性的，即本体。

---

[1] 刘学智. "天人合一"即"天人和谐"？——解读儒家"天人合一"观念的一个误区 [J].陕西师范大学学报（哲学社会科学版），2000，29（2）：5-12.

为了强调"气"的本体性质，张载又使用了"太虚"一词。太虚最早出现在《庄子·知北游》中，用来指空寂玄奥的茫茫宇宙。张载则用太虚来表示气的原初形式：

> 太虚无形，气之本体；其聚其散，变化之客形尔。（《正蒙·太和篇》）

> 太虚不能无气，气不能不聚而为万物，万物不能不散而为太虚。（《正蒙·太和篇》）

> 气聚，则离明得施而有形；不聚，则离明不得施而无形。（《正蒙·太和篇》）

张载在这里交代了太虚、气、万物之间的关系。太虚是无形的，是气的本体，太虚不能脱离气而存在。气在本质上也是无形的，但当气聚形成万物之后，是以有形的形式表现出来的，当万物消亡之后，又散为气，复归于无形之太虚，也就是"形聚为物，形溃反原"（《正蒙·乾称篇》）。对于气与太虚的关系，张载还将之比作冰和水的关系：

> 气之聚散于太虚，犹冰凝释于水，知太虚即气，则无无。（《正蒙·太和篇》）

冰和水只是存在形态不同，其构成是一样的。同样，太虚是本原，气的聚散只是太虚的形式变化而已。因此说，太虚和气在本质上是一致的，太虚即气。要论不同，只是表现形式不同而已。太虚强调的是气的原初状态，气强调的是其在万物形成和消亡过程中的作用。

可见，如果说张载以前中国哲学中的"气"还只是物质的具体形态的话，张载则将气发展到了本体的高度，为"天人合一"奠定了逻辑基础。

而且，作为本体之气，并不仅仅是构成事物的质料，更是有着"神"与"性"的。这就以哲学的形式复活了天命神学，而且比天人感应对天命的解释更为精致。

在张载之前，将气看作是事物构成质料的观点已经存在，例如庄子提出了一气聚散说，董仲舒也认为天地人都是由气所构成，但他们所说的气，仅仅是物质性的。因此，董仲舒还要通过天人感应来说明上帝鬼神的意志，而张载则直接赋予气以"神"与"性"：

> 气之性本虚而神，则神与性乃气所固有，此鬼神所以体物而不可遗也。(《正蒙·乾称篇》)

这样，气就不仅仅是物质性的，而且具有精神性，即其本身具有"神与性"。由于万物都是由气所构成，因此万物也都具有神和性，这就是鬼神无所不知的原因，因为鬼神同构成万物的气一样，无处不在。

将这一观点运用于天人关系中，就必然得出天人一气、天人同性的结论。这两种结论在张载以前也已经存在，但张载通过对气的重新解释，将这两种结论统一起来了。

张载对天人关系的这种解释，也符合古人对天的理解。因为在古人看来，天本身就是自然之天与主宰之天的结合。例如，汉代的《毛诗·黍离篇》对《诗经·黍离》中的"悠悠苍天"的注解就是：

> 尊而君之，则称皇天；元气广大，则称昊天；仁覆闵下，则称旻天；自上降鉴，则称上天；据远视之苍苍然，则称苍天。

称皇天，是强调天是至尊无上；称昊天，是强调天由广大的元气构成；称旻天，是强调天的仁爱性；称上天，是说天在人的上方；称苍天，是因为天从远处看，是苍色的。可见，古人心目中的天，就是自然之天（苍天、昊天）与主宰之天（旻天、皇天）的结合。

唐代的《开元礼》中也写到：

> 所谓昊天上帝者，盖元气广大，则称昊天。据远视之苍苍然，则称苍天。人之所尊，莫过于帝，托之于天，故称上帝。

(《开元礼》卷一)

到了宋初，《开宝通礼》同样继承了这种观点：

> 元气广大则称昊天，据远视之苍然则称苍天。人之所尊莫过于帝，托之于天故称上帝。(《宋史·礼志》)

可见，在张载之前，有关天是自然之天与主宰之天的结合的思想就已经存在并被官方所接受。然而，为什么自然之天与主宰之天乃是一个天？这一问题并没有得到一个哲学上的回答。张载的虚气本体则解决了这一问题：凡象皆气，天当然也是气的存在形态。因此，从天是由气所构成这一点来看，天当然是自然之天。"神与性乃气所固有"，由气所构成的天当然也就具有神与性。因此，天又是主宰之天。这样，张载通过虚气本体论成功解决了自然之天与主宰之天的关系问题，也解决了天人一气与天人同性的关系问题。

天，从自然意义而言，是一团元气，而气又是无所不在的；从主宰意义而言，天就是昊大元气之神，因而也是无所不在的。张载说："天体物不遗，犹仁体事无不在也。"（《正蒙·天道篇》）天为何体物不遗？王夫之对此的解释是："天以太虚为体，而太和之絪缊充满焉，故无物不体之以为性命。"（王夫之《张子正蒙注》）。天，也就是神，以太虚之气为本体，气充满着宇宙，因此气中所固有之神也就无处不在。"天之不测谓神，神而有常谓天。"（《正蒙·天道篇》）天与神，只是从不同的角度而言，其实是一致的。因此，"天，神也"（《正蒙·参两篇》），天就是神。这样，儒者心目中的主宰之天得到了理论上的说明：

> 神无方，易无体，大且一而已尔。虚明照鉴，神之明也；无远近幽深，利用出入，神之充塞无间也。（《正蒙·神化篇》）

以前儒者认为天"处高听卑"，但理由却往往是天人感应之说，这种学说随着科学的发展，已经被王充等人给予了彻底批判。而张载却采用了新的理论对天的主宰性予以了证明。

人，作为宇宙中之一物，当然也是由气聚合而成的。既然人也是由气构成的，那人当然也具有神和性。也就是说，人和天都是气的存在形态，因而在精神方面也必然具有共同性。这就成为张载天人合一说的基础。在天和人的关系上，张载指出：

> 乾称父，坤称母，予兹藐焉，乃混然中处。故天地之塞，吾其体；天地之帅，吾其性。民，吾同胞；物，吾与也。（《正蒙·乾称篇》）

在这里，张载对于天人关系的认识，已经脱离了汉唐儒学的"天地父子生成图式"，开始在本体论意义上谈论天人关系。在张载看来，太虚之气，乃是天之体，而气中所固有之神，则是天之用。气不仅贯通了体用，也贯通了天人。"天地之塞，吾其体；天地之帅，吾其性"。这是说充塞于天地之间的气，也是构成人的身体的气；构成天地的气中所固有的神，也就是构成人的身体的气中所具有的性。这样，天人之间不仅在形体上具有同一性，在精神上也具有同一性。因此，人接受上天的命令，不是因为害怕来自于上天的惩罚，而是出于二者在本质上的一致性。这就是张载所说的："存，吾顺事；殁，吾宁也。"（《正蒙·乾称篇》）可以说，在张载这里，中国哲学上的天道自然思想与天人感应思想最终实现了在天人合一基础上的统一。

（三）天人合一的实现途径：穷理尽性

根据张载的虚气本体论，天下万物都是气的聚合形态，而"气之性本虚而神，则神与性乃气所固有"（《正蒙·乾称篇》），因此，凡是由气所构成的万物，都具有内在的神与性。张载说：

> 性者万物之一源，非有我之得私也。（《正蒙·诚明篇》）

> 天性在人，正犹水性之在冰，凝释虽异，为物一也。（《正蒙·诚明篇》）

天性和人性的关系，就好像水和冰的关系一样，表现形态虽然不同，但其实质是一样的。这样，张载就由"天人一气"发展出了"天人同性"。问题在于，既然天人同性，为什么现实中人性与天性却存在差异呢？对此，张载提出了天地之性与气质之性来解决这个问题。

对于天地之性与气质之性的关系，张载是这样解释的：

> 性于人无不善，系其善反不善反而已；过天地之化，不善反者也……形而后有气质之性，善反之则天地之性存焉。故气

质之性，君子有弗性者焉。(《正蒙·诚明篇》)

　　人之刚柔缓急、有才与不才，气之偏也。天本参和不偏，养其气，反之本而不偏，则尽性而天矣。(《正蒙·诚明篇》)

形而后有气质之性，由于天下万物包括人都是由气聚合而成的，因此，气质之性应该是人与物都具有的。张载说："气质是一物，若草木之生亦可言气质。"(《经学理窟·学大原上》) 所不同的是，人、物在由气聚合的过程中，所禀之气有刚柔、缓速、清浊之分，才有了人与物、人与人的不同。张载说：

　　天下凡谓之性者，如言金性刚，火性热，牛之性，马之性也，莫非固有。凡物莫不有是性，由通蔽开塞，所以有人物之别，由蔽有厚薄，故有智愚之别。塞者牢不可开，厚者可以开而开之也难，薄者开之也易，开则达于天道，与圣人一。(《性理拾遗》)

在气化生物的过程中，由于人物所禀受的气质不同，导致了对"天性"的禀受程度不同。"性"蔽而塞者，就成为物，通而开者，则成为人。同样是人，由于其蔽的厚薄不同而区分出了智愚。其蔽厚者，难以开通，其蔽薄者，则容易开通。一旦开通，则就达到了圣人的境界。

　　因此，气质之性的不同导致了人与物的不同及人与人的差异。由于气质之性是人与物都具有的，乃是人的自然性，因此并不能将人与物区分开来。"以生为性，既不通昼夜之道，且人与物等，故告子之妄不可不诋"(《正蒙·诚明篇》)。而人性，就是人之为人的本性，必须是人所独有的。所以，张载并不将气质之性看作人的本性。"故气质之性，君子有弗性者焉"。就是说，君子不把气质之性当作人性。真正的人性，则是指天地之性。所谓"通蔽开塞"，也就是说要排除气质的干扰，达到天地之性。

　　从天地之性的来源来说，当然是天的赋予，也就是说，人性来源于天性。这是"天人合一"的本体论基础。张载说：

　　天授予人则为命（自注：亦可谓性），人受于天则为性（自注：亦可谓命）。(《张子语录·中》)

天下达的是天命，人接受的是人性。可见，天命与人性在本质上是一致的，也就是张载所说的太虚本性，这当然是纯善无恶的。这个纯善的性，被张载称为天地之性。

天地之性不是只有人才具有，一切由气所构成的天下万物也都普遍地具有天地之性。这是由虚气相即和万物一气说所得出来的必然结论。张载说："性则宽褊昏明名不得，是性莫不同也。"（《张子语录·下》）这当然也是指天地之性。

> 横渠先生曰："凡物莫不有是性，由通蔽开塞，所以有人物之别，由蔽有厚薄，故有智愚之别。塞者牢不可开，厚者可以开而开之也难，薄者开之也易，开则达于天道，与圣人一。"先生曰："此段不如吕与叔分别得分晓。吕曰：蔽有浅深，故为昏明，蔽有开塞，故为人物云云。"（《张子语录·后录下》）

天地之性乃是人与物都具有的，只是在形成气质后被蔽塞了。人与物的不同，在于人能通蔽，从而达到天地之性，而物则不能。智愚的区别，则在于蔽塞的程度不同，因而打破蔽塞的难易程度也不同。这种破除气质蔽塞而达到天地之性的过程，其实就是张载所说的"善反"。

可见，气质之性与天地之性都具有普遍性。所不同的是，人与人、人与物所具有的气质之性是各不相同的，从而使得天下万物具有了差异性，这也就是"气之偏"。气在形成人以后，恶也就产生了。因此，气质之性有善有恶。对于天地之性，则是纯善的，但它的存在是潜在的，必须通过对气质之性的"善反"才能得到。

可以说，天地之性的提出，维护了孟子的性善论，在本然的角度将人置于平等的位置，是对汉唐以来性三品说的否定。这就肯定了每个人通过自身努力都可以成为圣人，使得"天人合一"成为可能。气质之性的提出，则是在实然的角度，肯定了现实生活中人与人的不同，又使得"天人合一"成为必要。作为人来说，要体现自己与禽兽的区别，就必须"善反"，达到天地之性，使应然的天地之性得到落实，从而达到"天人合一"，这就要求"变化气质"，需要个人的进修努力。

张载的进修之术可以总结为"穷理尽性"。张载说："尽性穷理而不可变，乃吾则也。"（《正蒙·诚明篇》）"穷理尽性"来自于《易传》，张载同时吸收了《中庸》中的诚明思想，并将二者结合，提出了个人进修的方法与目标。

由于《易传》更倾向于宇宙生化，所以在天人关系问题上，更强调人通过自己的努力，逐步达到天人同德，即"穷理尽性以至于命"（《周易·说卦传》）;《中庸》则更倾向于本体论，所以在天人关系上，更强调天人关系的理想状态或其所认为的真实状态，即"至诚"。张载则将《易传》与《中庸》这两种倾向相结合，给出了自己的进修之术：

> 自明诚，由穷理而尽性也；自诚明，由尽性而穷理也。（《正蒙·诚明篇》）

> 自诚明者，先尽性以至于穷理也，谓先自其性理会来，以至穷理；自明诚者，先穷理以至于尽性也，谓先从学问理会，以推达于天性也。（《张子语录·下》）

这自然可以推出以下结论：诚，就是尽性，乃是人把握自身本性的过程。因为万物本性同一，人如果能穷尽自身的本性，就能穷尽他人和万物之性。"尽其性，能尽人物之性。"（《正蒙·诚明篇》）这样，通过尽性，就可以达到穷理，也就是"自诚明"。明，就是穷理，乃是学习的过程，因为天理就寓于万物之中，人们通过学习，理解了万物之性，也就能通晓人性。因此，张载说："穷理即是学也。"（《张子语录·中》）"见物多，穷理多，从此就约，尽人之性，尽物之性。"（《横渠易说·说卦》）这样，通过穷理，就可以尽性，也就是"自明诚"。

按照《易传》的进路，穷理尽性的目的乃是"至于命"，而按照《中庸》的思想，诚、明的内涵最终乃是统一的，所以才说"诚则明矣，明则诚矣"。因此，在大多数情况下，《中庸》是以"诚"或"至诚"来表示天人一体的境界的。如"诚者，天之道也；诚之者，人之道也。诚者不勉而中，不思而得，从容中道，圣人也。诚之者，择善而固执之者也"，"唯天下至诚为能化"，"至诚无息"。

按照《中庸》的思想，只有圣人才能称得上"诚"，一般人则要"诚之"。"诚"乃是一种境界，"诚之"则是达到"诚"这种境界的过程。张载对《中庸》的这种"诚"观念予以继承和发展：

> 圣者，至诚得天之谓。（《正蒙·太和篇》）

> 诚明所知，乃天德良知，非闻见小知而已。天人异用，不足以言诚；天人异知，不足以尽明。所谓诚明者，性与天道，不见乎小大之别也。（《正蒙·诚明篇》）

> 性与天道合一存乎诚。（《正蒙·诚明篇》）

> 至诚，天性也。（《正蒙·乾称篇》）

可见，张载的"诚"其实也就是能依天道而行的境界。而达到了诚的境界的人，自然也就是圣人，圣人实现了天道与人事的统一，也就是"天人合一"。

由于世人绝大多数都是凡人，如何通过"诚之"去达到"诚"，就成为张载所要解决的另一个问题。而《易传》的"穷理尽性以至于命"则被张载用来解决这一问题。在张载看来，强调"至诚"的境界固然重要，但如何达到这种境界更为重要。尽管"由穷理而尽性"和"由尽性而穷理"这两种方式都可以达到"至诚"即"天人合一"，但"由穷理而尽性"则更贴近于现实。例如，张载就认为孔子是"学而知之"，也认为自己"窃希于明诚"（《张子语录·下》）。

对于"由穷理而尽性"的进修路径，张载进行了仔细分析：

> 穷理亦当有渐，见物多，穷理多，如此可尽物之性。（《张

子语录·上》）

> 万物皆有理，若不知穷理，如梦过一生。释氏便不穷理，皆以为见病所致。（《张子语录·上》）

需要注意的是，张载在这里所说的理，和程朱所讲的"理"不同。张载的理，是指事物运动的条理或法则。例如，"上达反天理，下达徇人欲者与"（《正蒙·诚明篇》）。这里的天理就是指天或气运动的条理或法则。因此，所谓穷理，也就是探究事物自身所具有的法则，日积月累，最终达到尽性。这样，理与性在张载这里，还不是同一个概念。只有通过穷理，才能达到尽性。

当然，张载强调由穷理而尽性，并没有否定由尽性而穷理的路径。如果穷理尽性是普通人的成圣之路的话，尽性穷理则可以看作站在圣人的角度来关照性理问题。因为一旦成为圣人，实现了天地之性，具有了天德良知，达到了天人一体的境界，事物之理当然是无所不穷了。

通过对张载穷理尽性的进修之术的分析可以看出，由穷理尽性以至于命，讲的其实是一个通过自身努力，逐步达到"天人合一"的过程。尽性，达到诚的境界，天人一体，则是这一过程的最终归宿。因此，张载说："性与天道合一存乎诚。"（《正蒙·诚明篇》）这样，"天人合一"也可以做两方面的理解：一方面，"天人合一"首先是天人关系的归宿，是一种境界，达到了这种境界，穷理、尽性、至命也就都达到了完满。另一方面，"天人合一"又是一个过程，是普通人的成圣过程，普通人通过学习穷理而最终达到尽性，便是达到了"诚"的境界。

总之，对张载的天人合一思想，可以从以下三个方面予以总结：

从内容上来说，张载的天人合一思想主要包括了天人一气与天人同性。张载认为，性是气所固有的，因此，天人一气与天人同性又是不可分割的。讲到天人合一，这两个方面缺一不可。在张载以前，尽管天人一气思想已经成熟，天人合德的思想也已经存在。张载的贡献在于以虚气本体论将二者结合起来。

从状态上来看，张载的"天人合一"是实然与本然、动态与静态的统一。从实然状态来看，由于现实生活中的人在气质之性上的差异性，导致了天地之性在不同程度上被蒙蔽。人应该通过自身努力和国家的教化来改变气质之性，回复到那纯善的天地之性。因此，天人合一是人不断提高自身修养，达到天地之性的动态过程。从本然状态来看，人性乃是天赋予的，天赋予人的本性当然是纯善的，这种完满的天人关系也就是"天人合一"。从这个角度而言，"天人合一"又是静态的，是个人实现自身修养的一个目标，也可以说个人应该达到的一种应然状态。

从目的来看，"天人合一"是为了建立一套天人一体的世界秩序，是为儒教国家所服务的。理学的兴起，本身就是希望重新确立被破坏的伦理纲常，建立一种较之汉唐儒学更为完善的新的政治哲学理论。自从中国哲学产生以来，就一直存在着天道自然与天命神学的斗争。作为统治者来说，天道自然思想更符合实际，但天人神学又有其特定的作用。张载的天人合一理论，以哲学的方式论证了天的神圣性，在一定程度上解决了二者之间的矛盾。

二、二程：天人本无二，不必言合

在北宋五子中，张载和二程关系最为密切，不仅因为张载是二程的表叔，而且因为以张载为代表的关学和以二程为代表的洛学有着密切的学术往来。在天人关系问题上，张载与二程既存在着相同之处，也存在着诸多分歧。

（一）理是世界的本原

根据张载的一气聚散说，万物和人都是由气构成的，气中所固有的神也就构成了人物之性。因此，张载的气，也包括"虚而神"

的气之性，具有本体的意义。因此，张载是以虚气作为本体的。尽管张载也提到了理，但理只是气运动的条理或法则，并不具有本体的性质。而二程则将理上升到本体的高度：

> 所以谓万物一体者，皆有此理，只谓从那里来。(《二程遗书》卷二上)

> 理则天下只是一个理，故推至四海而准，须是质诸天地、考诸三王不易之理。(《二程遗书》卷二上)

在二程看来，万物都有理，理是万物的本原，而且是永恒存在的。二程说："吾学虽有所授受，'天理'二字却是自家体贴出来。"(《宋元学案·明道学案上》)这应该是指其赋予了理以本体的意义。

因此，二程与张载的最大区别，就在于对本体的认识不同：

第一，张载认为："气之性本虚而神，则神与性乃气所固有。"(《正蒙·乾称篇》)气与神、性是不可分割的，二者的地位也没有高下之别。而在理气关系上，二程认为："离了阴阳更无道，所以阴阳者，道也。阴阳，气也。气是形而下者，道是形而上者。"(《二程遗书》卷十五)尽管二程也认为道要通过阴阳体现出来，即理要通过气来体现，但道却是所以阴阳者，即理是气的主宰。而张载的气与神、性之间并没有主宰关系。

第二，二程认为理产生气，而张载的神、性与气是相互依存的，不存在谁产生谁的问题。二程说：

> 气则自然生。人气之生，生于真元。天之气，亦自然生生不穷。至如海水，因阳盛而涸，及阴胜而生，亦不是将已涸之气却生水。自然能生，往来屈伸只是理也。(《二程遗书》卷十五)

气尽管是自然而生，且生生不穷，但由于"往来屈伸只是理"，当然是理产生了气。

第三，二程认为理无生灭，气有生灭，而张载认为气无生灭。既然二程认为理能生气，那么气就是有生有灭的："凡物之散，其气遂尽，无复归本原之理。"(《二程遗书》卷十五）在张载看来，气与性乃是一而二，二而一的关系，气无生灭。张载说："若谓虚能生气，则虚无穷，气有限，体用殊绝。如老氏'有生于无'自然之论。"(《正蒙·太和篇》）因此，对于二程的理能生气，张载是坚决反对的。

> 太虚不能无气，气不能不聚而为万物，万物不能不散而为太虚。(《正蒙·太和篇》）

> 气聚，则离明得施而有形；不聚，则离明不得施而无形。(《正蒙·太和篇》）

因此，这种太虚之气是没有生灭的，有形与无形只是气存在形态的不同而已。所谓"形聚为物，形溃反原"(《正蒙·乾称篇》）就是这个意思。

总之，在二程看来，理是世界的本原，是万物的主宰，因而也就是上帝：

> 天者，理也；神者，妙万物而为言者也。帝者，以主宰事而名。(《二程遗书》卷十一）

> 以形体言之谓之天，以主宰言之谓之帝，以功用言之谓之鬼神，以妙用言之谓之神，以性情言之谓之乾。(《二程遗书》卷二十二上）

因此说，天、帝、鬼神、乾与理都是同实异名的概念，只是从不同的角度被赋予不同的名称而已。由于二程将理作为世界的本原，天尽管仍然是自然之天与主宰之天的结合，但他更强调的则是天的主宰性。

（二）对穷理尽性进修之术的批评

由于对"理"的理解不同，二程与张载在进修之术上也发生了分歧。张载的"理"，还只是事物的条理或法则，还不能等同于"性"，因此必须有一个由穷理到尽性的过程。二程认为性即理，天理与人性只是称呼的不同，在本质上是一样的，因此，穷理与尽性乃是同一过程。

二程解"穷理尽性以至于命"：只穷理便是至于命。子厚谓："亦是失于太快，此义尽有次序。须是穷理，便能尽得己之性，则推类又尽人之性；既尽得人之性，须是并万物之性一齐尽得，如此然后至于天道也。其间煞有事，岂有当下理会了！学者须是穷理为先，如此则方有学。今言知命与至于命，尽有近远，岂可以知便谓之至也？"（《二程遗书》卷十）

在张载看来，进修之术是有次序的。张载从现实的气质之性出发，认为必须通过"学"才能变化气质。张载认为二程的"只穷理便是至于命"的缺点是太快，没有了先后次序。只有先穷理，才能尽己之性，以此类推，又尽人之性，最后尽得万物之性。这样，才能达于天道，至于命。可见，张载首先确立了一个天道目标，人以至于天道为目标，通过自己的穷理尽性的一步步努力，最终至于天道。张载重视的乃是"学"这样一个实践的过程。

对张载的这种认识，二程则提出了批评：

横渠昔尝譬命是源，穷理与尽性如穿渠引源。然则渠与源是两物，后来此议必改来。（《二程遗书》卷二）

二程认为张载将穷理与尽性比作渠与源的关系，渠与源是两物，因此区分穷理与尽性也就犯了"二本"的错误。在二程看来，性即理，因此，穷理与尽性乃是一回事："理也，性也，命也，三者未尝有异。"（《二程遗书》卷二十一下）"在天为命，在义为理，在人为性。"（《二程遗书》卷十八）穷理、尽性、至命乃是同一过程。"才穷理，便尽性；才尽性，便至命。"（《二程遗书》卷十八）"三事一时并了，元无次序。"（《二程遗书》卷二上）二程还说："道，一本也。或谓以心包诚，不若以诚包心；以至诚参天地，不若以至诚体人物，是二本也。"（《二程遗书》卷十一）这就等于在批评张载是"二本"。

其实，张载的由穷理到尽性的过程是从客观现实出发，指出了普通人成圣的途径，而二程则是站在天人一体的高度，指出如果真正达到了天人一体，穷理、尽性、至命也就已经实现。或者说，张载重视的是过程，而二程重视的是结果。

（三）天人本无二，不必言合

落实到天人关系上，二程批评张载的"天人合一"犯了"天人二本"的错误。程颢说：

> 须是合内外之道，一天人，齐上下，下学而上达，极高明而道中庸。（《二程遗书》卷三）

> 除了身只是理，便说合天人，合天人已是为不知者引而致之，天人无间。夫不充塞，则不能化育，言赞化育已是离人而言之。（《二程遗书》卷二上）

> 天人本无二，不必言合。（《二程遗书》卷六）

从字面意义来看，程颢是反对张载的"天人合一"说的。因为在程颢看来，说"合"就意味着承认天人相分，而天人本是一体，又何必用"合"呢？如果一定要用"天人合一"的话，也只是为不知者作指引而已。

程颢的天人本无二，与其"心即是天"的观点相一致。他说："言体天地之化，已剩一体字。只此便是天地之化，不可对此个别有天地。"（《二程遗书》卷二上）也就是说，天地并不是外在于心的，心就是天。"若如或者别立一天，谓人不可以包天，则有方矣，是二本也。"（《二程遗书》卷十一）这是程颢对于张载的批评。在程颢看来，张载的天人合一乃是在人之外还有个天，这就是天人二本。"只心便是天，尽之便知性，知性便知天，当处便任取，更不可外求"（《二程遗书》卷二上）。因此，在程颢看来，既然心便是天，尽心就能知性，知性就可知天，在天人关系上，只要尽心即可。

程颐与程颢稍有不同。程颐重视的是天道与人道的一致性。他说："安有知人道而不知天道者乎？道一也，岂人道自是人道、天道自是天道？"（《二程遗书》卷十八）他还指出："道未始有天人之别，但在天则为天道，在地则为地道，在人则为人道。"（《二程遗书》卷二十二上）认为天道与人道只是一个道，其实也就是反对区分天人。

其实，张载与二程在天人关系问题上并不存在根本性的矛盾。这就是他们都认为"天人合一"是天人关系的本然或应然状态。对于人来说，应该通过自身努力来达到这一境界。或者说，张载与二程在天人关系上的目标是一致的，区别只是在于如何达到这个目标。张载从现实出发，承认人与天有相通之处，但由于气质之蔽，需要通过进修，去除气质之蔽，达到天人相通。二程则是从人的至善之性出发，强调天人本就相通，"天人本无二，不必言合"。

总之，二程尽管批评了张载的"天人合一"，但批评的对象却不是天人之间的同一性，而是认为张载的提法割裂了天人，这正如张载用"天人合一"来反对汉唐儒者"天人二本"一样。在有关"天人合一"的内容、目标、途径等方面，二者并没有根本性的分歧。因此，二程的思想是对张载"天人合一"思想的继承和发展，是更高程度上的"天人合一"。

三、朱熹：天人一理

在世界本原问题上，朱熹继承和发展了二程的思想。在天人关系上，他从天即理出发，提出了天人一理的主张，从哲学上论证了天的主宰性。对于现实中人性的不同，朱熹则继承张载的理论，区分了天命之性与气质之性。因此，对于个人来说，同样要变化气质，才能符合天理的要求。

（一）天即理也

二程认为天即理，对此朱熹表示认同：

> 天，即理也。其尊无对，非奥、灶之可比也。逆理，则获罪于天

矣。岂媚于奥、灶所能祷而免乎？（《论语集注·八佾》）

天，也就是理，而且是最高的主宰，其尊无对。违逆了理，就是得罪了上天，即使取悦于其他神也是没用的。而且，朱熹和二程一样，认为天和理只是着眼点的不同，是同实异名的概念。

> 天之所以为天者，理而已。非天有此道理，不能为天，故苍苍者即此道理之天。故曰："其体即谓之天，其主宰即谓之帝。"（《朱子语类》卷二十五）

苍苍之天即义理之天、主宰之天。从其形体而言，是自然之天；从其主宰而言，是主宰之天。这和二程的认识是一致的。尽管从形体而言，叫作天，但朱熹并不认为天或上帝具有人形。他说："但非如道家说，真有个三清大帝著衣服如此坐耳。"（《朱子语类》卷二十五）对于主宰之天和自然之天，朱熹还说：

> 苍苍之谓天。运转周流不已，便是那个。而今说天有个人在那里批判罪恶，固不可；说道全无主之者，又不可。这里要人见得。（《朱子语类》卷一）

这清楚地说明，朱熹的天既是自然之天，又是主宰之天，但这主宰之天又不具备人形。

朱熹对于天的认识，还与其对理气关系的理解有关。对于理气关系问题，朱熹在《答黄道夫》一文中表明了他的基本观点：

> 天地之间，有理有气。理也者，形而上之道也，生物之本也；气也者，形而下之器也，生物之具也。是以人物之生，必禀此理，然后有性；必禀此气，然后有形。其性其形，虽不外乎一身，然其道器之间，分际甚明，不可乱也。（《朱文公文集》卷五十八）

可见，朱熹继承了二程对理气形上形下的区分，也承认理是气的主宰。朱熹更明确指出，理是形而上的，因而是抽象的道，是生物之本；气是形而下的，因而是具体的器，是生物之具。理以成性，气以成形。理气尽管交织在一起不可分开，但二者的界限又不可混淆。

对于理气有无先后的问题，朱熹似乎显得很矛盾：

> 未有天地之先，毕竟也只是理。有此理，便有此天地。若无此理，便亦无天地，无人无物，都无该载了！有理，便有气流行，发育万物。（《朱子语类》卷一）

> 或问："必有是理，然后有是气，如何？"曰："此本无先后之可言。然必欲推其所从来，则须说先有是理。然理又非别为一物，即存乎是气之中；无是气，则是理亦无挂搭处。"（《朱子语类》卷一）

> 或问："理在先气在后？"曰："理与气本无先后之可言。但推上去时，却如理在先气在后相似。"（《朱子语类》卷一）

> 要之也，先有理。只不可说是今日有是理，明日却有是气。也许有先后。且如万一山河大地都陷了，毕竟理却只在这里。（《朱子语类》卷一）

对此，冯友兰认为："盖依事实言，则有理即有气，所谓'动静无端，阴阳无始'；若就逻辑言，则'须说先有是理'。盖理为超时空而不变者，气则为在时空而变化者。就此点言，必'须说先有是理'。"[1]这就是"逻辑在先"说，也得到了很多学者的认同。但逻辑在先说也只是对朱熹思想矛盾的圆说而已。因为理是从本体论而言的，气则是从宇宙论而言的，这是两个不同层面的概念，又何谈谁在先的问题呢？因此，"所谓逻辑在先说，实际上并不是一种明确的主张，而只是在面临理论困难时的塞责之词"[2]。

无论朱熹的理气关系是否存在矛盾，但其主张是明确的，即理气不可

---

[1] 冯友兰. 中国哲学史（下册）[M]. 上海：华东师范大学出版社，2000：260.

[2] 李申. 中国儒教史（下册）[M]. 上海：上海人民出版社，2000：394-400.（李申认为，朱熹在理气问题上的矛盾，来自于其哲学立场的矛盾。因为朱熹主张理无生灭，气有生灭，那就必然会得出理生气和理先气后的结论。）

分，理在气先。表现在对天的认识上，由气所构成的自然之天与天即理的主宰之天也是不可分离的。当然，根据理在气先的理论，主宰之天才是最值得关注的，自然之天只是主宰之天的载体而已。

这个主宰之天也就是上帝。上帝的主宰性主要体现在他向人间发布命令，这个命令就是天命。天命的主要内容是赋予了人善良的本性，这个本性也就是天理。人如果能够依理而行，不违背天理，也就是在遵循上帝的命令。可见，朱熹所说的上帝的命令，并不是具体的命令，而只是一个"理"。根据"理一分殊"，这个理存在于万事万物之中，存在于生活中的方方面面。这样，天人关系，最主要的就是天人一理。因此说，朱熹以理学的方式论证了上帝的存在，是对天道自然思想与天命神学的统一。

（二）天命之性与气质之性

将"理一分殊"运用到人性问题上，朱熹在张载、二程研究人性的基础上提出了"天命之性"与"气质之性"。所谓天命之性，相当于张载的天地之性，是纯善无恶的，朱熹有时也称之为"本原之性""性之本体"等。天命之性是包括人在内的宇宙万物都具有的。因为，性即理也，理存在于一切事物中，这种天命之性当然也存在于一切事物中。不仅如此，根据"理一分殊"的原则，所有的天命之性也是相同的。因为理一分殊"如月在天，只一而已，及散在江湖，则随处可见"（《朱子语类》卷四十九），所以万物所具有的天命之性当然也是相同的。朱熹说："人物性本同。"（《朱子语类》卷四）也可以说，因为天命是相同的，人物的创生都来自于天命，其承载的天命之性当然也就相同。朱熹说："太极动而二气形，二气形而万化生。人与物俱本乎此，则是其所谓同者。"（《朱子语类》卷四）"本乎此"，即本乎天命、本乎理。由于"天之所命，固是均一"（《朱子语类》卷四），因此人物本性相同。

这个"皆同"的天命之性同在什么地方？由于"理一"、天命一，而理、天命都是纯善的，因此"人之性皆善"。这样，朱熹就继承了自孟子以来的性善论。当然，朱熹的性善与张载相同，只是本然意义上的性善。所以他说："本原之性无有不善"，"其初无不善，后来方有不善耳"（《朱子语类》卷四）。他认为，孟子的性善说，也指的是"极本穷原之性"："孟子所谓性善，周子所谓纯粹至善，程子所谓性之本，与夫反本穷源之性，是也。"（《朱子语类》卷四）除此之外，《中庸》所说的"天命之谓性"也是指极本穷原之性："因问：天命之谓性，还是极本穷原之性，抑气质之性？曰：是极本穷原之性。"（《朱子语类》卷四）》总之，在朱熹看来，天命之性就是天理，是纯善无恶的。

既然人物天命之性相同，那为什么人物之间会有差异呢？问题在于气质之性，人与物、人与人之间由于气质之性的不同而有了差异。气质之性说在儒家尽管是张载最先提出来的，但张载认为，人物只要成形以后，就有了由于气质所限而带来的气质之性。纯善无恶的天地之性由于堕入了气质而难以发挥出来，因此就有了气质之性，有了恶。而对于气质本身，张载并没有区分清浊。即只要气聚成形，就会产生气质之性，就会有恶。正如水凝结成冰，无论水本身多么清澈，结冰以后就不那么透明了。但张载的气质之性说却不能解决一个问题，即为什么圣人就是至善的呢？二程则认为："气有清浊，禀其清者为贤，禀其浊者为愚。"（《二程遗书》卷十八）这就解释了为什么同样是人，而有贤愚的区别。

朱熹对于天命之性与气质之性的区分，尽管是对张载和二程的继承，但也与自己对理气问题的认识是一致的。在理气关系上，既然理是上天赋予的，当然是纯善的，而气只是形成人物的质料，是形而下的，因而就有了恶。他说："此理却只是善。既是此理，如何得恶？所谓恶者，却是气也。"（《朱子语类》卷四）理尽管是纯善的，但离开了气，理将无处安放。"理是虚底物事，无那气质，则此理无安顿处"（《朱子语类》卷七十四）。因此，当理堕在气之中后，就有了善恶之分。

从天命之性与气质之性的关系来看，天命之性是指人的本然之性，是理，其与气质之性并不是两种不同的性。气质之性只是天命之性在人物成形以后的表现。二者是本然与实然的关系。而且，"天命之与气质，亦相滚同。才有天命，便有气质，不能相离"。"论天地之性，则专指理言；论气质之性，则以理与气杂而言之。未有此气，已有此性。气有不存，而性却常在。虽其方在气中，然气自是气，性自是性，亦不相夹杂"（《朱子语类》卷四）。可见，朱熹在理气问题上的矛盾同样表现在了天命之性与气质之性的关系问题上。由于理气不可分，因此天地之性与气质之性不能相离；由于理在气先，因此"未有此气，已有此性"。

承认人性本善，承认天命之性的纯善无恶，就解决了性恶论所面临的一个问题：上帝为什么不直接赋予人以一个善良的本性呢？但又面临着另一个问题：现实中的恶是从哪里来的？气质之性说则解决了性恶的来源，而禀气清浊说更是解决了人为什么会有贤愚的问题。由于恶的存在，就使得教化成为必要。无论是个人的自我进修，还是国家的礼乐教化，都是为了使人们存善去恶。

（三）格物致知、即物穷理的进修之术

既然气质之性有善有恶，因此就需要变化气质，这是张载的一贯主张。朱熹同样主张变化气质。

> 或问："若是气质不善可以变否？"曰："须是变化而反之。如人一己百，人十己千，则虽愚必明，虽柔必强。"（《朱子语类》卷四）

当然，变化气质是要下功夫、用气力的。

> 须是看人功夫多少如何。若功夫未到，则气质之性不得不重。若功夫至，则气质岂得不听命于义理？（《朱子语类》卷四）

这个变化气质的过程，同样是个人的修行过程。朱熹的进修之术，乃是以格物致知为前提，以克己持敬为途径。为什么进修之术要以格物致知为前提，朱熹在《大学章句序》中写道：

> 盖自天降生民，则既莫不与之以仁义礼智之性矣。然其气质之禀或不能齐，是以不能皆有以知其性之所有而全之也。

人们由于不能知其性，所以不能全之，因此，全之的前提乃是知。不仅如此，平天下、治国、齐家、修身、正心、诚意最终都归结为致知。当然，这里的知，不是一般的科学知识，而是自己心中所存在的仁义礼智，或者说，是自己心中所存在的理。这个理，不仅存在于自己的内心，也存在于万物之中。因此，致知在格物。由于理一分殊，物中之理与心中之理乃是同一个理，如果格得了物理，自然就知道了心中之理。而且，格物乃是修习本性的必由之路，"便是要以这形而下之器，而穷得那形而上之道理而已"（《朱子语类》卷十二）。

格物致知有多种方法，"或读书，讲明义理；或论古今人物，别其是非；或应接事物而处其当，皆穷理也"（《二程遗书》卷十八）。这其中以读书最为重要，朱熹说："穷理之要，必在于读书。"（《朱文公文集·行宫便殿奏扎》）无论哪一种方法，都要循序渐进。

总之，在天人关系的内容上，朱熹承认宇宙万物都是由气所构成的，即天人一气。但他所说的气，已经不是张载所讲的作为本体的虚气，而是形而下之器。由于朱熹将理作为本体，认为性即理，将张载的天人同性发展为天人一理。尽管朱熹认为理气不可分，但由于他又强调理在气先，因此在天人一气与天人一理的关系上，他更看重的是天人一气。在自然之天与主宰之天的关系上，更看重的是主宰之天。

四、陆九渊：宇宙便是吾心，吾心即是宇宙

陆九渊尽管被称为心学的代表，但心学也是在理学的基础上发展起来

的。陆九渊与程朱一样，都是以理作为其哲学的最高范畴的。陆九渊说：

> 此理在宇宙间，固不以人之明不明、行不行而加损。(《陆九渊集·与朱元晦》)

> 此道充塞宇宙。天地顺此而动，故日月不过，而四时不忒；圣人顺此而动，故刑罚清而民服。(《陆九渊集·与黄康年》)

> 此理充塞宇宙。天地鬼神且不能违异，况于人乎？诚知此理，当无彼己之私。(《陆九渊集·与吴子嗣》)

陆九渊认为，理或道，乃是宇宙的最高本体，它无处不在，无时不有，任何人都必须听命于它。不仅如此，对于二程和朱熹的"性即理"，陆九渊也是同意的。他说："人乃天之所生，性乃天之所命。"(《陆九渊集·与赵咏道》)在这里，性是天之所命，与理的意义相同。可以说，天理及"性即理"乃是朱陆的共同出发点。但顺此下去，由于对心的理解不同，二人却走上了不同的道路。

在朱熹看来，性、理都是形而上的，其要表现出来，根据理气不相分的原则，性必须通过气来表现。也就是说，要在人的气质之性中去探求天命之性。而性和心又关系密切，朱熹说："心者，人之神明，所以具众理而应万事者也。性则心之所具之理，而天，又理之所从出者也。"(《孟子集注·尽心上》)朱熹认为，心乃是人的主宰。"心者，身之所主也"(《大学章句》)，性、理都是心所具有的，心本身，却并不是理。"灵处只是心，不是性。性只是理"(《朱子语类》卷五）。因为，当朱熹将本体化的理落实于现实的人心时，人心就不具有本体的性质了，而是形而下之气了。这个人心尽管是人之神明，但这种神明、主宰来自于气本身。这就是"所谓精神魂魄有知有觉者，皆气之所为也"(《晦庵集·答廖子晦》)。在朱熹看来，心只是理存在的地方，"性便是心之所有之理，心便是理之所会之地"(《朱子语类》卷五)。从本质上说,"心者,气之精爽"(《朱子语类》卷五)。总之,性、理是形而上的,心是形而下的。性与心的关系,就相当于理与气的关系。

心既然是气之精爽,就不可能像理一样是纯善的,这就有了道心、人心的区别。《古文尚书·大禹谟》有言:"人心惟危,道心惟微。惟精惟一,允执厥中。"程朱将这十六字看作圣人的"传心之言"。朱熹对此解释道:

> 人心易动而难反,故危而不安;义理则难明而易昧,故微而不显,惟能省察于二者公私之间,以致其精,而不使其有毫厘之杂,持守于道心微妙之本,以致其一,而不使其有顷刻之离,则其日用之间,思虑动作,自无过不及之差,而信能执其中矣。(《朱文公文集·答陈同甫之八》)

这就是说,道心、人心乃是一个心,人人都具有。"人莫不有是形,故虽上智不能无人心;亦莫不有是性,故虽下愚不能无道心"(《中庸章句序》)。也就是说,人心是相对于气质而言的,道心是相对于天性而言的。这样,道心、人心就与天命之性和气质之性统一起来了。

道心与人心,只是一个心。"只有一个心,那得有两样?只就他所主而言,那个便唤作人心,那个便唤作道心"(《朱子语类》卷六十一)。这就好比行船,"人心如船,道心如舵。任船之所在,无所向,若执定舵,则去往在我"(《朱子语类》卷七十八)。

如果说朱熹将本体之性落实于现实而得出了心、性的区别的话,陆九渊则直接将心提高到了本体的高度。

> 伯敏云:"如何是尽心?性、才、心、情如何分别?"先生云:"如吾友此言又是枝叶。虽然,此非吾友之过,盖举世之弊。今之学者读书,只是解字,更不求血脉。且如情、性、心、才,都只是一般物事,言偶不同耳。"(《陆九渊集·语录下》)

这样,陆九渊的心,与性、理一样,都成为宇宙本体,自然也是纯善的。心与理在实质上也就没有了区别。"盖心，一心也；理，一理也。至当归一，精义无二。此心此理，实不容有二"（《陆九渊集·与曾宅之》）。这就是说，人心就是天理，天理就是人心，这乃是彻底的天人一体。既然人心就是天理，天理纯善无恶，人心自然也就是纯善的，从而也就没有了区分道心、人心的必要。不仅如此，连天理人欲的区分也是多余的。"天理人欲之言，亦不是至论。若天是理，人是欲，则天人不同矣"（《陆九渊集·语录上》）。他认为天理人欲的区分，割裂了天人，而不是天人为一。既然没有了天理人欲之分，当然也就无所谓道心、人心之别了。"心一也，人安有二心？"（《陆九渊集·语录上》）因为心既然就是理，那么也就只有"道心"意义上的心了。由于心不再是气的精爽，没有了气质，也就无所谓人心了。

朱熹对天理人欲、道心人心的区分，是其理气关系的必然结果。这种区分既说明了教化的必要性，也说明了教化的可能性。而陆九渊取消了这种区分，同时又要承认教化的必要性与可能性。因此他说："四端万善，皆天之所予，不劳人妆点。但是人自有病，与他间隔了。"（《陆九渊集·语录下》）四端完善，承认了教化的可能性，而人自有病又承认了教化的必要性。这个病就是善心却受到了蒙蔽："愚不肖者之蔽在于物欲，贤者智者之蔽在于意见，高下污洁虽不同，其为蔽理溺心而不得其正则一也。"（《陆九渊集·与邓文范》）蒙蔽的原因很多，总的说来主要有两种：先天禀气的不同和后天环境的影响，即"资禀"和"渐习"。"资禀"是指人们所受的"气禀有厚薄、昏明、强弱、利钝之殊"（《陆九渊集·与傅圣谟》）。例如，如果气质偏弱的话，就容易被物欲所蒙蔽。资禀造成了人先天的不同，但并不是决定性因素。因为"心有智愚，行有贤不肖。必以二途总之"（《陆九渊集·与包详道》）。也就是说，尽管禀气的不同造成了智愚有别，但智者却不一定就会成为贤者，愚者也不一定会成为不肖者。因为最主要的因素乃是后天的"渐习"。"渐习"是指人们受生活环境的影响，"习尚所梏，俗论邪说所蔽"（《陆九渊集·与刘志甫》）。因此，要达到至善，就必须修习本性。

如何修习本性？在陆九渊看来，最重要的是"先立乎其大者"：

> 某屡言"先立乎其大者"，又尝申之曰："诚能立乎其大者，必不相随而为此言矣。"（《陆九渊集·与邵叔谊》）

"先立乎其大者"，就是要挺立本心，也就是天理。这看起来是一句空话，但在陆九渊看来却有着实际的内容，就是要将之贯彻落实。当有人批评"先立乎其大者"是"全无伎俩"时，陆九渊应之"诚然"（《陆九渊集·语录上》）。这种修养功夫，与朱熹的"格物穷理"有着重大的分歧。这样，朱陆在鹅湖之会上关于"尊德性"与"道问学"的分歧也就是必然的了：

> 鹅湖之会，论及教人。元晦之意，欲令人泛观博览，而后归之约。二陆之意，欲先发明人之本心，而后使之博览。朱以陆之教人为太简，陆以朱之教人为支离，此颇不合。（《陆九渊集·年谱》）

这就是尊德性与道问学的分歧。归根到底，是朱陆的天理观在人性论和修养论中的不同表现。

在修身的具体方法上，陆九渊提出"剥落"说：

> 人心有病，须是剥落。剥落得一番即一番清明。后随起来，又剥落，又清明，须是剥落得尽净方是。（《陆九渊集·语录下》）

人心有病，就是人心受到了蒙蔽，通过反复的剥落，最终就能将心蔽剥落干净。这种剥落的方式，尽管和朱熹所讲的克己相似，但却有着本质的不同。根据朱熹的理论，"天理人欲相为消长"，因此，只要克得了私欲，天理就即刻复明。"克之克之而又克之，以至于一旦豁然欲尽而理纯"（《朱文公文集·克斋记》）。按照剥落说，天理与物欲并不是相为消长的关系，人心中的天理并不会因为物欲而消失或减少，只是受到了物欲的蒙蔽。一旦除去物欲，天理就会显现出来。

总之，陆九渊从"心即理"出发，追求天人之间更高层次的"合一"，认为"宇宙便是吾心，吾心即是宇宙"（《陆九渊集·杂说》），这同样没有否定天人之间的同一性。同时，心尽管是纯善的，但却容易受到蒙蔽，因此陆九渊也主张人应该通过进修成为圣人，最终达到天人一体。这是从心学的角度对天人关系的阐释。

五、王阳明："一气流通"与"致良知"

王阳明对于天人关系的认识，可以从他对理气关系的认识、对致良知的推崇，以及知行合一的理解上得到说明。

（一）"一气流通"与良知

宋明理学的核心概念尽管是理，但一般说来，这个理是不能离开气而单独存在的。尽管朱熹说"理在气先"，但同时也不否定理不离气。可以说，天人一理是以天人一气为基础的。

王阳明是在浓厚的理学气氛中成长起来的，因此早年的王阳明也是朱熹的追随者。然而，在将朱熹的格物致知理论运用于自己的成圣实践之中时，王阳明发现，由朱熹的格物致知出发，并不能达到成圣的目的。"阳明格竹"的失败，使他对朱熹的学说产生了怀疑。而龙场悟道，则使他认识到了自己和朱熹的区别：

> 朱子所谓格物云者，在即物而穷其理也。即物穷理，是就事事物物上求其所谓定理者也。是以吾心而求理于事事物物之中，析心与理为二矣。（《传习录·中》）

在王阳明看来，朱熹的错误在于"析心与理为二"。因为，既然天下事物都是一气之流通，心中之理与万物之理就应该是一个理，而不能有任何的间隔。朱熹用心去探求事物之理，是把心中之理和万物之理当作了两样，自然也就有了间隔。

问:"人心与物同体,如吾身原是血气流通的,所以谓之同体。若于人便异体了。禽兽草木益远矣,而何谓之同体?"

先生曰:"你只在感应之几上看,岂但禽兽草木,虽天地也与我同体的,鬼神也与我同体的。"请问。先生曰:"你看这个天地中间,什么是天地的心?"对曰:"尝闻人是天地的心。"曰:"人又什么教做心?"对曰:"只是一个灵明。""可知充天塞地中间,只有这个灵明,人只为形体自间隔了。我的灵明,便是天地鬼神的主宰。天没有我的灵明,谁去仰他高?地没有我的灵明,谁去俯他深?鬼神没有我的灵明,谁去辨他吉凶灾祥?天地鬼神万物离去我的灵明,便没有天地鬼神万物了。我的灵明离却天地鬼神万物,亦没有我的灵明。如此,便是一气流通的,如何与他间隔得!"又问:"天地鬼神万物,千古见在,何没了我的灵明,便俱无了?"曰:"今看死的人,他这些精灵游散了,他的天地万物尚在何处?"(《传习录·下》)

问者的疑惑是,人与人、与禽兽草木是不同的个体,如何能说人心与物同体呢?王阳明的回答是,不仅人心与禽兽草木,即使与天地鬼神也是同体的,因为人与天地万物本是一气流通。这气中之理,即灵明,当然也存在于天地万物之中。因此,"可知充塞天地中间,只有这个灵明"。而这个灵明,最终要落实在人心上,因为人是天地的心。只是由于形体的存在,这个灵明被人为地"间隔"了。朱熹的"析心与理为二"就是这种间隔的表现。因此说,"心外无物,心外无事"(《王文成全书·与王纯甫》)。当然,这只是从价值上而言的,离开了人心,天地万物鬼神就都失去了存在的价值。反过来,没有了天地万物鬼神,人心也就失去了存在的价值。

总之,在王阳明看来,人与天地万物的关系表现在两个方面,从自然之天来看,人与天地万物都是一气流通;从主宰之天来看,人的灵明与天地万物的灵明是相互依赖的。这样,气也就成为人与天地万物之间感应的基础,这与中国哲学一直以来对气的理解是一致的。以下的一段对话也表达了同样的思想：

> 朱本思问："人有虚灵，方有良知。若草木瓦石之类，亦有良知否？"先生曰："人的良知，就是草木瓦石的良知。若草木瓦石无人的良知，不可以为草木瓦石矣。岂惟草木瓦石为然，天地无人的良知，亦不可为天地矣。盖天地万物与人原是一体，其发窍之最精处，是人心一点灵明。风、雨、露、雷、日、月、星、辰、禽、兽、草、木、山、川、土、石，与人原只一体。故五谷禽兽之类，皆可以养人；药石之类，皆可以疗疾。只为同此一气，故能相通耳。"（《传习录·下》）

这段话更明确地表明，人与天地万物都是一气之流通，由于人与天地万物同此一气，故人与天地可以相通。这种相通，就是在良知上的相通。所以说，"天地无人的良知，亦不可为天地矣"。这样，王阳明就通过人的本心，将天地万物统一了起来。

（二）恶的来源

人的良知，就是存在于心中之理。王阳明说："心之本体即是性，性即是理，性元不动，理元不动。""无善无恶者，理之静；有善有恶，者气之动。不动于气，即无善无恶，是谓至善。"（《传习录·上》）性、理只要不随气而动，也就无所谓善恶，因此其本身是至善的。而性、理一旦通过气之动表现出来，就有了善恶。而问题在于，性、理却一定要通过气来表现：

> 问："生之谓性，告子亦说的是，孟子如何非之？"
>
> 先生曰："固是性，但告子认得一边去了，不晓得头脑。若晓得头脑，如此说亦是。孟子亦曰'形色天性也'，这也是指气说。"又曰："凡人信口说，任意行，皆说此是依我心性出来，此是所谓生之谓性。然却要有过差。若晓得头脑，依吾良知上出来，行将去，便自然停当。然良知亦只是这口说，这身行，岂

能外得气，别有个去行去说？故曰：论性不论气不备，论气不论性不明。气亦性也，性亦气也，但须认得头脑是当。"（《传习录·下》）

王阳明尽管没有用到天命之性和气质之性的说法，但他也认为善性与生之谓性是同时存在的，孟子的性善说与告子的生之谓性并不矛盾。性善是"直从源头上说来"（《传习录·下》），是性的本原，是从本然意义上说的。"生之谓性，生字即是气字，犹言气即是性也。气即是性，人生而静以上不容说，才说气即是性，即已落在一边，不是性之本原矣"（《传习录·中》）。生之谓性是从实然意义上说的，因此一说气即是性，这个性就已经不是纯善的了。这种生之谓性由于气的原因，就会导致"信口说，任意行"。然而，本原之性又不能离开生之谓性，因为"性善之端须在气上始见得，若无气亦无可见矣"（《传习录·中》）。例如，恻隐、羞恶、辞让、是非，都要通过气来表现。这就是说，天理、本性必须通过气才能表现出来。也就是"良知亦只是这口说，这身行，岂能外得气，别有个去行去说？"从这一点来说，"若见得自性明白时，气即是性，性即是气，原无性气之可分也"。因此说，生之谓性是从实然意义上说的，而性善是从本然意义上说的。然而王阳明最后又说"但须认得头脑是当"，这与张载的"气质之性，君子有弗性者焉"则有异曲同工之妙。

可见，王阳明同样坚持朱熹的性即理说。与朱熹不同的是，王阳明认为心也是理。这是因为朱王二人对心的理解不同。朱熹认为心是气的精爽，那这个心就不可能是纯善的。于是就有了道心、人心的区别。而王阳明则认为心即理，就意味着心本身是没有恶的，恶又是从哪里来的呢？朱熹认为气是恶的，当理堕在气之中后，就有了善恶之分，这就是气质之性。而要成为圣人，与天合一，就必须变化气质。朱熹变化气质的方式是以格物致知为前提，以克己持敬为主要途径的。王阳明早年也曾想通过格物致知的方式去获得成圣的知识，但他失败了。总结失败的原因，他认为是因为朱熹的错误在于"析心与理为二"，因此他提出了"心即理"：

> 理一而已。以其理之凝聚而言，则谓之性；以其凝聚之主
> 宰而言，则谓之心；以其主宰之发动而言，则谓之意；以其发
> 动之明觉而言，则谓之知；以其明觉之感应而言，则谓之物。
> (《传习录·中》)

也就是说，理只是一个理，只是在不同情况下用了不同的名称罢了。从其主宰作用而言，就叫作心。因此，心、性、理等只是从不同的方面而言罢了。

既然心就是理，理也只有一个理，我心中之理就是物之理，又何必要到事事物物中去求理呢？"夫物理不外于吾心，外吾心而求物理，无物理矣；遗物理而求吾心，吾心又何物邪？"(《传习录·中》)这样，王阳明表面上看来否定了朱熹对理的判断，其实，他只是顺着朱熹的路径，沿着性即理的方向，统一了心和理的关系，是更彻底地坚持了朱熹的天人一理的原则。

既然心即理，那么心本身就没有恶，恶又是什么时候出现的呢？王阳明认为：

> 性之本体原是无善无恶的，发用上也原是可以为善可以不
> 为善的，其流弊也原是一定善一定恶的。(《传习录·下》)

也就是说，性本身是无善无恶的或至善的，但性一定要通过发用表现出来，这种发用，是通过气的流行来实现的，因此就会产生恶。这就是王门四句教所说的"无善无恶心之体，有善有恶意之动"。这样，王阳明对于恶的来源的解释，尽管落在了"心之发动处"，但实际上仍然归因于气的作用。因为心的发动是通过气的流行来实现的。这就是说，"心之发动不能无不善"(《传习录·下》)，要防止恶的产生，就要从发动处着手。

（三）成圣的途径：致良知

王阳明将"致良知"作为其全部思想的总纲。他说，"吾生平讲

学，只是'致良知'三字"(《寄正宪男手墨二卷》)，并将致良知称为"千古圣圣相传的一点真血骨""圣门正法眼藏"(《年谱二》)。确实，教人成圣乃是儒学的目的之一，从孔孟到朱陆，这乃是一以贯之的。王阳明的"致良知"，是对儒学这种成圣传统的继承和发展。

"人皆可以为尧舜"是儒家"成圣"的一个前提，王阳明以人人都具有良知的方式论证了这一前提：

> 心之良知是谓圣。圣人之学，惟是致此良知而已。自然而致之者，圣人也；勉然而致之者，贤人也；自蔽自昧而不肯致之者，愚不肖者也。愚不肖者，虽其蔽昧之极，良知又未尝不存也。苟能致之，即与圣人无异矣。此良知所以为圣愚之同具，而人皆可以为尧舜者，以此也。是故致良知之外无学矣。(《书魏师孟卷》)

既然良知是每个人都具有的，也就意味着每个人都具有成为圣人的潜质。而之所以有圣愚的区别，就在于能否真正做到"致良知"。

《大学》对修身途径的解释是：格物、致知、诚意、正心，最终的落实则在于格物。朱熹说："格，至也。物，犹事也。穷至事物之理，欲其极处无不到也。"因此，在朱熹看来，修身必须先从格物做起。王阳明则不同意，他说：

> 天下之物如何格得？且谓一草一木亦有理，今如何去格？纵格得草木来，如何反来诚得自家意？我解格作正字义，物做事字义。(《传习录·下》)

王阳明认为朱熹的格物说有两个缺点：一是过于繁琐，难以获得知识；二是即使获得了知识，又如何由知识进到意诚？归根到底，就是朱熹"析心与理为二"。王阳明反对朱熹的说法，但又不能违背《大学》，因此他将"格"解为正，"格者，正也，正其不正以归于正之谓也"(《大学问》)。将物解为事，格物就是正事。而要做到正事，就需要一个"正"的标准，在王阳明看来，这个标准就是心，也就是朱熹所说的理：

格物，如孟子"大人格君心"之"格"，是去其心之不正，以全其本体之正。但意念所在，即要去其不正以全其正，即无时无处不是存天理，即是穷理。(《传习录·上》)

这样，就是要用我之心去正天下之事。因为心即理，心本身是纯善的，当然可以作为正事的标准。

将格物解释为正事，那么致知也就不再是朱熹所说的获取知识，而是要把心中所固有的天理推广出去。这个天理，就是良知，致知也就是致良知。在这里，王阳明用"致良知"重新解释了"格物致知"，解决了朱熹的"析心与理为二"的问题。

这样，儒家的修身之道，就被王阳明发展成为"致良知"。"知善知恶是良知，为善去恶是格物"。致良知的过程，就是为善去恶的过程，当然也就是成圣的过程。按照良知的要求去做，最终就会成为圣人。

总之，在天人关系问题上，王阳明也是承认天人一气和天人一理的。他与朱熹的不同，只是认为心就是理，因此要实现天人一体，就要求诸自己的内心，通过"致良知"去实现。

六、王夫之：天人异形离质，所继者惟道

（一）虚空皆气：气本论的重新确立

张载作为理学的开创者，建立了太虚即气的本体论。王夫之推崇张载，他认为："张子之学，上承孔孟之志，下救来兹之失，如皎日丽天，无幽不烛，圣人复起，未能有易焉者也。"(《张子正蒙注·绪论》)一部《张子正蒙注》，就是其对张载的理论进行重新诠释的成果。然而，经过理学数百年的发展，王夫之所确立的气本论与张载的虚气本体论已经有了本质的不同。

张载的本体论是以太虚即气作为本体的，气与神或太虚是同一

存在，都具有本体意义。王夫之则受理学理气关系的影响，将太虚或神看作气的属性。例如，张载认为："散殊而可象为气，清通而不可象为神。"在这里，神与气并没有主次之分。而王夫之的解释是："太和之中，有气有神，神者非他，二气清通之理也。"（《张子正蒙注·太和篇》）从表面上看，王夫之也承认太和之中有气有神，但在二者的关系上，神成为了气的一种属性。张载与王夫之在虚气关系上的差异，以下引文最能体现：

> 知虚空即气，则有无、隐显、神化性命，通一无二，顾聚散、出入、形不形，能推本所从来，则深于易者也。（《正蒙·太和篇》）

王夫之对这段话的注释是：

> 虚空者，气之量；气弥沦无涯而希微不形，则人见虚空而不见气。凡虚空皆气也，聚则显，显则人谓之有，散则隐，隐则人谓之无。神化者，气之聚散不测之妙，然而有迹可见；性命者，气之健顺有常之理，主持神化而寓于神化之中，无迹可见。若其实，则理在气中，气无非理，气在空中，空无非气，通一而无二者也。其聚而出为人物则形，散而入于太虚则不形，抑必有所从来。盖阴阳者气之二体，动静者气之二几，体同而用异则相感而动，动而成象则静，动静之几，聚散、出入、形不形之从来也。（《张子正蒙注·太和篇》）

张载所说的虚空即气，气与虚是并列的。而王夫之的虚空皆气，则将虚看作气的一种属性，使虚从属于气。可以说，王夫之消解了张载的太虚本体，而只将气作为本体。在王夫之看来，气是唯一的实体，"气外无物"，宇宙万物都是由气所构成，而且，作为本体的气还是没有生灭的。王夫之说：

> 散而归于太虚，复气絪缊之本体，非消灭也。聚而为庶物之生，自絪缊之常性，非幻成也。（《张子正蒙注·太和篇》）

> 车薪之火，一烈已尽，而为焰，为烟，为烬，木者仍归木，水者仍归水，土者仍归土，特希微而人不见尔。一甑之炊，湿热之气，蓬蓬勃勃，必有所归；若盦盖严密，则郁而不散。汞见火则飞，不知何往，

> 而究归于地。有形者且然，况其细缊不可象者乎！（《张子正蒙注·太和篇》）

在王夫之看来，气细缊变化，聚而成形，并非佛教所说的"幻化"；散入太虚而无形，也并非程颐所说的"凡物之散，其气遂尽"。也就是说，气是真实的存在，而且是没有生灭的。说气散"非消灭"，气聚"非幻成"，显然是从超越层面而言的，赋予了气以普遍而永恒的含义。因此，气就具有了本体意义。

（二）性日生日成

从宋代新儒学诞生以来，人性问题就和气不可分割。不论是张载还是二程、朱熹、王阳明等，都需要从气来说明性。一般认为，在气聚成人之时，气中之理或气中之灵凝聚成了人性。对此，王夫之说："性是二气五行妙合凝结以生底物事。"（《读四书大全说·大学·圣经》）"言心言性，言天言理，俱必在气上说，若无气处则俱无也。"（《读四书大全说·孟子·尽心上》）在王夫之看来，性是气的产物，是"实有其当然者"（《读四书大全说·孟子·尽心上》）。但是，不能把气当作性，也不能将性与气看作两样东西。性与气的关系是"性以纪气，而与气为体（可云气与性为体，即可云性与气为体）"（《读四书大全说·论语·阳货篇》）。王夫之在这里所说的气，乃是本体之气，是纯善的。当气凝结成人物时，所形成的性也应该是善的。那么，为什么又会有人物之别呢？在这个问题上，王夫之实际上是主张气质之性的。他说：

> 《中庸》曰"天命之谓性"，为人言而物在其中，则谓统人物而言之可也。又曰"率性之谓道"，则专乎人而不兼乎物矣。物不可谓无性，而不可谓有道，道者人物之辨，所谓人之所以异于禽兽也。故孟子曰"人无有不善"，专乎人而言之，善而后谓之道；泛言性，则犬之性，牛之性，其不相类久矣。尽物之

性者，尽物之理而已。虎狼噬人以饲其子，而谓尽父子之道，亦率虎狼之性为得其道而可哉？禽兽，无道者也；草木，无性者也；唯命，则天无心无择之良能，因材而笃，物得与人而共者也。(《张子正蒙注·诚明篇》)

王夫之认为，命是有形之物都具有的，性是人与禽兽共同具有的，只有道才是人所独有的。既然人物都具有性，为什么人物之性又不相同呢？王夫之认为，这是人物在受气成形，"妙合凝结"之后所产生的不同。他说："天不能无生，生则必因于变合，变合而不善或成。"(《读四书大全说·孟子·告子上》)这就是说，尽管气本善，但当气聚成形之时，就产生了不善。这和张载对气质之性的解释是相同的。此外，王夫之还从天道自然观出发，将不善归结为"造化无心"。他说："为变为合，因于造物之无心。"(《读四书大全说·孟子·告子上》)"造化无心，而其生又广，则凝合之际，质固不能皆良。"(《读四书大全说·论语·阳货篇》)这就是说，尽管气是纯善的，但由于上天生物是无心的，或者说气在变合为物的过程中是无意识的，而且由于所生之物又很多，因此就不能保证所生之物都是纯善的，这样，就出现了不善之性。而且，人和禽兽在才质上的差别，也会造成人性与物性的不同。"天无无理之气，而人以其才质之善，异于禽兽之但能承其知觉运动之气，尤异于草木之但能承其生长收藏之气"(《读四书大全说·孟子·告子上》)。这就是"承气"上的不同。可见，王夫之将人物之别的原因归结为才质的不同。

对于人性的不同，王夫之同样认为是"质"的不同造成的。这是对张载和朱熹气质之性的发展。张载只是指出恶的出现是由于气聚合成形质，而对于为什么成形以后就会出现恶，张载则没有探讨。朱熹则将恶归因于气的清浊，尽管解决了恶的来源，但却将气降到了形而下，成为与质同等的东西。或者说，没有区分气与质的不同。王夫之既坚持了气的本体性，又用质的不同来说明恶的来源。他说：

以愚言之，则性之本一，而究以成乎相近而不尽一者，大端在质而不在气。盖质，一成者也；气，日生者也。一成，则难乎变；日生，而乍息而乍消矣。(《读四书大全说·论语·阳货篇》)

这就是说，性本来是一样的，现实中的人性相近而不同的原因在于质而不在于气。因为质是"一成"因而很难改变，而气是"日生"因而容易变化。因此，一个人的善恶，主要归因于质而不是气。

虽然质很难改变，但由于质是由气建立的，因此要改变质，就只能借助于气。"气，日生者也，则不为质分过，而能为功于质。且质之所建立者，固气矣。气可建立之，则亦操其张弛经纬之权矣。气日生，故性亦日生(生者气中之理)。性本气之理而即存乎气，故言性必言气而始得其藏"(《读四书大全说·论语·阳货篇》)。尽管质的建立与气有关，但气却不为质的好坏负责，而且能有功于质。因为既然气可建立质，就能操纵质。由于气每天都在产生，因此性也每天都在产生，气质之性也就每天都在改变。这就是性日生日成。而要改变气质之性，气就必须借助于习的作用：

乃其所以移之者，不可于质见功。质，凝滞而不应乎心者也。故唯移气，斯以移体。其能于体而致其移养之所移者，肌肉、荣魄而已矣，则又体之贱者也。体移，则气得其理，而体之移也以气。乃所以养其气而使为功者何恃乎？此人之能也，则习是也。是故气随习易，而习且与性成也。

质者，性之府也；性者，气之纪也；气者，质之充而习之所能御者也。然则气效于习，以生化乎质，而与性为体，故可言气质中之性；而非本然之性以外，别有一气质之性也。(《读四书大全说·论语·阳货篇》)

能改变气质之性的，只能是气。能够养气而使气为功于质，是人之能，也就是人的习惯、习行等。习能御气，气效于习，因此，通过习来养气从而改变气质之性，是王夫之的进修之术。因此说，"习与性成者，习成而性与成也"（《尚书引义·太甲二》）。

习与性成，与性日生日成是一致的。从天命一面来看，天命人以性，并不是在人初生时就一次赋予人，而是天天命之。因为人与气的交流，并不是当气聚成人时就完成了，而是人的一生都在与气进行交换，因此说性日生。同时，人的后天之性的形成也与人自己有关，人通过养成良好的习惯，注重养气，改变形质，从而改变气质之性，这就是习与性成，也就是性日成。

当然，习与性成，既可以成性之善，也可以成性之恶。这是因为接受气的人本身就有差异：

> 然则饮食起居，见闻言动，所以斟酌饱满于建顺五常之正者，奚不日以成性之善；而其鲁莽灭裂，以得二殊五实之驳者，奚不日以成性之恶哉？（《尚书引义·太甲二》）

因此，从人性的实然状态来说，性有善恶。但是从本然状态来看，由于人性是天之所命，因此无有不善。可见，王夫之也是主张天命之性和气质之性的。而他的贡献则在于，提出了"性日生而日成"的道理。因此他说：

> 故专言性，则三品、性恶之说兴；溯言善，则天人合一之理得；概言道，则无善无恶、无性之妄又熺矣。（《周易外传·系辞上传》）

这是说，性三品、性恶说是离开了天道专言人性的实然状态；性善说，是从源头上来说的，是性的本然状态；无善无恶说则是离开了人来讲天道的。这些说法，都以为人性一旦形成就不会改变，因而都不懂得性日生日成的道理。

（三）天人异形离质，所继者惟道

和以往的哲学家一样，王夫之同样认为天就是我们头顶上这片"气"。他说：

> 张子云："由气化，有道之名。"而朱子释之曰："一阴一阳之谓道，

气之化也。"《周易》阴阳二字是说气，著两"一"字方是说化，故朱子曰："一阴而又一阳，一阳而又一阴者，气之化也。"由气之化，则有道之名，然则其云"由太虚，有天之名"者，即以气之不倚于化者言也。气不倚于化，元只气，故天即以气言，道即以天之化言，固不得谓离乎气而有天也。（《读四书大全说·孟子·告子上》）

王夫之以张载和朱熹的话来证明，《周易》中所说的阴阳就是针对气而言的。通过气之化，才有了道之名。因而，气是第一性的，道只是气生化的规律，因而是第二性的。而且，气并不倚赖于化，从本体而言，只有气。因此，天是就气而言的，道说的是天或气的生化。所以，不能离开气而谈天，这是从本体而言的。对于理学中的心、性、理与天的关系，王夫之说：

程子统心、性、天于一理，于以破异端妄以在人之几为心性而以"未始有"为天者，则正也。若其精思而实得之，极深研几而显示之，则横渠之说尤为著名。盖言心言性，言天言理，俱必在气上说，若无气处则俱无也。（《读四书大全说·孟子·告子上》）

程子为辟佛老，将心、性、天统一于理，这是对的。但真正对这个问题理解深入的是张载。因为心、性、天、理，都必须落实于气，离开了气，就什么也谈不上。因此，说到底，天还是气。但天又不仅仅是气，因为气仅仅是从形体而言天的，天还有其他的性质。二程就曾说过："以形体言之谓之天，以主宰言之谓之帝，以功用言之谓之鬼神，以妙用言之谓之神，以性情言之谓之乾。"（《二程遗书》卷二十二上）对此，王夫之也是认同的，只是他将心、性、天、理统一于气而已。他说：

乃从其本而言之，秉五行、三正之纪者，天也；妙五行、

三正之化者，鬼神也。忘乎天而天绝之，忽鬼神而鬼神怨恫之，则五行
之害气昌，三正之和气斁。(《尚书引义·甘誓》)

也就是说，天和鬼神是从不同的角度而言的，天是秉五行三正之纪，鬼
神是妙五行三正之化。对于天和鬼神，都不能忽视，否则就会带来灾难。他
还说：

呜呼！莫威匪天也，莫显匪鬼神也。天之化隐，而鬼神之妖兴。愚
者以孤虚、生克窜三正之显道；妄者以狐祥、物魅擅五气之精英。慧者
厌弃之，则又谓天壤无鬼神，五行皆形气之粗，三正抑算术之技，恃气
而陵轹焉。(《尚书引义·甘誓》)

愚者用方术之类代替天行的原则，妄者将鬼怪当作五气的精华，慧者对
此不认同。但又说没有鬼神的存在，把五行当作形器之粗，把历法当作数学
技巧，这种以气来抹杀鬼神的做法也是不对的。在王夫之看来，五行不仅仅
是形器之粗，而且与鬼神不可分割，因为"神之存于精气者，独立于天地之
间，而与天通理"(《礼记章句·祭法》)。因此，王夫之所说的天，既是气，
即自然之天，同时也是神，即主宰之天。

在天与人的关系上，王夫之提出了"天与人异形离质，而所继者惟道"
的主张。他说：

天降之衷，人修之道。在天有阴阳，在人有仁义；在天有五辰，在
人有五官。形异质离，不可强而合焉。所谓肖子者安能父步亦步，父趋
亦趋哉？父与子异形离质，而所继者惟志，天与人异形离质，而所继者
惟道也。(《尚书引义·皋陶谟》)

很显然，王夫之此说是反对董仲舒的天人相副说的，认为简单的比类并
不能真正说明天人之间的关系。在他看来，天和人无论是形还是质，都是不
同的，因此不能强行合一。但是天与人之间也是有联系的，这就是道。

王夫之认为，性是人物都具有的，只有道，才是人和禽兽的区别，也是
天和人的联系之所在。他说："圣人尽人道而合天德，合天德者健以存生之

理，尽人道者动以顺生之几。"这就是王夫之的天人合一。

总之，王夫之重新确立了中国哲学中的气本论，将气作为世界的本原，而将"虚"作为气的属性，是对张载虚气本体论的发展。承认气的本体地位，就是承认天人一气。王夫之尽管认为人物之性不同，但他却用"道"将天人相联系。"性日生日成"的提出，仍然承认人性的实然状态与本然状态的区别，认为人要通过自身的进修，最终达到天人一体的境界。因此，王夫之的天人关系理论，是在气本论基础上对张载的复归，也是对张载的发展。

七、理学之"理"与医学之"理"

宋明时期，中国哲学在天人关系上的重大贡献就是天人合一的提出及发展。天人合一主要包括两个方面的内容：一是天人一气，二是天人同性或天人一理。

天人合一的提出，首先是建立在张载的虚气本体论的基础之上的。即使后来二程、朱熹提出了理是世界的本原，但理仍然是离不开气的，需要以气为载体。在医学领域，这种关系则表现为在五运六气说的基础上提出医学之理的问题。

例如，宋代王衮就说："天地之间，运行而生成者，非五行乎？人禀五行之秀而生，故具之以形，禀之于气也。其在天，则四时六气运乎外，一失其道，则为灾为沴焉；其在人，则五味七情攻乎内，一失其理，则为疾为疹焉。"（《博济方·自序》）天人都是由气构成，气的运行有一定的规律。如果气的运行违背了这种规律，在自然界就表现为灾荒，在人身上则表现为疾病。因此，研究气的运行规律，对于治病来说，就显得尤为重要。

宋代又是理学的时代，理学家把原本属于气的运行条理之"理"上升到了本体的高度，而在医学界，则将探究医理作为行医的最高准则。由于天人一理，理只有一个，因此对于医学家来说，同样要懂得天理。例如沈括就认为："五运六气，冬寒夏暑，旸雨电雹，鬼灵魔蛊，甘苦寒温之节，后先胜复之用，此天理也。"（《沈括良方·原序》）懂得天理，是治病的必要条件。北宋的《圣济经》也明确指出："物具一性，性具一理。其常也，资是以为食；其病也，审此以为治。在人在物，初无彼此，随证致用，皆有成理，故气相同则相求。"（《圣济经》卷六）因此说，医生治病，必须通理，否则就是庸医。

医学之理的发展，为理学的发展提供了材料，奠定了基础。例如，朱熹在讲到理的时候，就讲到附子、大黄都有理，但附子有附子之理，大黄有大黄之理。"大黄不可为附子，附子不可为大黄"（《朱子语类》卷四）。王阳明在说明天人一气，可以在良知上相通时，所举的例子就是药石之所以能够治病，就是因为它和人同此一气。可以说，医理的发展，为哲学的发展提供了丰富的材料。反过来，当哲学将"理"作为普遍准则之后，又为医学的发展提供了方法论的指导，成为医学家的不懈追求。

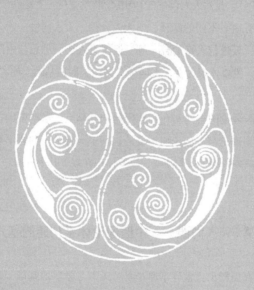

第二章　天人合一与中医理论的构建

　　探究天人关系一直是中国古代哲学发展的主线。"究天人之际，通古今之变"（《汉书·司马迁传》），是历代思想家赋予自己的神圣使命。在中国古代天人学说的发展历程中，天人合一的思想一直占据主导地位，季羡林先生从天人关系角度划分中西哲学的不同性质，就将中国传统哲学归纳为"天人合一"，将西方古典文化归纳为"天人相分"[1]。虽然天人合一在中国传统哲学中是一个复杂的命题，现代学者也有诸多不同的阐释，如天人合德、天人同性、天人一理、天人一气、天道与人事的合一等，但就天人合一思想与中医学术的关系而言，主要体现为在天人同源、同构、同道基础上的"天人相参"关系。

　　中医理论的构建是在实践经验的基础上，借助中国古代的哲学思想作为理论与方法论而形成的，其中天人合一的哲学观，深刻影响了中医理论的发生与演变，主要体现在以下几个方面。

第一节　天人同源——中医理论体系构建的基元

　　李存山指出：世界本原论是"天人之学"的基础，是中国传统哲学"推天道以明人事"的逻辑起点[2]。中国哲学世界本原论的大宗、主流无疑是气一元论。古人认为气是构成天地万物的基本质料，以精微无形、连续无间的状态存在，它运动不息，不生不灭，是自然万物相互作用的中介。由此以气为基础，形成了一幅物质的、运动的、连续的、浑沦一体的宇宙图像。

---

［1］季羡林.传统文化能否再写辉煌［N］.人民日报，1994-12-06.

［2］李存山.中国传统哲学纲要［M］.北京：中国社会科学出版社，2008：68.

一、气是构成天地万物的质料

（一）中国古代哲学的认识

在中国哲学发展史上，气由文字概念上升为哲学范畴，并且逐步丰富和深化发展，经历了漫长的发展过程。据考证，在殷周甲骨文和青铜器铭文中，气字已经出现，其原始意义是烟气、蒸气、云气、雾气、风气、呼吸之气等气体状态的物质。早在西周末年，人们已经用天地阴阳二气的失序来解释地震现象，《国语·周语上》说："夫天地之气，不失其序；若过其序，民乱之也。阳伏而不能出，阴迫而不能蒸，于是有地震。"春秋时期，人们开始用气的观点来解释各种自然现象和社会现象。《左传·昭公元年》载医和说："天有六气，降生五味，发为五色，徵为五声，淫生六疾。六气曰阴、阳、风、雨、晦、明也。分为四时，序为五节，过则为灾。"不仅以六气的观点说明疾病的成因，而且用以解释四时、五节、五味、五声等多种自然现象的原因。《左传》昭公二十五年还用六气的观点说明"礼"和"情"的产生，认为礼是根据天地之性、六气之化、五行之变而制定，而"民有好恶喜怒哀乐，生于六气"。此时，以气的观点说明人体生命活动则更为普遍，《国语·鲁语上》首载"血气"一词，认为血气是决定人的健康状况和寿命长短的重要因素，"若血气强固，将寿宠得没"。《左传·昭公元年》载，晋平公有疾，卜人说是鬼神作祟，而子产却说："若君身则亦出入、饮食、哀乐之事也，山川星辰之神又何为焉……君子有四时，朝以听政，昼以访问，夕以修令，夜以安身，于是乎节宣其气，勿使有所壅闭湫底，以露其体，兹心不爽，而昏乱百度。今无乃壹之，则生疾矣。"在这里，子产不仅认为气的调畅与否决定着人体的健康与疾病，而且提出了顺时以调气的重要思想。另外，《国语》还提出了"五味实气"，气与人的道德修养有关的命题，讨论了饮食－血气－道德间的关系。上述思想可谓中国古代世界本原论之先导。

老子以道为其哲学的最高范畴，提出了中国哲学史上第一个宇宙生成体系，即"道生一，一生二，二生三，三生万物。万物负阴而抱阳，冲气以为和"(《老子·四十二章》)。这就是说，作为宇宙终极本原的道，首先产生出混沌未分的一元之气，进而生成天地阴阳之气，再由天地阴阳二气交合而产生出冲气，阴气、阳气、冲气的和合而派生出宇宙万物。老子在道的框架内引进了气的概念，把气看成是道生万物的物质材料，是由道向宇宙万物转化与过渡的中间环节，在中国哲学史上第一次明确提出了以气为化生万物的元素的思想。《易传》继承了老子宇宙生成的思想，认为天地阴阳二气交感产生万物，《系辞传》云："易有太极，是生两仪。""天地絪缊，万物化醇；男女构精，万物化生。"但《易传》取消了老子"一生二"之前的"道生一"，从而奠定了中国古代气一元论思想体系的雏形。同时，作为对阴阳相感思想的补充，《易传》还提出了"同气相求"(《乾卦·文言传》)的思想。庄子从本体论的角度首先提出了气的聚散学说，认为气是构成宇宙万物及人类的共同的本始物质，气凝聚而人物成，气消散而人物死，"故曰：通天下一气耳"(《庄子·知北游》)。但气不是简单的"一"，而具有阴阳属性，分为阴阳二气，故《庄子·则阳》说："阴阳者，气之大者也。"宇宙万物即产生于阴阳二气的"交通成和"。从气本体论出发，庄子又以气的聚散来说明人的生死，指出："人之生也，气之聚也，聚则为生，散则为死。"(《庄子·知北游》)人的生死过程如同自然界的四时运行一样，都是气的自化过程。在气的运行过程中，只有当人体内的阴阳二气"交通成和"，经常流通，使身体处于有序而和谐的状态，人才能保持健康；如果流通于人体的"阴阳之气有沴"(《大宗师》)，或是"阴阳错行"，或外界"邪气袭"，使人体之气与外界失去平衡、和谐，造成体内之气紊乱，就会导致人发生各种疾病。在老庄思想中，道是作为宇宙万物终极根源的最高哲学范畴，属于形而上的层次；气只是一种构成万物始基的物质材料的自然哲学范畴，属于形而下的层次。

稷下学派在《管子·内业》等篇中，对老庄的"道"进行了改造，将原本抽象玄虚的道创造性地转化为气或精气。精气即精微而又能变化之气，如《心术下》说："一气能变曰精。"《内业》云："精也者，气之精者也。"并进而指出："凡物之生，化[1]则为生：下生五谷，上为列星；流于天地之间，谓之鬼神；藏于胸中，谓之圣人。"明确提出了精气为化生宇宙万物的元素和本原的思想。荀子进一步发展了气范畴，提出天地万物皆有气，第一个用气的观点阐明了整个物质世界的统一性；认为天地万物的生灭变化，是阴阳之气的交感运动形成的，所谓"天地合而万物生，阴阳接而变化起"（《荀子·天论》）；并提出了顺从阴阳之气的变化来修养身心的治气养心之术。

西汉《淮南子》论述宇宙的演化时，也以气作为万物构成的质料。其中《天文训》说："道始于虚霩，虚霩生宇宙，宇宙生气，气有涯垠。清阳者薄靡为天，重浊者凝滞而为地……天地之袭精为阴阳，阴阳之专精为四时，四时之散精为万物。积阳之热气生火，火气之精者为日；积阴之寒气为水，水气之精者为月；日月之淫气精者为星辰。""天之偏气，怒者为风，地之含气，和者为雨。阴阳相薄，感而为雷，激而为霆，乱而为雾，阳气胜则散而为雨露，阴气胜则凝而为霜雪。"《精神训》并指出："烦气为虫，精气为人。"可见，《淮南子》认为，天地、日月、星辰、风雨、雷电、霜雪、水火、动物及人，都是由气所构成。而且，《淮南子·天文训》还将老子的宇宙生成模式"道生一，一生二，二生三，三生万物"转化为"道曰规，始于一，一而不生，故分为阴阳，阴阳合而万物生"。这里"道曰规"可理解为对本根意义上"道"的循环往复运动规律的把握[2]。"道曰规，始于一"与"道始于虚霩"说明，从宇宙生成论的本原意义说，道气是不二的，道是气中之道，气是道中之气，无形、无象、大而混一却是万物之源，此是它们的共同特征，而气是形成万物的载体，道是万物形成的动力和规律。如此，《淮南

[1] 化：原作"此"，据张佩伦《管子学》改。
[2] 王巧慧.淮南子的自然哲学思想[M].北京：科学出版社，2009：125.

子》将《老子》《庄子》《管子》等关于道与气关系的观点与阴阳家的思想融合，不仅将道落实为气，更重要的是将道在运动中所具有的生化万物的动力机制和生成态势开显出来，从而使宇宙创生有了逻辑展开的可能，并走出抽象思辨的层面而具有科学假说的内涵[1]。

另外，《淮南子·坠形训》还认识到由于所受"精气"之差异，人类则表现出寿夭强弱、圣凡愚智的差别，所谓"土地各以其类生，是故山气多男，泽气多女；障气多喑，风气多聋；林气多癃，木气多伛；岸下气多肿，石气多力；险阻气多瘿，暑气多夭，寒气多寿；谷气多痹，丘气多狂；衍气多仁，陵气多贪；轻土多利，重土多迟；清水音小，浊水音大；湍水人轻，迟水人重。中土多圣人，皆象其气，皆应其类"。

（二）中医学的相关认识

《黄帝内经》（以下简称《内经》）的成编，标志着中医理论体系的确立。而《内经》继承和发展了先秦气论思想，不仅用气来解释天、地、人的构成和运动变化，更重要的是通过气的生成、运行、变化来阐释人体的生理、病理，以及对疾病的诊断、治疗和养生等，形成了以气概念为核心的理论体系。先秦气论思想促进了《内经》理论的构建，而《内经》气论思想又极大地丰富了中国传统气论哲学。

1.《内经》中气的分类

《内经》中有关气的记载非常丰富，162篇中气字出现了3000余次，几乎每一篇都涉及气或气论思想。对《内经》中气的分类问题，各家看法也很不一致，大致可以划分为以下几类。

第一，自然之气。即自然气态物质，包括大气、云气、风气、湿气等，《内经》论述最多的为四时自然之气，又可分为几类，有

《素问·四气调神大论》《素问·四时刺逆从论》《灵枢·顺气一日分为四时》等篇所言的春气、夏气、秋气、冬气的四时之气，如《灵枢·五乱》所说："四时者，春秋冬夏，其气各异。"也有《素问》七篇大论所论的木火土金水五运之气和风热暑湿燥寒六气。如《素问·六元正纪大论》云："先立其年以明其气，金木水火土运行之数，寒暑燥湿风火临御之化，则天道可见。"张介宾注谓："先立其年，如甲子乙丑之类是也，年辰立则岁气可明。"

四时自然之气与人体五脏相通应，调顺时可称为正气，逆乱时则称为邪气，如《灵枢·刺节真邪》说："正气者，正风也……邪气者，虚风之贼伤人也。"《素问·至真要大论》亦指出："百病之生也，皆生于风寒暑湿燥火，以之化之变也。"对自然之气的称谓，《内经》尚有天气、地气、大气、雨气、雷气、谷气、水气及苍、赤、黄、白、黑五色之气等不同的名称，一年之中分为二十四节气，也简称为气，如《素问·六节藏象论》说："五日谓之候，三候谓之气，六气谓之时，四时谓之岁。"由此气也指称阴阳消长所呈现出的自然界寒热气象，如《素问·至真要大论》说："气至之谓至，气分之谓分。至则气同，分则气异。"张介宾注谓："分者，半也，谓阴阳气数，中分于此也。故以刻数之多寡言，则此时昼夜各得五十刻，是为昼夜百刻之中分。以阴阳之寒暄言，则春分前寒而后热，秋分前热而后寒，是为阴阳寒热之中分……至者，极也，言阴阳气数消长之极也。故以刻数言，则夏至昼长五十九刻，夜长四十一刻；冬至昼长四十一刻，夜长五十九刻，是为昼夜长短之至极。以阴阳之寒暄言，则冬至阴极而阳生，夏至阳极而阴生，是为阴阳寒热之至极。"

第二，本原之气。气构成宇宙万物的实在本原，也是构成人类形体与化生精神的实在元素。本原之气分化为阴阳之气（天地之气），阴阳中和之气化生为自然界万物。《素问·六节藏象论》云："气合而有形，因变以正名。"吴崑注云："气合而有形，谓阴阳二气交合，而生万物之有形者也。"《素问·至真要大论》曰："天地合气，六节分而万物化生矣。"《素问·天元纪大论》则指出："在天为气，在地成形，形气相感而万物化生矣。"并引《太始天元册》文，用气一元论的观点阐述了宇宙万物的演化："太虚寥廓，肇基化元，万物资始，五运终天，布气真灵，总统坤元，九星悬朗，七曜周旋，曰阴曰阳，曰柔曰刚，幽显既位，寒暑弛张，生生化化，品物咸章。"认为宇空中充满着具有生化能力的元气，宇宙万物皆由此元气所化生。《素问·宝命全形论》指出："夫人生于地，悬命于天，天地合气，命之曰人。"《难经·八难》说："气者，身之根本也。"肯定了人和万物一样，都是天地自然之气合乎规律的产物。从哲学的角度而言，组成人体的各种基本的细微物质都属于气，人的形体充满着气，其生长壮老已，健康与疾病，皆本于气，诚如《医权初编》所说："人之生死，全赖乎气。气聚则生，气壮则康，气衰则弱，气散则死。"不仅人的形体由气而成，人的精神意识思维活动也是由机体所产生的一种特殊的气的活动，所谓"气者，精神之根蒂也"（《脾胃论》卷下）。当然，人有意识思维活动而不同于万物，"天覆地载，万物悉备，莫贵于人"（《素问·宝命全形论》），人是"天地之镇"（《灵枢·玉版》）。所以，构成人的气是气中更为精粹的部分，故《淮南子·天文训》曰："烦气为虫，精气为人。"

《内经》天地合气生成万物的思想，不仅说明了生命和自然环境产生的物质同源性，还说明了生命形成的过程和进化规律。现代科学也得出了类似的结论。即生命是由天地之中无生命的小分子物质在一定条件和一定时空内演化而来的。原始大气中的氢、碳、氧、氮这些无机小分子在放电条件下生成甲醛、氨基酸等有机物。这些小分子有机物及自然环境中的电、磁、荷载能量的信息流可认为是"在天为气"。当其中的有机物落入海洋中，在还原、高温、无腐败条件下转变为糖、蛋白质、核酸并不断积累，形成能分裂的类细胞样小球及其他形形色色的有形物质，此可认为是"在地成形"。现代研究结果表明，当生命开始形成时，生物系统元素的分布是地球化学组成的一张图片或复制品。可见生命的基本物质来源于宇宙。在生命体的演化过程中，自然环境的影响是十分重要的。如蛋白质、核酸等生物大分子的构象不仅是螺旋状，而且基本是逆时针旋转。无独有偶，太阳系中各行星围绕太阳转动的方向，如从北极星俯望太阳系，也是逆时针方向运动，各行星自转的方向除金星外也都是逆时针方向。可以推测，在生命形成过程中，太阳将其强大的磁场作用于地球，地球由于自转和公转，使地磁场方向扭转为螺旋状。生物大分子在形成过程中，受地磁力影响而构象成为逆时针螺旋状。这些光、电、磁及其他荷载能量的信息流和类细胞互相作用形成生命体，可认为是"形气相感，而化生万物矣"的一种形式。作为在自然环境这个大系统中产生、进化的子系统——生命体无不打上自然的烙印，处处蕴藏自然环境的信息。

另外，对气生化万物的动力机制，后世医家有更为明确的认识，如张介宾《类经附翼·医易义》明确指出："乃知天地之道，以阴阳二气而造化万物；人生之理，以阴阳二气而长养百骸。"从哲学意义上论证了阴阳二气的交感和合是精气化生天地万物包括人类的内在动力、本质和规律。

第三，人体之气。即构成人体、维持人体生命活动的物质、能量、信息的总称，也可简称为人气。《内经》对人体之气的认识，是《内经》气论的特点，系统阐述了人体之气的生成、分类、运行、功能及病理变化等。

人体之气由呼吸之气、水谷之气、先天父母之精气融合而成，由肺所主，通过三焦运行全身。作为构成人体和维持人体生命活动的基本物质之一，属于正气之类，具有抗御外邪的作用，故《素问·刺法论》说："正气存内，邪不可干。"《素问·评热病论》云："邪之所凑，其气必虚。"人气并与自然之气相通应，而有年或日节律的变化，如《素问·诊要经终论》说："正月、二月，天气始方，地气始发，人气在肝……十一月、十二月，冰复，地气合，人气在肾。"人体生命之气随其性质，有阳气、阴气之分；随其转化，有宗气、营气、卫气、经气之别；随其功能活动，有胃气、心气、肝气、肾气、肺气、脾气、脏腑之气之名；随其部位分布，有头气、胸气、腹气、胫气、上气、中气、下气之称；随其形态，又有精、气、津、液、血、脉的不同。另外,《灵枢·口问》还有上中下三气之论:"上气不足,脑为之不满,耳为之苦鸣,头为之苦倾,目为之眩;中气不足,溲便为之变,肠为之苦鸣;下气不足,则为痿厥心悗。"在《内经》中,人体精气的含义主要有三:一是指肾精,如《素问·上古天真论》说:"丈夫……二八肾气盛,天癸至,精气溢泻。"二指水谷精微,如《素问·经脉别论》说:"饮入于胃,游溢精气,上输于脾。"三指人体正气,如《素问·通评虚实论》说:"邪气盛则实,精气夺则虚。"

第四,药食之气。饮食药物各有不同的性味,也有不同之气。饮食之气又称为谷气或水谷之气,如《素问·调经论》说:"形气衰少,谷气不盛。"《素问·太阴阳明论》指出"四肢不得禀水谷气"而导致痿证。药物性用不同,其气各异,《素问·阴阳应象大论》指出:"气厚者为阳,薄为阳之阴……气薄则发泄,厚则发热。"《素问·腹中论》说:"芳草之气美,石药之气悍,二者其气急疾坚劲。"《素问·金匮真言论》尚论述了臊焦香腥腐五气及其与五脏之间的通应关系。另外,药物与食物所具有的寒热温凉四性,也可称为气,如《素问·五常政大论》说:"气寒气凉,治以寒凉,行水渍之;气温气热,治以温热,强其内守。必同其气,可使平也,假者反之。"即寒凉地域的人,腠理致密,易生内热,宜用寒凉性质的药物治疗;温热地域的人,腠理疏松,阳气易泄,故宜用温热性质之品,以固其气。

另外,刘长林提出古代文献中"气"的含义还有符号–关系模型之气[1]。例如,《素问·天元纪大论》:"人有五脏化五气,以生喜怒思忧恐。"《灵枢·五阅五使》说:"五气者,五脏之使也。"中医五脏心肝脾肺肾，不全是功能概念，也有形体器官内涵。五气作为五脏之功能和信息（五脏之使），有些是无形之气的作用，有些则显然通过有形物质实现。中医学将疾病发生的原因也归结于气，如《素问·举痛论》谓："百病生于气。"《灵枢·顺气一日分为四时》说："夫百病之所始生者，必先起于燥湿寒暑风雨，阴阳喜怒，饮食居处，气合而有形，得藏而有名。"《灵枢·百病始生》也说："喜怒不节则伤脏，风雨则伤上，清湿则伤下，三部之气，所伤异类……气有定舍，因处为名。"这种将致病因素统称为"气"，旨在表明病因与人体反映出的功能信息变化的关联关系。这样的"气"概念，实际是在现象层面，为认识事物之间的功能信息关系而建立的符号–关系模型。其功用在于避免考察实际过程，只研究事物之间的对应变化关系，寻找其功能信息的相关性规律，并由此认定事物的性质，在此基础上，再逐渐形成事物整体的功能信息模型。这样的功能信息就人体而言，可反映于人体的面象、舌象、脉象，乃至对针药等的治疗反应等多个方面，如《素问·八正神明论》谓："上工救其萌牙，必先见三部九候之气，尽调不败而救之。"即指脉象信息而言。《灵枢·九针十二原》云："刺之而气至，乃去之，勿复针……刺之要，气至而有效。"则指针刺时的感应信息。

2.《内经》对气化的认识

气化，是指气的运动产生的各种变化的过程。凡是在气的直接作用下或参与下，宇宙万物在形态、性能及表现形式上所出现的各种变化，都是气化的结果。一般认为，气化理论产生于先秦，成熟于两汉，高扬于北宋。《内经》在继承先秦气论思想的基础上，明确提出了气化的概念，并对气化理论进行了深入的阐述。《素问·五常政大论》说："气始而生化，气散而有形，气布而蕃育，气终而象变，其致一也。"即无论动植物的生育繁衍，还是无生命物体的生化聚散，万物的生成、发展和变更，无不本原于气，无不是气的敷布和化散所造成。《素问·六微旨大论》说："气有胜复，胜复之作，有德有化，有用有变。"肯定气本身有克制和反克制的能力，这种能力发挥出来，就显露出事物的性质，使事物发生变化。各种各样的气的克制和反克制的作用，归纳起来就是阴阳二气的对立统一。阴阳二气的相互作用是"变化之父母，生杀之本始"（《素问·阴阳应象大论》），也就是说，气本身的相互作用的功能，是推动一切事物运动变化的根本原因。

《内经》在气化理论的基础上，进一步提出了气和形相互转化的思想。形气转化的学说在《庄子·知北游》中已有较为清晰的表述："昭昭生于冥冥，有伦生于无形。精神生于道，形本生于精，而万物以形相生。"即有鲜明形象和稳定结构的物体生于浑沌之气，有秩序有组织的东西生于无序无伦之气，道产生出精气（"精"）和气化的功能（"神"），精气是有形之物的本体，各种有形之物又产生出另外的有形之物。《内经》进而用阴阳理论说明形气转化的根源，《素问·阴阳应象大论》说："阳化气，阴成形。"张介宾《类经》解释说："阳动而散，故化气；阴静而凝，故成形。"即由于阴阳动静的相互作用，产生出气化成形和形散为气这样两种方向相反的运动过程。《素问·阴阳应象大论》还具体论述了人体形与气、物质与能量的转化，指出："味归形，形归气，气归精，精归化；精食气，形食味，化生精，气生形……精化为气。"《内经》不仅强调"气合而有形"（《素问·六节藏象论》），同时还深入分析了有形器物内部的气化运动，《素问·六微旨大论》指出："出入废则神机化灭，升降息则气立孤危。故非出入，则无以生长壮老已；非升降，则无以生长化收藏。是以升降出入，无器不有。故器者生化之宇，器散则分之，生化息矣。故无不出入，无不升降。"在这里，《内经》提出了气化运动的基本形式是升降出入，认为当气聚形成有形器物之后，气在器的内部仍继续进行着升降出入的运动，沟通和调节系统的各个部分，使系统维系自身的稳定与平衡，同时与外界环境又发生内外出入的联系，并最终使有形物体分解为气。升降出入是一切器物的共性，所不同的不过是"化有大小，期有远近"（《素问·六微旨大论》），即在气化上只有规模大小和时间长短的差异。《内经》用气化观点说明了一切有形器物形成与毁灭的原因，说明了世界上的事物存在着普遍的联系，其形气相互转化的思想，包含着物质从无序（气）转化为有序（形），又从有序转化为无序的宝贵见解，并对其后中国传统哲学气论思想产生了深远的影响。如宋代张载《正蒙·太和》说："太虚不能无气，气不能不聚而为万物，万物不能不散而为太虚。循是出入，是皆不得已而然也。"说明有形是气的聚集的状态，物散则复归于气，而且这种形气的转化是自然而然的过程。张载的思想从本质上看是对《内经》形气学说的发挥。明清之际的王夫之，则沿着从《内经》发端的这一思想脉络，提出了气不生不灭的光辉思想和论证。他指出："虚空者，气之量。气弥沦无涯而希微不形，则人见虚空而不见气。凡虚空皆气也，聚则显，显则人谓之有；散则隐，隐则人谓之无。""聚散变化，而其本体不为之损益。""散而归于太虚，复其絪缊之本体，非消灭也。聚而为众庶之生，自絪缊之常性，非幻成也。"王夫之气不生不灭的思想，可谓是《内经》形气转化理论向前发展的必然结果。

《内经》将气化理论应用到医学领域，认为人体是一个不断地发生着升降出入的气化作用的机体，并以此为指导具体地研究了人体内部气化运动的许多特殊规律。人体内气的升降出入运动，推动和调控着精、气、血、津液的新陈代谢及其与能量的相互转化，推动和调控着各脏腑的功能活动及人体生长壮老已的生命过程。人体通过五脏、六腑呼吸精气，受纳水谷，将其变为人体需要的精、气、血、津液等各种生命物质，沿着经脉敷布周身。经过新陈代谢后的废物和水液则主要通过下焦排出体外。在这一过程中，既有有形物质向气的转化，如食物经脾胃腐熟后化为营气、卫气，又有气向有形物质的转化，如营气在心肺的作用下化而为血液。《内经》认为人体内气化功能失常就出现病变，特别是气的运动发生紊乱或障碍，如气滞、气逆、气陷，就会造成机体内部升降出入的失调。针灸用药的目的也就在于调节体内气的运行，使气化过程恢复正常。这些理论至今对中医临床仍有重要指导意义。

《内经》气化理论涉及哲学和医学两个层面，二者之间尚有较为明显的差异。孙广仁认为，两种不同学科范畴的气化学说所研究的气的内涵、运动形式和导致的结果有异。哲学气化学说中的气，是指宇宙万物化生本原的气，其运动形式主要是升降聚散，结果是导致宇宙万物的生成和变化。中医学气化理论中的气，是指人体之气，它既不是宇宙万物的构成本原，也不是人体各脏腑组织器官的构成本原，而只是推动和调控人体新陈代谢的动力来源，是人体生命过程的维系，其运动形式是升降出入，结果是导致人体内新陈代谢的协调平衡和生命过程的有序发展。古代哲学的气化，是指由天地阴阳之气自身的升降聚散运动而导致有形之物的生成及其与无形之气的相互转化，哲学气化学说作为一种思维方法，促进了中医气化理论的形成，而中医气化学说是在哲学气化学说基础上，比较细致地研究了人体内精、气、血、津液、髓等基本物质的代谢及其与脏腑经络之间的关系后，建立的有关物质与能量的代谢及其上述过程维系机制的理论[1]。

二、气是传递物质相互作用的中介

世界上形形色色、五彩缤纷的事物，虽然都是相对独立的实体，但彼此间并不是孤立的，而是相互联系、相互作用的。在中国古人看来，由于气是天地万物生成的本原，天地万物之间又充斥着无形的气，这种无形之气因具有弥散性和透达性，能够渗入于各种有形物体之中，并与构成有形物体的气进行升降出入、凝聚发散等不停顿的交换活动。因而气也就成了宇宙万物之间相互联系、相互作用的中介性物质，充当着宇宙万物之间各种信息传递的载体。在这种

---

[1] 孙广仁.古代哲学的气化学说与中医学的气化理论 [J].浙江中医学院学报，2001，25（5）：1-4.

自然观的基础上，就形成了自然感应的观念。

所谓感应，即交感相应，是指天地万物之间的相互影响、相互作用。孔颖达《周易正义·乾卦》解释说："感者，动也；应者，报也。皆先者为感，后者为应。""感"表示能使事物产生内在变化的作用，即主动一方的作用；"应"即受外界影响后产生的变化，表示受动一方的反应、响应。感应是自然界存在的普遍现象，早在战国秦汉时期的典籍中，已有不少关于同类事物相互感应的论述，如《周易·文言传》有"同声相应，同气相求"之说；《庄子·渔父》篇有"同类相从，同声相应，固天之理"的说法；《吕氏春秋·召类》篇有"类同相召，气同则合，声比则应"之论。其中的"相应""相求""相从""相召"等，均指事物之间的感应作用。《二程遗书》卷十五指出："天地间只有一个感应而已，更有甚事。"而任何感应现象，都是以气为中介性物质。

（一）以感应观念解释自然现象

古人认为气是自然万物之间相互感应的中介，如阳遂取火、乐器共鸣、磁石吸铁、月之盈亏引起潮汐等，都是通过气的作用。战国时期，我国古人用阳燧聚集日光取火，用方诸夜置户外承接露水，以满足某些特殊需要。对此现象的发生，古人则以自然感应的观念予以解释。《淮南子·天文训》说："物类相动，本标相应，故阳燧见日则然而为火，方诸见月则津而为水。"《淮南子·览冥训》也说："阳燧取火于日，方诸取水于月……引类于太极之上，而水火可立致者，阴阳同气相动也。"东汉魏伯阳在《周易参同契》中解释说："阳燧以取火，非日不生光；方诸非星月，安能得水浆。二气玄且远，感化尚相通。"也就是说，两物相距虽然遥远，但由于宇宙中充满了气，仍能通过气的中介作用发生联系。

我国古人很早就发现了乐器共鸣现象，《庄子·渔父》用"同类相感，同声相应"加以解释，并认为这是"固天之理"，即事物固有道理的表现。其后《吕氏春秋》《淮南子》《春秋繁露》等都接受、沿用了这种观点来解释声音共振现象。如《春秋繁露·同类相动》说："气同则会，声比则应，其验皦然也。试调琴瑟而错之，鼓其宫，则他宫应之；鼓其商，而他商应之。五音比而自鸣，非有神，其数然也。"董仲舒指出，乐器共鸣现象并不神秘，而是同声相应之理所致。宋代周密在《癸辛杂识·续集》卷一中更明确解释为"此气之自然相感之妙"。

对于电磁吸引现象，我国古人很早就有所认识，东汉王充认为，玳瑁拾芥、磁石引针，是由于它们同气相互作用的结果，其他物体不发生这种作用，是由于"气性异殊，不能感动也"（《论衡·乱龙》）。诚如《淮南子·泰族训》所说："万物有以相连，精祲有以相荡也。"明代王夫子在《张子正蒙注·动物》中则概括指出："物各为一物，而神气之往来于虚者，原通一于氤氲之气，故施者不吝施，受者乐得其受，所以同声相应，同气相求，琥珀拾芥，磁石引铁，不知其所以然而感。"明代王廷相在《雅述》卷上则指出："气以虚通，类同则感，譬之磁石引针，隔关潜达。"用气的潜通、暗达来说明电磁感应现象。

月相变化与水生动物、潮汐起落的同步关系，古人很早就有认识。《吕氏春秋·精通》已记载："月也者，群阴之本也。月望则蚌蛤实，群阴盈；月晦则蚌蛤虚，群阴亏。夫月形乎天，而群阴化乎渊。"《淮南子·天文训》也指出："月者，阴之宗也，是以月虚而鱼脑减，月死而蠃蛖膲。"而之所以造成"群阴"类水生动物的生理变化与月相变化同步，乃是因为二者同属阴类，两者以气为中介产生相互感应。诚如《淮南子·说山训》所言："月盛衰于上，则蠃蛖应于下，同气相动，不可以为远。"王充《论衡·偶会》也说："月毁于天，螺消于渊"的原因是"同类通气，性相感动也"。至迟在东汉时期，古人已认识到潮汐起落与月相变化同步。王充《论衡·书虚》已明确指出："涛之起也，随月盛衰，大小满损不齐同。"葛洪《抱朴子内篇》也说："月之精生水，是以月盛满而潮汐大。"由于潮汐升降与月相变化的同步关系，自然使古人把前者的产生原因归之于后者，认为潮汐是月与海水相感应的结果，唐代封演在《封氏闻见记·海潮》中对此有较为明确的解释："虽月有大小，魄有盈亏，而潮常应之，无毫厘之失。月，阴精也，水，阴气也。潜相感通，体于盈缩也。"也是以气的同类相感加以解释。

（二）以感应观念解释人体生命活动

气也是人与自然万物之间相互感应的中介，如《素问·生气通天论》说："夫自古通天者，生之本，本于阴阳。天地之间，六合之内，其气九州、九窍、五脏、十二节，皆通乎天气。"通过气的中介作用，人与天地相通，与宇宙万物息息相应。天地、日月、昼夜、季节、气候变化对人体生理和病理的影响都凭借着气的中介作用而实现，《吕氏春秋·同类相动》举例言："天将阴雨，人之病故（故病）为之先动，是阴相应而起也。天将欲阴雨，又使人欲睡卧者，阴气也。有忧亦使人卧者，是阴相求也；有喜者使人不欲卧者，是阳相索也。"朱熹概括性地指出："人之气与天地之气常相接无间断也"（《朱子语类》卷三）。

《素问·金匮真言论》提出"五脏应四时，各有收受"，张介宾注谓："收受，言同气相求，各有所归也。"人体五脏与四时相应，各自同气相感、相通，其中春季、东方与人体肝相感应，夏季、南方与人体心相感应，长夏、中央与人体脾相感应，秋季、西方与人体肺相感应，冬季、北方与人体肾相感应。并以此来说明人体疾病的发生与外界环境、四时气候变化的关系，指出："东风生于春，病在肝，俞在颈项；南风生于夏，病在心，俞在胸胁；西风生于秋，病在肺，俞在肩背；北风生于冬，病在肾，俞在腰股；中央为土，病在脾，俞在脊。"

《灵枢·岁露论》提出了"人与天地相参也，与日月相应也"的观点，认为月相的盈亏交替、天气的寒暖变化，可以直接影响人体气血的盛衰与运行，进而导致发病的不同，所谓"月满则海水西盛，人血气积，肌肉充，皮肤致，毛发坚，腠理郄，烟垢著。当是之时，虽遇贼风，其入浅不深。至其月郭空，则海水东盛，人气血虚，其卫气去，形独居，肌肉减，皮肤纵，腠理开，毛发残，腠理薄，烟垢落。当是之时，遇贼风则其入深，其病人也卒暴。"对此，《素问·八正神明论》也有所论述："是故天温日明，则人血淖液而卫气浮，故血易泻，气易行；天寒日阴，则人血凝泣而卫气沉。月始生，则血气始精，卫气始行；月郭满，则血气实，肌肉坚；月郭空，则肌肉减，经络虚，卫气去，形独居。是以因天时而调血气也。"《内经》关于人体生理、发病及疾病的诊治等认识，都贯穿着气为中介的相互感应思想，后文将深入讨论，这里仅举例说明，不再赘述。

事物之间的感应主要有两种形式：一是同气相感，即性质相同的事物之间的相互感应，也称为"同气相求"。主要反映于阴阳或五行之气之间的同气相助。二是异气相感，即性质不同的事物之间的相互感应。如天地阴阳之气的交相感应，氤氲合和，相互渗透而化生万物；他如阴阳或五行之气之间的异气相互制约等，都属于异气相感。

气的中介作用，使天地万物及人与自然万物之间成为一个有机整体。《庄子·天下》言"天地一体"，《吕氏春秋·精通》提出"一体而分形"，认为自然界尽管存在着一个个各自独立的形体，但通过气的沟通相贯，相互之间却联贯成一个统一的整体。这些认识把握了有形之物和无形之气两种物质形态之间、物质的连续性和间断性之间的辩证关系，也是中医学重视整体性、联系性和协调性的哲学基础。

当然，古人以气为中介对物质运动变化现象所做的解释不可能符合实际，但这类认识仍然有其历史意义。现代科学认为，透镜聚集日光取火、磁石引铁、琥珀拾芥，都属于各种场的作用现象。如果把气看作各种场的存在形式，则古人的上述认识与现代物理学的认识具有一定的相似性。

韩金祥等研究认为，气的物质基础是机体电磁辐射（量子）场，地球生物生活生存于"时空电磁场"中,认为"时空电磁场"是所谓天地之"气","天人相应"是人体电磁场与时空电磁场的相互共振作用。人类生活和生存在由太空天体和地球综合形成的时空电磁场中,人体磁场是在时空磁场这一个大背景下产生、维持的。这两个磁场之间必定存在着相互共振作用。由于人类长期的进化,人体与时空磁场之间已经建立起了某种平衡。当时空磁场发生剧变时,这种磁场平衡即会被打破,因而给人体带来某种影响。这种共振作用就是所谓的"天人相应",这种时空电磁场既是所谓的天地之"气"[1]。针对中国古代以气为中介的相互作用理论,李约瑟曾指出:中国古人"先验地倾向于场论","早在三国时代就存在着对于在没有任何物理接触的情况下而发生的跨越广阔空间距离的超距作用的卓越陈述。"[2]这一评价无疑是有一定道理的。

三、元气论与元阴元阳思想

战国末年至秦汉之际,随着人们对宇宙本原认识的深化,一些思想家在讲气的同时,也开始讲"元"。《易传·彖传》言:"大哉乾元,万物资始,乃统天。""至哉坤元,万物资生,乃顺承天。"首先以"元"的观点说明宇宙万物的本原。《吕氏春秋·应同》则开始将"元"与气联系起来,指出:"芒芒昧昧,因天之威,与元同气。"西汉董仲舒作为春秋公羊学家,对《春秋》之"元"极尽发挥之能事,第一次提出了"元"一元论,《春秋繁露·重政》说:"《春秋》变一谓之元,元犹原也……元者为万物之本,而人之元在焉。安在乎?乃在乎天地之前。"《鹖冠子》在中国哲学史上第一次明确地提出了元气范畴,指出:"精微者,天地之始也","天地成于元气,万物乘于天地"。但仍认为元气由道产生,这是老庄哲学思想的延续。元气一

---

[1] 韩金祥,韩奕.论"天人相应"的科学内涵[J].中国民族民间医药,2010,19(16):63,65.

[2] 李约瑟.中国科学传统的贫困与成就[J].科学与哲学,1982(1):11-12.

元论始于两汉之际的谶纬之学，《帝王世纪》上说："元气始萌，谓之太初。"《河图括地象》说："元气无形，汹汹隆隆，偃者为地，伏者为天。"东汉王充吸取了纬书"元气未分，混沌为一……及其分离，清者为天，浊者为地"（《论衡·谈天》）的积极思维成果，把元气视作天地万物的最后根源，从而把纬书的神学元气论改造成为自然主义的元气论，他也成为中国哲学史上第一位以气为最高范畴来构建哲学思想体系的哲学家。宋代张载从"体用不二"的思维程式出发，认为物质性的气既是天地万物的本原，也是天地万物的本体；气既是标志物质实体的范畴，也是标志运动变化过程的概念，是"气本"与"气化"的统一。张载还提出"太虚即气"的命题，把元气提升到本体论的地位。明代王廷相在张载气一元论的基础上，进一步发展了元气论，提出了"元气之上无物、无道、无理"的著名论断，认为元气是一种无形无象、无待无偏、无始无涯、无生无灭的物质实体，是宇宙万物的终极根源，"天地、水火、万物皆以元气而化，盖由元气本体具有此种，故能化出天地、水火、万物"（《内台集·答何柏斋造化论》），其宇宙生成的模式是：元气→阴阳二气→水火木金土→人与万物。如此，元气剖判为阴阳之气，阴阳之气相互作用构成天地万物，那么，宇宙生成中第一次一分为二时出现的阴阳，就成为哲学意义上的元阴阳，即元阴、元阳，各种自然和人事的阴阳，则如万川之月，是元阴元阳的投影。

在中医学领域，《难经》首先提出"元气"的概念，《难经·十四难》谓："脉有根本，人有元气，故知不死。"元气作为人体最根本、最原始之气，是人体生命活动的原动力，故又称为"原气"。如《难经·三十六难》说："命门者，诸神精之所舍，原气之所系也。"元气根源于肾，由先天之精所化生，又称为"肾间动气"。《难经·八难》说："诸十二经脉者，皆系于生气之原。所谓生气之原者，谓十二经之根本也，谓肾间动气也。此五脏六腑之本，十二经脉之根，呼吸之门，三焦之原。"《难经·六十六难》也指出："脐下肾间动气者，人之生命也，十二经之根本也，故名曰原。三焦者，原气之别使也，主通行三气，经历于五脏六腑。"由《难经》所论可见，元气为人体生命之根本，命门为元气之所系，三焦为元气之别使。唐初杨上善则首先将《难经》中的"肾间动气"称为"命门"，指出："人之命门之气，乃是肾间动气，为五脏六腑、十二经脉性命之根，故名为原。"[1]金·刘完素在《素问玄机原病式》中指出："夫太乙天真元气，非阴非阳，非寒非热也。是以精中生气，气中生神，神能御其形，由是精为神气之本，形体之充固，则众邪难伤，衰则诸疾易染，何止言元气虚而为寒尔！"认为元气乃由精化生，精气充足，元气旺盛是人体抗病御邪的根本。明·喻昌《医门法律》卷二也有类似论述："人身血肉之躯皆阴也，父母构精时，一点真阳，先身而生，藏于两肾之中，而一身之元气由之而生，故谓生气之原。"李东垣发展了《难经》元气理论，指出"真气又名元气，乃先身之精也，非胃气不能滋之"（《脾胃论·脾胃虚则九窍不通论》），认为"元气之充足，皆由脾胃之气无所伤，而后能滋养元气"，若"脾胃之气既伤，而元气亦不能充，而诸病之所由生也"（《脾胃论·脾胃虚实传变论》）。倡导从脾胃培补元气，丰富了中医内伤病机与辨证论治理论。

明代医家孙一奎、赵献可、张介宾等多结合命门学说阐发元气理论，如张介宾将阴阳、水火、精气理论与命门元气学说有机结合，最早提出了元阴、元阳的概念。他在《景岳全书·传忠录》中指出："命门为元气之根，为水火之宅，五脏之阴非此不能滋，五脏之阳非此不能发。""先天无形之阴阳，则阳曰元阳，阴曰元阴。元阳者，即无形之火，以生以化，神机是也，性命系之，故亦曰元气；元阴者，即无形之水，以长以立，天癸是也，强弱系之，故亦曰元精。"并认为"阴不可无阳，非气无以生形也；阳不可无阴，非形无以载气也"（《类经附翼·求证录》）。张介宾深入揭示了命门元气阴阳

---

[1] 刘完素.黄帝内经太素 [M].北京：人民卫生出版社，1965：176.

水火两种属性的生理特点及其互根互用的辩证关系，并对命门元气与元阴、元阳虚损病证，着眼于阴阳互根、精气互化的关系，强调阴中求阳，阳中求阴，创制了左归饮（丸）、右归饮（丸）、大补元煎等系列有效方剂。清·徐大椿在前人的基础上，对元气理论又有所发挥，他在《医学源流论·元气存亡论》中指出："元气者，视而不见，求而不得，附于气血之内，宰乎气血之先。""元气虽有所在，然实与脏腑相连属者也"，故"五脏有五脏之真精，此元气之分体者也"。阐明了元气与五脏的关系，命门元气是脏腑的根本，所以元气的存亡盛衰，是人体生死存亡的关键。张锡纯对元气理论也有自己独到的见解，他认为"人之元气，根基于肾，萌芽于肝，培养于脾，积贮于胸中为大气，以斡旋全身"（《医学衷中参西录·医方》)，肾命元气是胸中大气之根，元气有赖肝脏的升发、疏泄与施布，进而影响胸中大气的功能发挥，所谓"大气者，原以元气为根本，以水谷之气为养料，以胸中之地为宅窟者也"（《医学衷中参西录·升陷汤》)。故对于大气及元气虚陷的治疗，强调益气升陷、培本固脱，多采用黄芪、人参、升麻、柴胡等，同时多配以麦芽、柴胡升发肝气，宣通气机。

综上所述，中医学将哲学本原论的元气概念引入中医学领域，一方面阐明了人体与自然万物的统一性，另一方面又将其改造为本体论的概念，丰富了元气概念的内涵，论述了元气的生成、功能、病理变化及诊断与治疗等问题，使元气论成为中医学术体系的重要组成部分，也是指导中医临床的重要理论依据。

四、太极范畴与中医生命本原的探索

（一）太极学说的发生与演变

如果说中国古代哲人对本原或本体认识的主流是气一元论的话，其另一条途径则是有关道的学说。如上所述，老子第一个将道作为最高的哲学范畴加以系统研究和详细阐释，提出道为宇宙万物之本原。庄子继承了老子关于道的思想，指出："夫道……自本自根，未有天地，自古以固存。神鬼神帝，生天生地。在太极之先而不为高，在六极之下而不为深，先天地生而不为久，长于上古而不为老。"（《庄子·大宗师》）同时，庄子认为世界统一于道，道是一切事物的本质，所谓道"无逃乎物"（《庄子·知北游》）。魏晋时期的王弼发展了道的思想，开始从本末或主次的角度来考虑道与物的关系，并将老子道与"无"的关系颠倒，"无"成为一种更根本的概念，而"道"则成为"无"的一种形式或名称，所谓"道者，无之称也，无不通也，无不由也，况之曰道"（《论语释疑》），他还指出："无形无名者，万物之宗也。"（《老子指略》）如此，"无"成了万物之本，并赋予道以本体论的特征。到宋代程朱理学，道则被理这一概念所替代。理被提升到宇宙本体的高度。理是万物的本体，气是生物的材料，理本气末，从逻辑上说，理在气先。如朱熹所说："未有天地之先，毕竟也只是理。有此理，便有此天地；若无此理，便亦无天地。无人无物，都不该载了。有理便有气，流行发育万物。"（《朱子语类》卷一）"若论本原，则有理然后有气"（《朱子语类》卷九十四），"理也者，形而上之道也，生物之本也；气也者，形而下之器也，生物之具也"（《朱文公文集》卷五十八《答黄道夫》）。对于理与万物的关系，朱熹用理一分殊来解释，在此意义上，理即太极，所谓"自其末以缘本，则五行之异，本二气之实。二气之实，又本一理之极。是合万物而言之，为一太极而已也。自其本而之末，则一理之实，而万物分之以为体。故万物之中，各有一太极"（《通书·理性命注》）。通过理一分殊，强调了本体理对具体事物的决定作用，也将本体理与具体事物统一起来。

太极一词，最早见于《庄子·大宗师》："夫道……在太极之先而不为高。"太极尚是形容道的性质的属性概念。太极作为实体概念，首先由成书于战国末年的《易传》提出，《易传·系辞上》云："易有太极，是生两仪，两仪生四象，四象生八卦。"太极有宇宙本原的至高无上、至极无以复加之义。但《易传》作者并未明确规定太极究竟是什么，即没有阐明太极到底是精神实体还是物质实体的问题，而只是描绘了宇宙的生成过程。汉代学者多以太极为元气，确立了太极为原初物质的意义，如《易纬·乾凿度》云："易始于太极，太极分而为二，故生天地；天地有春秋冬夏之节，故生四时；四时各有阴阳刚柔之分，故生八卦。"班固《汉书·律历志》则明确指出："太极元气，函三为一。"又说："太极中央元气，故为黄钟，其实一龠。"魏晋玄学以太极为"无"或"道"的别名。唐代孔颖达《周易正义》指出："太极谓天地未分之元气，混而为一，即是太初、太一也。"宋代随着理学的兴起和发展，将对太极的探索推向高峰。周敦颐熔儒、道于一炉，从实体与属性相统一的高度，创"太极图说"，指出："太极动而生阳，动极而静，静而生阴，静极复动。一动一静，互为其根。分阴分阳，两仪立焉。阳变阴合而生水火木金土，五气顺布，四时运焉。五行一阴阳也，阴阳一太极也，太极本无极也。五行之生也，各以其性。无极之真，二五之精，妙合而凝，乾道成男，坤道成女，二气交感，化生万物，万物生生而变化无穷焉。"提出了"太极→阴阳→五行→万物"的宇宙演化模式。张载认为太极的本质是"一物两体者，气也"（《横渠易说·说卦》），太极是由虚实、动静、聚散、清浊等矛盾（"两"）构成的统一体（"一"）。张氏还从本体论的角度，把太极与万物的关系看成体与用的关系，而不是派生与被派生的关系。朱熹从理一元论的角度，认为"总天下万物之理，便是太极。""太极只是一个理，迤俪分做两个气，里面动的是阳，静的是阴，又分做五行，又散为万物。"（《太极图说解》）并指出"合而言之，万物统一太极也；分而言之，一物各具一太极也"（《朱子语类》卷九十四），反映了一种全息论的思想。杨万里则依据元气论阐明太极说，认为"元气浑沦，阴阳未分，是谓太极……盖太极者，一气之太初也。极之为言至也。"（《诚斋易传》卷十七）并指出："太极，气之元；天地，气之辨；阴阳，气之妙；五行，气之显。元故无象，辨则有象；妙故无物，显则有物。"(《庸言》十二）宇宙万物的演化过程，实际上就是物质性的元气的自我分化过程。明代哲学家罗钦顺、王廷相、王夫子等也大多从元气论出发，来阐释和发挥太极范畴。如王廷相从"元气之上无物"的基本立场出发，对太极的本质规定推论说："太极之说，始于'易有太极'之论，推极造化之源，不可名言，故曰太极。求其实，即天地未判之前，大始浑沌清虚之气是也。"(《王好古家藏集》卷三十三）"太极者，道化至极之名，无象无数，而万物莫不由之以生，实混沌未判之气也，故曰元气。"(《雅述》上篇）可见太极即是标志元气及其无限性相统一的哲学范畴。

总之，虽然不同历史时期的哲学家赋予太极的内涵不尽相同，但都将太极作为标志宇宙终极本原及其无限性的哲学范畴，是实体与属性的统一。作为宇宙终极根源的太极，既有本原论意义，肯定太极与宇宙万物是派生与被派生的关系，又有本体论的意义，肯定太极与宇宙万物是本质与现象的关系，在时间上无先后之分。

（二）太极范畴与中医肾命学说

太极范畴所揭示的阴阳一体的和谐模式，"物物一太极"的全息思想等，经过金元医家的引申发挥，迄于明代，在中医学中发展成为论说人身太极的肾命学说。

1. 肾为先天之本的提出

肾为先天之本的完整表述，始见于明代医家李中梓的《医宗必读》。此理论的形成，大致与以下三方面的因素有关：一是基于对肾藏象功能的认识。因为肾主藏精，主生殖，可以孕育产生子代之生命，那么进一步抽象和发展的结果就是肾为自身生命之本原[1]。早在《素问·上古天真论》中，已具体阐述了肾与个体生命发生发育的关系，指出："有其年已老而有子

---

[1] 刘鹏.中医学身体观解读——肾与命门理论的构建与演变［M］.南京：东南大学出版社，2013：189-190.

者何也？岐伯曰：此其天寿过度，气脉常通，而肾气有余也。"《灵枢·经脉》明确指出："人始生，先成精，精成而脑髓生。"李中梓《医宗必读·肾为先天本脾为后天本论》中指出："先天之本在肾，肾应北方之水，水为天一之源……肾何以为先天之本？盖婴儿未成，先结胞胎，其象中空，一茎透起，形如莲蕊。一茎即脐带，莲蕊即两肾也，而命寓焉。水生木而后肝成，木生火而后心成，火生土而后脾成，土生金而后肺成。五脏既成，六腑随之，四肢乃具，百骸乃全。《仙经》曰：借问如何是玄牝？婴儿初生先两肾。未有此身，先有两肾。故肾为脏腑之本，十二脉之根，呼吸之本，三焦之源，而人资之以为始者也。故曰先天之本在肾。"即认为人之始生先结成两肾，然后由肾而相继生成其他脏腑组织官窍、四肢百骸。二是数术思想的影响。李建民指出："肾在五脏、五行的排列是以水为本，按数术之说'天一生水在北'是先天之本。离开了这一类神秘的数序，唯以五行作为方位、分类的思维，则无从谈'水'为本或肾气为本。因在五行分类的模式中，五行之间是等量的，没有'本'的设想。"[1] 上引李中梓之言，"先天之本在肾，肾应北方之水，水为天一之源"，即是该思想的体现。明·章潢《图书编·养肾法言》也指出："肾于诸脏为最下，属水藏精。盖天一生水，乃人生身之本，立命之根也。"而水为万物本原的思想，又可追溯到《管子·水地》，该篇指出："水者何也？万物之本原也，诸生之宗室也，美恶、贤不肖、愚俊之所产也。"人同样是由水构成的，《管子·水地》记载了古代有关人的胚胎形成和发育成熟的最早论述："人，水也。男女精气合，而水流行……五月而生，十月而成。"湖北荆门郭店楚墓出土战国佚书《太一生水》也强调了水在万物生成过程中的重要性，指

---

[1] 李建民.发现古脉——中国古典医学与数术身体观 [M].北京：社会科学文献出版社，2007：172—173.

出："太一生水，水反辅太一，是以成天。"其所讲宇宙的生成是：由太一生水，太一和水生天（气），太一和天生地（土），天地生神明，神明生阴阳，阴阳生四时，四时生寒热，寒热生湿燥，由湿燥成岁。三是宋明理学重视太极思想的影响。医家把肾比拟为太极生两仪之象，因而肾具有先天本原的内涵。如万全《万氏家传养生四要》说："夫五脏各一，肾独有两者，以造化自然之理也。盖太极生两仪，一阴一阳之谓也。草木初生，皆有两瓣，谓之曰拆，左曰阳，右曰阴。故人受形之初，便生两肾……肾者，水脏，上应北方玄武之象，故有两枚也。"陈修园《医学实在易》也说："肾有二，先天之本也……夫人之始结胚胎，犹太极耳。三月而成形，先生两肾，犹太极而生两仪，天一之水生木，木生火；地二之火生土，土生金；是先天止有水火，后天始备五行，五行之中有二火，合而为三阴三阳，以配六脏六腑。"故陆广莘指出："从理论方面来看，《内经》按五行配五脏而以肾主水，以及古代对于水看成为万物本原的物质发生说，构成了命门学说中生命来源，如先天、性命之根、脏腑之本等思想。"[1]另外，肾为先天之本的升华，也与命门的重要性被日渐凸显密切相关，诚如张介宾所说："肾脏者，主先天真一之气，北门锁钥之司也。而其所以为锁钥者，正赖命门之闭固，蓄坎中之真阳，以为一身生化之原也。此命门与肾，本同一气。"[2]

2.命门学说的深化

"命门"一词，最早见于《内经》，《灵枢·根结》云："太阳根于至阴，结于命门。命门者，目也。"此"命门"是指眼睛（睛明穴）。命门学说发轫于《难经》，其阐述了命元三焦系统的思想[3]，后经宋金元医家的发展，特别是明代随着太极宇宙起源及演化的认识方法与理论内容在中医学领域的渗透，医学们逐步认识到命门为人身先天之太极，主宰五脏的生成，贯穿于

［1］陆广莘.命门学说源流考［J］.中国中医基础医学杂志，1997，3（3）：3-7.

［2］张介宾.类经图翼（附：类经附翼）［M］.北京：人民卫生出版社，1965：438.

［3］烟建华.略论《难经》命元三焦系统［J］.北京中医学院学报，1987，5（10）：19-20.

五脏六腑之中，以维持其结构的存在和功能的发挥，命门理论得以进一步完善。

李时珍在《本草纲目·胡桃》中首创结构命门说，认为命门"其体非脂非肉，白膜裹之，在七节之旁，两肾之间。二系著脊，下通二肾，上通心肺，贯属于脑，为生命之原，相火之主，精气之府。人物皆有之，生人生物，皆由此出。"此说即从太极为最高主宰的思想出发，把命门作为高层次的脏腑来看待。

孙一奎提出"动气命门"说，认为"命门乃两肾中间之动气，非火非水，乃造化之枢纽，阴阳之根蒂，即先天之太极。五行由此而生，脏腑以继而成"（《医旨绪余·命门图说》）。他把太极学说作为自己立论的哲学基础和普遍原理，在《医旨绪余·太极图抄引》中指出："在天地，统体一太极；在万物，万物各具一太极……人在大气之中，亦万物中一物耳，故亦具此太极之理也。"《命门图说》进一步形象地论述说："夫二五之精，妙合而凝，男女未判，而先生此二肾，如豆子果实，出土时两瓣分开，而中间所生之根蒂，内含一点真气，以为生生不息之机，命曰动气，又曰原气，禀于有生之初，从无而有。此原气者，即太极之本体也。名动气者，盖动则生，亦阳之动也，此太极之用所以行也。两肾，静物也，静则化，亦阴之静也，此太极之体所以立也。动静无间，阳变阴合而生水火木金土也。其斯命门之谓欤！"可见孙氏将太极说、内丹命门说与《难经》命门说融为一体，以原气太极来说明命门动气，则命门动气就是先天未分（不可分）之阴阳，由此生成后天已分（可分）之阴阳，进而阳变阴合而化生其他脏腑。

赵献可《医贯·玄元肤论·内经十二官论》提出"肾间命门"说，认为"人受天地之中以生，亦原具有太极之形，在人身之中，非按形考索，不能穷其奥也。"即人体中的太极必有形迹可寻，而"人身太极之妙"即命门。"命门即在两肾各一寸五分之间，当一身之中，《易》所谓一阳陷于二阴之中……乃一身之太极，无形可见。"他还绘出图式力求说明命门的具体部位，指出："命门在人身之中，对脐附脊骨，自上数下，则为十四椎；自下数上，则为七椎。《内经》曰：'七节之旁，有小心。'此处两肾所寄，左边一肾属阴水，右边一肾，属阳水，各开一寸五分，中间是命门所居之宫，即太极图中之白圈也。其右旁一小白窍，即相火也；左旁之小黑窍，即天一之真水也。此一水一火，俱属无形之气。相火禀命于命门，真水又随相火。"赵氏认为先天无形的水、火之气即真水、相火，都由命门所主宰，而"命门君主之火，乃水中之火，相依而永不相离也。火之有余，缘真水之不足也，毫不敢去火，只补水以配火，壮水之主，以镇阳光；火之不足，因见水之有余也，亦不必泻水，就于水中补火，益火之原，以消阴翳。"充分阐明了命门水火之间相互依存、相互为用、相互平衡的关系。对命门水火不足病证的治疗，赵氏在《医贯·先天论要·水火论》中指出："以无形之水沃无形之火，当而可久者也，是为真水真火，升降既宜，而成既济矣。医家不悟先天太极之真体，不穷无形水火之妙用，而不能用六味、八味之神剂者，其于医理尚欠太半。"强调用六味丸、八味丸分别治疗命门水亏、火衰之证。另外，赵氏亦循太极演化宇宙万物之理，以说明人体脏腑的生成发育，其引褚齐贤语云："人之初生受胎，始于任之兆，惟命门先具。有命门然后生心，心生血；有心然后生肺，肺生皮毛；有肺然后生肾，肾生骨髓；有肾则与命门合，二数备，是以肾有两歧也。"认为命门是人体的太极，是生命的起点，表征着人体极早期的生命状态，后天肾系统只不过是命门系统定向发展的结果，如此则从根本上将命门与肾区别开来。

张介宾提出"水火命门"说，他认为太极是天地万物和人类生命的本原，其《类经图翼·太极图论》云："太极者，天地万物之始也。《太始天元册》文曰：太虚寥廓，肇基化元。老子曰：无名天地之始，有名天地之母。孔子曰：易有太极，是生两仪。邵子曰：若论先天一事无，后天方要着工夫。由是观之，则太虚之初，廓然无象，自无而有，生化肇焉，化生于一，是名太极，太极动静而阴阳分。故大地只此动静，动静便是阴阳，阴阳便是太极，此外更无余事。"《类经附翼·医易》又曰："然易道无穷，而万生于一……所谓一者，易有太极也。太极本无极，无极即太极，象数未形理已具，万物所生之化原……是为造物之初，因虚以化气，因气以造形，而为先天一气之祖也。"张氏将太虚、道、先天、无极等用以解释太极，而熔医、道、儒等宇宙论于一炉，并深受朱熹太极思想的影响，认为"大之而立天地，小之而悉秋毫，浑然太极之理，无乎不在。"由此以推论人体之太极，则人体生命的产生和起源亦与宇宙万物同理，均先由"太极一气"化生出"先天无形之阴阳"，继而再化生为"后天有形之阴阳"，命门则起到了人身之太极的作用，成为人体生命的本原。诚如《景岳全书·传忠录》所说："道产阴阳，原同一气，火为水之主，水即火之源，水火原不相离也……其在人身，是即元阴元阳，所谓先天之元气也。欲得先天，当思根柢，命门为受生之窍，为水火之家，此即先天之北斗。"《类经附翼·求正录》也指出："命门居两肾之中，即人身之太极，由太极以生两仪，而水火俱焉，消长系焉，故为受生之初，为性命之本。""是命门总主乎两肾，而两肾皆属于命门。故命门者，为水火之府，为阴阳之宅，为精气之海，为死生之窦。"张氏并根据阴阳互根、精气互生的原理，创制左归丸、右归丸两方为治疗命门虚证的代表方。

综上所述，各家命门学说，尽管在具体内容上并不完全一致，但都深受太极说之影响，在太极主宰阴阳，并统一五行和三阴三阳等方面呈现出一致性。诚如叶霖《难经正义》所说："人与天地参，命门与太极相似，太极生两仪，两仪生四象，四象生八卦，八卦生六十四卦；自命门生两肾，两肾生五脏六腑，六脏六腑生四肢百骸之类。"而且太极无形生有形的思想，也影响于命门学说，使命门的形质空化，而有命门无形之说。

第二节 天人同构——中医理论体系构建的框架

由元气→阴阳→五行演化万物的宇宙生成论，自然可以推导出宇宙万物具有元气、阴阳、五行等相同结构的认识，说明天与人不仅构成质料相同，而且结构也相近。诚如葛兆光所说："在古代中国人的意识里，自然也罢，人类也罢，社会也罢，它们的来源都是相似的，它们的生成轨迹与内在结构是相似的，由于这种相似性，自然界（天地万物）、人类（四肢五脏气血骨肉）、社会（君臣百姓）的各个对称点都有一种神秘的互相关联与感应关系。"[1]

一、早期数术时空观的天人同构

科学理论总是在提出假说的基础上，经过实践的检验而上升为理论的。科学假说作为对问题的一种试探性和推测性的断言，有信念的成分。信念是一种接受或同意某一主张的心理态度，是对还不能充分肯定的东西给予肯定的接受。综观人类认识思想史的发展，人类认识虽然在确信和怀疑的交替中不断向前发展，但是只有怀疑而没有肯定性的论断，认识是不能开始的。认识必须有一个肯定的信念为出发点或前提，作为认识的一个支点，虽然这种信念可能是甚至必然是不明确的。除了科学假说本身具有信念成分外，在建立科学假说的背后，还有更深层的世界观的形而上学信念。我们甚至可以说，科学假说就是科学家世界观的形而上学信念的具体化和实证化展开。胡志强等认为，在自然科学研究中，一些关于自然的总体模型往往构成科学家共同体深刻的信念背景，决定了作为总体的科学研究的基本方向、基本方法、基本机制和基本概念，原子论模型首先决定了我们解释自然纤细的方式，那就是用深层次的原理来解释表面上的现象，例如物质结构理论的发展就是这样，对于可观察的宏观现象，我们用构成宏观物体的更小的单元——

---

[1] 葛兆光．众妙之门——北极与太一、道、太极 [J]．中国文化，1990（3）：46-65．

原子的行为来解释，对于原子的各种属性，我们用构成原子的更小的单位——电子、原子核的行为来解释，对于原子核的属性，我们用构成原子核的更小的单元——质子和中子来解释。这样使得科学理论的发展走向越来越基本、普遍的原理。原子论模型还决定了我们解决科学问题的方法，例如，我们可以通过分析的方法把复杂的现象分解为不同的方面，把复杂的事物分解为不同的成分，我们可以通过对实体之间的因果关系的描述形成决定论的理论等。还决定了我们形成各种理论的概念的方式，例如，为了解释光现象，我们假定光是由一种微粒——光粒子组成的；为了解释热现象，我们假定热是由一种微粒——热素产生的；为了解释电现象，我们假定电流是由一种微粒——电子组成的[1]。

我们看到，在古希腊的哲学（科学）中，由于预设了（在当时是不假思索地肯定）事物背后有不变的本原，知识的获取就成为对本质实在的把握，即探求本原并用一定的认识方式达到它。近代科学认识，抛弃隐蔽的质变的形式，从经验事实出发来认识对象的普遍属性，但在具体的科学假说背后还是要对一般的世界本性做一些形而上学信念的假设。因为，如果我们没有关于自然界的世界观信念，在经验的范围内怎么操作、经验什么、怎样经验，都将是成问题的。事实上，世界观的形而上学假说，是科学理论在一个更广的系统内的理论框架或"世界假说"。经验的科学假说和形而上学假说是不能截然分开的，只是一个概括程度问题。

信念之所以叫"信念"，在于接受或同意某一主张时的心理态度——充分地相信它而又没有充分的理性逻辑来保证这一主张的真实性，即对还不能充分肯定的东西给予肯定地接受。因而，从信念的可靠性的程度而言，信念属于不能证明的"意见"的范畴，是哲

---

[1] 胡志强，肖显静.科学理性方法 [M].北京：科学出版社，2002：119.

学知识论中知识要加以排除的东西。但是，不论是在哲学论证中还是在科学论证中，信念都是无法排除的。一切知识都有其信念的因素，甚至认识的可能和每前进一步都有信念成分在起作用。当我们进行某一认识时，就信念地认为，认识的对象是能被认识的并且人有认识对象的理性能力；当哲学以寻求确定性的知识为知识做辩护时，它已经预先承认确定性知识的可能和对确定性知识把握的可能，否则，就没有哲学认识，因而也没有从哲学中分化出来的科学及其知识。当然，也正是科学假说的信念性，使科学知识的不断发展成为可能。

事实上，不论是科学知识还是哲学知识，都可以看作是科学家或哲学家基本信念的一种形式化和系统化努力的结果。正是这些人对自己所持有的世界观信念的确信和孜孜以求，使他们做出了惊人的贡献，这种世界观信念就是他们思想的无法割舍的本体论。

数术思想可谓中国古人的重要信念。数术，又称术数，《辞海》解释说："术指方术，数是气数。即以种种方术观察自然界可注意的现象，来推测人和国家的气数和命运，《汉书·艺文志》列天文、历谱、五行、蓍龟、杂占、形法等六种，并云：'数术者，皆明堂羲和史卜之职也。'但史官久废，后世称术数者，一般专指各种迷信，如星占、卜筮、六壬、奇门遁甲、命相、拆字、起课、堪舆、占候等。"其实，数术还包括玄学和科学，是一个庞大深奥的体系。胡孚琛对数术的考察认为，天文和历法之学是术数学的科学根据和理论源泉，同时本身也是古代的术数活动。邹衍学派倡导的天人感应原理和阴阳五行学说，成了术数学的理论支柱，其用以推理断事的直觉法和类比法，也成了术数学有特色的思维方法。汉人信谶纬，习太一九宫之术，以卦气说、爻辰说、纳甲说、干支纪年将天文历法和周易象数融为一体，从而完善了术数学的基础理论[1]。

[1] 胡孚琛.《周易》象数与中国术数学析论[M]//刘大钧.百年易学菁华集成·《周易》与术数（壹）.上海：上海科学技术文献出版社，2010：71-72.

　　古人对人体的认识与经验，早期常常借用数术时空观来加以整理、诠释，认为人的身体与天地在结构、构成原理、功能上具有相似性，所谓人体是一个小宇宙，而天地是一个大宇宙，诚如《淮南子·本经训》所说："天地宇宙，一人之身。"对此，《灵枢·邪客》描述说："黄帝问于伯高曰：愿闻人之肢节，以应天地奈何？伯高答曰：天圆地方，人头圆足方以应之；天有日月，人有两目；地有九州，人有九窍；天有风雨，人有喜怒；天有雷电，人有声音；天有四时，人有四肢；天有五音，人有五脏；天有六律，人有六腑；天有冬夏，人有寒热；天有十日，人有手十指；辰有十二，人有足十指，茎垂以应之，女子不足二节，以抱人形；天有阴阳，人有夫妻；岁有三百六十五日，人有三百六十五节；地有高山，人有肩膝；地有深谷，人有腋腘；地有十二经水，人有十二经脉；地有泉脉，人有卫气；地有草蓂，人有毫毛；天有昼夜，人有卧起；天有列星，人有牙齿；地有小山，人有小节；地有山石，人有高骨；地有林木，人有募筋；地有聚邑，人有腘肉；岁有十二月，人有十二节；地有四时不生草，人有无子。此人与天地相应者也。"

　　《淮南子》也有相同的天人同构思想，如《天文训》说："天有九重，人亦有九窍；天有四时以制十二月，人亦有四肢以制十二节；天有十二月以制三百六十日，人亦有十二肢以使三百六十节。"《精神训》云："天有四时、五行、九解、三百六十六日，人亦有四肢、五脏、九窍、三百六十六节。"董仲舒的《春秋繁露》更明确地提出"人副天数"，指出："唯人独能偶天地。人有三百六十节，偶天之数也；形体骨肉，偶地之厚也。上有耳目聪明，日月之象也；体有空窍理脉，川谷之象也；心有哀乐喜怒，神气之类也……是故人之身，首妢而员，象天容也；发，象星辰也；耳目戾戾，象日月也；鼻口呼吸，象风气也；胸中达知，象神明也；腹胞实虚，象百物也。百物者最近地，故要以下，地也。天地之象，以要为带。颈以上者，精神尊严，明天类之状也；颈而下者，丰厚卑辱，土壤之比也；足布而方，地形之象也……天以终岁之数，成人之身，故小节三百六十六，副日数也；大节十二分，副月数也；内有五脏，副五行数也；外有四肢，副四时数也；乍视乍暝，副昼夜也；乍刚乍柔，副冬夏也；乍哀乍乐，副阴阳也；心有计虑，副度数也；行有伦理，副天地也。此皆暗肤著身，与人俱生，比而偶之掩合。于其可数也，副数；不可数者，副类。皆当同而副天，一也。"由此可见，视天体与人体同类，似乎是秦汉一种普遍的观念。无疑这种以天之结构、数目比附人之结构、数目，从而从天为人之构成寻找原理的方法，具有机械性、牵强性，反映了早期人类对自身及天人关系认识的水平。

二、天人阴阳同构

《素问·阴阳应象大论》说："阴阳者，天地之道也，万物之纲纪。"说明阴阳是宇宙万物及人体最高层级的结构，天地万物在不同层次上都包含着阴和阳两个方面。从中国古代哲学的角度而言，气是构成宇宙万物的原初物质，阴阳乃是一气之消息，宇宙万物是由阴阳二气的交互作用所生成，由此决定了宇宙万物无不包含着阴阳。或者说，宇宙万物中所包含的具体阴阳，犹如万川之月，均是宇宙生成之初元阴阳的投影。诚如《素问·阴阳离合论》说："阴阳者，数之可十，推之可百；数之可千，推之可万。万之大，不可胜数，然其要一也。"换言之，阴阳不仅是宇宙化生万物的动力和质料，也是构成宇宙模式的框架，解释自然现象成因的模式，以及对事物进行分类的标准。

阴阳既可表示自然界相反相成的两种事物、现象及其属性，也可表示一事物内部存在的对立的两个方面。一般而言，凡是运动的、外向的、上升的、温热的、明亮的、无形的、兴奋的都属于阳，而相对静止的、内向的、下降的、寒凉的、晦暗的、有形的、抑制的都属于阴。古人通过长期的观察，认为水与火这一对事物的特性最能代表和说明阴阳各自的特性，如水性寒冷、幽暗而趋下，比较集中地反映了阴的属性；火性炎热、明亮而向上，比较集中地反映了阳的属性。故《素问·阴阳应象大论》说："水火者，阴阳之征兆也。"阴阳所代表的上述属性，也就成为划分事物阴阳属性的标准或依据（表 2-1）。

表 2-1 阴阳属性归类表

属性	空间（方位）	时间	季节	温度	湿度	重量	性状	亮度	事物运动状态
阳	上、外、左、南、天	昼	春夏	温热	干燥	轻	清	明亮	化气、上升、动、兴奋、亢进
阴	下、内、右、北、地	夜	秋冬	寒凉	湿润	重	浊	晦暗	成形、下降、静、抑制、衰退

早在《黄帝四经·称》中，就有对天地自然与社会人事阴阳分类的论述："凡论必以阴阳□大义。天阳地阴，春阳秋阴，夏阳冬阴，昼阳夜阴。大国阳，小国阴，重国阳，轻国阴。有事阳而无事阴，伸者阳者屈者阴。主阳臣阴，上阳下阴，男阳女阴，父阳子阴，兄阳弟阴，长阳少阴，贵阳贱阴，达阳穷阴。娶妇生子阳，有丧阴。制人者阳，制于人者阴。客阳主人阴，师阳役阴，言阳默阴，予阳受阴。诸阳者法天，天贵正，过正曰诡，□□□（故天之道）祭乃反。诸阴者法地，地之德安徐正静，柔节先定，善予不争，此地之度而雌之节也。"

《内经》不仅认为自然界普遍存在着阴阳二分的现象，如从空间划分，则"天为阳，地为阴，日为阳，月为阴"（《灵枢·阴阳系日月》）。海以北者为阴，湖以北者为阴中之阴，漳以南者为阳，河以北至漳者为阳中之阴，漯以南至江者为阳中之太阳，此一隅之阴阳也"（《灵枢·经水》）。"阳者主上，阴者主下"（《灵枢·口问》）。以时间划分，则"故房至毕为阳，昂至心为阴，阳主昼，阴主夜"（《灵枢·卫气行》）。"平旦至日中，天之阳，阳中之阳也；日中至黄昏，天之阳，阳中之阴也。合夜至鸡鸣，天之阴，阴中之阴也，鸡鸣至平旦，天之阴，阴中之阳也"（《素问·金匮真言论》）。以性质划分，则"积阴为地，积阳为天。阴静阳躁，阳生阴长，阳杀阴藏。阳化气，阴成形……水为阴，火为阳，阳为气，阴为味"（《素问·阴阳应象大论》）。人与天地相参，也同样具有阴阳二分对待的结构，如《素问·金匮真言论》说："夫言人之阴阳，则外为阳，内为阴。言人身之阴阳，则背为阳，腹为阴。言人身之脏腑中阴阳，则脏者为阴，腑者为阳。肝心脾肺肾五脏皆为阴，胆胃大肠小肠膀胱三焦六腑皆为阳……故背为阳，阳中之阳，心也；背为阳，阳中之阴，肺也；腹为阴，阴中之阴，肾也；腹为阴，阴中之阳，肝也；腹为阴，阴中之至阴，脾也。"再进一步推演，则每一脏腑又各具阴阳，如肝阴肝阳、肾阴肾阳、胃阴胃阳等。《灵枢·寿夭刚柔》也说："在内者，五脏为阴，六腑为阳；在外者，筋骨为阴，皮肤为阳。"人体脉象也有阴阳之分，如《素问·阴阳别论》云："所谓阴阳者，去者为阴，至者为阳；静者为阴，动者为阳；迟者为阴，数者为阳。"《难经·四难》也说："浮者阳也，滑者阳也，长者阳也；沉者阴也，短者阴也，涩者阴也。"概而言之，可以说"人生有形，不离阴阳"（《素问·宝命全形论》），杨上善解释说："万物负阴抱阳，冲气以为和，万物尽然。三气而生，故人之形不离阴阳也。"总之，将阴阳的属性引入医学领域，把人体中具有中空、外向、弥散、推动、温煦、兴奋、升举等特性的事物及现象统属于阳，而将具有实体、内守、凝聚、滋润、抑制、沉降等特性的事物和现象统属于阴。如此，人与自然界由阴阳的同构关系而相关联，把天地自然与人体不同范畴统一到一个有秩序的宇宙系统里面，进而借用同气相求、异气相斥的规律来说明人体发病、病理变化乃至治疗等基本问题。如外感六淫与内伤饮食情志相对而言，前者属阳，后者属阴，故其发病如《素问·太阴阳明论》所说："故犯贼风虚邪者，阳受之；食饮不节，起居不时者，阴受之。阳受之则入六腑，阴受之则入五脏。"《素问·调经论》也指出："其生于阳者，得之风雨寒暑；其生于阴者，得之饮食居处，阴阳喜怒。"丹波元坚注谓："生于阳生于阴之阴阳，即言表里。"单就外感六淫而言，则风为阳邪，湿为阴邪，其发病则如《素问·太阴阳明论》所说："故阳受风气，阴受湿气……故伤于风者，上先受之；伤于湿者，下先受之。"均是从内外阴阳同气相求的角度，阐述外界因素变化导致人体发病的情况。就人体疾病而言，如《灵枢·寿夭刚柔》说："病有形而不痛者，阳之类也；无形而痛者，阴之类也。"《灵枢·终始》也谓："病痛者阴也，痛而以手按之不得者阴也……痒者阳也。"就药物而言，《素问·至真要大论》谓："辛甘发散为阳，酸苦涌泄为阴，咸味涌泄为阴，淡味渗泄为阳。"故诊治疾病，当"察色按脉，先别阴阳"（《素问·阴阳应象大论》），"谨察阴阳所在而调之，以平为期"（《素问·至真要大论》）。《素问·三部九候论》还依据人体内外阴阳相关联模式推论疾病的预后，指出："帝曰：冬阴夏阳奈何？岐伯曰：九候之脉，皆沉细悬绝者为阴，主冬，故以夜半死。盛躁喘数者为阳，主夏，故以日中死。"这里首先依据脉象之浮沉、迟数、大小、粗细等区分病证的阴阳属性，然后再根据病证阴阳属性与自然界阴阳同气相助、异气相制的关系，推论疾病的预后。如吴崑注所说："以阴遇阴，以阳遇阳，各助其邪，故咸死也。"[1]

三、天人三才同构

（一）中国古代天、地、人三才模式

人类对空间与时间的认识所形成的宇宙观，常常成为人类划分事物的模式，"三"在中国古人的认识过程中，具有模式的功能。杜勤从文字学的角度将"三"的虚数含义归纳为：单纯累积的临界

[1] 吴崑.黄帝内经素问吴注[M].北京：学苑出版社，2001：106.

点，最初的数单元，最小限度的多数及汉字结构上的稳定性和美饰功能[1]。因此，"三"也就成了宇宙创化的第一个完整的单元，万物生成发展的基数，故《老子·四十二章》说："道生一，一生二，二生三，三生万物。"《史记·律书》则云："数始一，终于十，成于三。"数三包含一与二，是原始奇数与偶数的第一次合成，故被视为数之成。从哲学宇宙观的角度而言，《左传·昭公三十二年》注引服虔曰："三者，天地人之数。"《说文解字》也说："三，天地人之道也。"《国语·周语下》云："古之神瞽考中声而量之以制，度律均钟，百官轨仪，纪之以三，平之以六，成于十二，天之道也。""三"这个神秘数被认为是天道的规律。加之《周易》建立了天地人三才的宇宙模式，如《说卦》云："昔者圣人之作《易》也，将以顺性命之理。是以立天之道，曰阴与阳；立地之道，曰柔与刚；立人之道，曰仁与义。兼三才而两之，故《易》六画而成卦。"同时，"三"又具有矛盾对立统一的意蕴。如此，则使"三"成为集体意识中的模式数字，形成了对世界进行宏观三分的宇宙观。到了西汉董仲舒，"三"则被崇尚为无所不归的"天之大经"，从而使它具有神秘意义。如《春秋繁露·官制象天》说："三起而成日，三日而成规，三旬而成月，三月而成时，三时而成功。寒暑与和三而成物，日月与星三而成光，天地与人三而成德。由此观之，三而一成，天之大经也。"《白虎通·封公侯》也指出："天道莫不成于三。天有三光，日月星；地有三形，高下平；人有三尊，君父师。故一公三卿佐之，一卿三大夫佐之，一大夫三元士佐之。天有三光，然后能遍照。各自有三法。物成于三，有始、有中、有终，明天道而终之也。"其表现在哲学层面为"太极元气，涵三为一"（《汉书·律历志》），表现在历史观上则为三统说，表现在历法上则为三统历[2]。也正由于此，有学者对"一分为三"的由来探讨认为，"一分为三"是中国传统文化的基础和核心，也可以说是中国传统文化的特色、精髓与主线。中

［1］ 杜勤.“三”的文化符号论［M］.北京：国际文化出版公司，1999：39.
［2］ 庞朴.一分为三论［M］.上海：上海古籍出版社，2003：115-119.

国哲学是"一分为三"的哲学，中国的世界观是"一分为三"的世界观，中国的认识论是"一分为三"的认识论，中华民族的价值取向是"一分为三"的[1]。

（二）三才模式与中医理论

首先，天地人三才模式影响着中医医学模式的构建。医学模式是指在一定历史时期中，医学的基本观点、理论框架及思维方式与发展规范的总和，是人们关于生命和死亡、健康和疾病认识的总观点，是医学临床实践活动和医学科学研究的指导思想和理论框架。一定的医学模式，是与一定时代人类的医学发展、科学技术、哲学思想的整体水平相适应，并与文化历史特征密切相关的。一般认为，在医学的发展中，经历了古代神灵医学模式和自然哲学医学模式、近代以后形成的生物医学模式，现在正在向生物–心理–社会医学模式转变。对于中医学的医学模式，已有学者进行过研究，但认识不一，大致有"泛生态医学模式"[2]、"大生态医学模式"[3]、"形–神–环境医学模式"[4]、"时–空–社会–心理–生物医学模式"[5]、"生物–环境–时间–气象–心理–体质–社会–生态医学模式"[6]等诸多不同的表述。匡调元等在中国古代哲学思想"天人合一"论的启示下，

［1］周德义.关于"一分为三"由来的探讨［J］.湖南大众传媒职业技术学院学报，2002，2（2）：91-94.

［2］马伯英.天作地合，人其一也——试析中医理论底蕴"泛生态医学规律"的总结和适应原理［J］.中国中医基础医学杂志，1995，1（2）：8-10.

［3］陶功定.《黄帝内经》告诉了我们什么——关于生态医学思想的溯源及其现代意义研究［M］.北京：中国中医药出版社，2004：144.

［4］张庆祥，闫平.论《内经》的医学模式及其意义［J］.山东中医药大学学报，2007，31（4）：277-279.

［5］薛崇成，杨秋莉.中医的医学模式与中医学心理学［J］.亚太传统医药，2006，1（1）：31-33.

［6］潘远根.《内经》创立的生态医学模式［J］.湖南中医学院学报，2005，25（4）：22-23.

探讨了人、天与人、地与人、食与人和人与人之间的关系对人类疾病发生发展的影响后，提出了超越"社会－心理－生物医学模式"的"天地人三才医学模式"[1,2]。《素问·气交变大论》指出："夫道者，上知天文，下知地理，中知人事，可以长久。"可谓其医学模式的概括描述。

其次，中医理论体系的构建也贯穿着天地人三才模式。如《素问·三部九候论》将《周易》天、地、人三才模式具体化，用以构筑中医脉诊体系，在"天地之至数，合于人形血气"思想的指导下，指出："天地之至数，始于一，终于九焉。一者天，二者地，三者人，因而三之，三三者九，以应九野。故人有三部，部有三候……三部者，各有天，各有地，各有人。"即将人体诊脉部位一分为三，进一步按照异级同构的原理，每一部再分天、地、人三部，以诊候不同脏腑部位的病证。诚如张介宾所说："以天、地、人言上、中、下，谓之三才。以人身而言上、中、下，谓之三部。于三部中而各分其三，谓之三候。三而三之，是谓三部九候。"[3]《难经·十八难》提出寸口诊脉的三部九候方法，指出："三部者，寸关尺也。九候者，浮中沉也。上部法天，主胸以上至头之有疾也；中部法人，主胸以下至脐之有疾也；下部法地，主脐以下至足之有疾也。"很明显也是依据天、地、人三才模式构建寸口诊脉体系的。不仅如此，《素问》的《三部九候论》《六节脏象论》等篇，还以天、地、人三才模式构建了有别于五脏六腑的九脏体系，所谓"三而成天，三而成地，三而成人。三而三之，合则为九，九分为九野，九野为九脏。故神脏五，形脏四，合为九脏"。即以五脏合胃、小肠、大肠、膀胱为九脏（据丹波元简注），以应合于天地之至数。此外，"三"作为分类模式，则脏腑中有三焦，病因有三部之气，病机有三虚三实，辨证方法有三焦辨证，药物有上、中、下三品等，人体经脉可以划分为三阴三阳。

[1] 匡调元.论"天地人三才医学模式"[J].中国中医基础医学杂志，2002，8（5）：1-3，17.

[2] 王庆其.内经选读[M].北京：中国中医药出版社，2003：20.

[3] 张介宾.类经[M].北京：人民卫生出版社，1982：119.

（三）中医三阴三阳模式的形成

三阴三阳模式的发生源自于中国古代一分为三的哲学思想和时空六分的宇宙观念。《内经》将阴阳三分，形成太阴、少阴、厥阴和太阳、少阳、阳明一组名词，十二经脉、十二经别等即以这组名词来命名；《素问·热论》在论述外感热病时，也将热病的进程划分为太阳、少阳、阳明、太阴、少阴、厥阴六个阶段；张仲景《伤寒杂病论》以此三阴三阳为辨证论治的纲领，创立了六经辨证论治体系；运气学说也借用太阴、少阴、厥阴和太阳、少阳、阳明说明六气的变化。据王玉川考察，在中医古籍里有二十九种序次不同的三阴三阳，大抵可以归纳为经脉生理特性及其层次类、经脉长短浅深和血气盛衰类、病理反应类、脉诊部位类、日周期类、旬周期类、年周期类、六年至十二年周期类和其他类九个大类[1]。可见三阴三阳不仅是中医理论体系中极为重要的概念，而且是中医理论体系构建的模式之一。

关于三阴三阳划分的依据及其含义，《素问·阴阳离合论》已提出此类问题并试图做出解释："今三阴三阳，不应阴阳，其故何也？岐伯对曰：阴阳者，数之可十，推之可百；数之可千，推之可万；万之大不可胜数，然其要一也。"《素问·至真要大论》则说："愿闻阴阳之三也，何谓？岐伯曰：气有多少，异用也。"《素问·天元纪大论》也说："阴阳之气各有多少，故曰三阴三阳也。"说明三阴三阳的划分是以阴阳之气量的多少来划分的。虽然《素问·阴阳类论》和《经脉别论》等规定少阳为一阳，阳明为二阳，太阳为三阳，厥阴为一阴，少阴为二阴，太阴为三阴。但《灵枢》的《终始》《禁服》及《素问·六节藏象论》等篇论述人迎、寸口脉诊，均以寸口一盛、二盛、三盛分别对应于经脉的厥阴、少阴、太阴，人迎的一盛、二盛、三盛分别对应于经脉的少阳、太阳、阳明；而且，就经

---

[1] 王玉川.运气探秘 [M].北京：华夏出版社，1993：8.

脉的表里关系而言,《灵枢·九针论》说:"足阳明太阴为表里,少阳厥阴为表里,太阳少阴为表里,是谓足之阴阳也。手阳明太阴为表里,少阳心主为表里,太阳少阴为表里,是谓手之阴阳也。"都体现出三阳、二阳、一阳分别与三阴、二阴、一阴的对应关系。故黄龙祥指出:"通观《内经》全书,实际上更多的是以阳明为三阳,以太阳为二阳……故经学家廖平先生坚决主张以阳明为三阳,太阳为二阳。"[1]

至于太阴、少阴、厥阴和太阳、少阳、阳明的含义,太阴、少阴、太阳、少阳之名不难理解,即指阴阳之气的多少,这种思想在《周易》中已有所反映。但阳明、厥阴的概念则不见于医学以外的其他学科,丹波元简《医滕》论三阴三阳说:"太少阴阳,原是四时之称。董仲舒云:春者,少阳之选也;夏者,太阳之选也;秋者,少阴之选也;冬者,太阴之选也……以阳明、厥阴合称三阴三阳者,医家之言也。"《内经》也试图对阳明、厥阴的含义做出解释,如《素问·至真要大论》说:"帝曰:阳明何谓也? 岐伯曰:两阳合明也。帝曰:厥阴何谓也? 岐伯曰:两阴交尽也。"《灵枢·阴阳系日月》在以手足三阴三阳分别配属十日、十二月的基础上,对阳明、厥阴的含义也做了类似的解释,所谓"辰者三月,主左足之阳明;巳者四月,主右足之阳明。此两阳合于前,故曰阳明"。或"丙主左手之阳明,丁主右手之阳明。此两火并合,故曰阳明"。"戌者九月,主右足之厥阴;亥者十月,主左足之厥阴。此两阴交尽,故曰厥阴"。其中月份与三阴三阳相配,正好反映了阴阳循环,由弱到强再到弱的变化规律。黄龙祥认为《内经》的解释并不明朗,而所谓"两阳合明""两火并合"原来系直接取自《易经》"离"卦的卦象。离卦卦画为☲,取象于火、日。《象》曰:"明两作,离。"《说卦》曰:"离为火,为日";"离也者,明也"。又因为离卦是由两个火卦重合而成,故曰"两火并合""两阳合明"。离卦正与前方——南方相配,故曰"两阳合于前"。《素问·阴阳离合论》曰:"圣人南面而立,前曰广明,后曰太冲。"

[1] 黄龙祥.中国针灸学术史大纲 [M].北京:华夏出版社,2001:287.

王冰注说："广，大也。南方丙丁，火位主之，阳气盛明，故曰大明也。向明治物，故圣人南面而立。《易》曰：相见乎离。盖谓此也。然在人身中，则心脏在南，故谓前曰广明。"据此认为当时正是以阳明与"离"卦相配。至于厥阴之义，黄氏据《素问·四时刺逆从》和《诸病源候论》等，考证厥阴的本义与阴器有关，将止于前阴且主治前阴病的脉称作厥阴[1]。

上述解释虽较前人有所深入，但无疑割裂了《内经》对阳明、厥阴释义之间的内在联系，而且六经名称惟有阳明一经取象于卦象，厥阴则直指前阴部位，就命名体系内在的自洽性而言，似乎也有些过于勉强。其实《灵枢·阴阳系日月》所论手足三阴三阳与十日、十二月的配属关系，恰恰说明了阳明、厥阴名称的含义。左右两足三阴三阳经脉配十二月，无疑与易学中的十二消息卦有关。十二消息卦也称为十二月卦、十二辟卦等，由西汉孟喜提出，有学者认为其来源甚古，最早见于《归藏》[2]。十二消息卦依阴阳消息的次序排列为复、临、泰、大壮、夬、乾、姤、遁、否、观、剥、坤。从复到乾，阳爻逐渐增加，从下往上增长，阴爻逐渐减少，表示阳气逐渐增强，阴气逐渐减弱，复卦象为一阳生，临为二阳生，泰为三阳生，大壮为四阳生，夬为五阳生，乾卦六爻皆阳，表示阳气极盛，为阳息阴消过程；从姤卦到坤卦，阴爻逐渐增加，从下往上增长，阳爻逐渐减少，表示阴气逐渐增强，阳气逐渐减弱，姤卦象为一阴生，遁为二阴生，否为三阴生，观为四阴生，剥为五阴生，坤六爻皆阴，表示阴气极盛，为阴息阳消的过程。孟喜以十二消息卦代表一年十二月，即复卦配十一月（子月），临卦配十二月（丑月），泰卦配正月（寅月），大壮卦配二月（卯月），夬卦配三月（辰月），乾卦配

［1］ 黄龙祥. 中国针灸学术史大纲［M］. 北京：华夏出版社，2001：280-284.
［2］ 张善文. 象数与义理［M］. 沈阳：辽宁教育出版社，1993：91-92.

四月（巳月），姤卦配五月（午月），遁卦配六月（未月），否卦配七月（申月），观卦配八月（酉月），剥卦配九月（戌月），坤卦配十月（亥月）（图2-1）。此十二卦代表一年中节气中的中气，十二卦共七十二爻，代表七十二候。自西汉孟喜、京房提倡卦气说后，十二消息卦即颇为流行，东汉马融、郑玄、荀爽、虞翻，乃至后世学者研究《周易》，莫不采用十二消

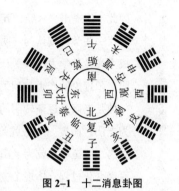

图2-1　十二消息卦图

息卦之义为说，故尚秉和《周易尚氏学》指出："后汉人注《易》，往往用月卦而不明言，以月卦人人皆知，不必揭出。其重要可知矣。"

　　依据十二消息卦，十一月冬至一阳生，到了三月、四月阳气最盛而阴气将生，故"两阳合明"而为阳明；五月夏至一阴生，到九月、十月阴气最盛而阳气将生，由于阴气盛极而衰，故"两阴交尽"而为厥阴。阳明与厥阴，虽然一言最盛之时，一言盛极而衰，但都为阴阳双方盛极将衰之时。大概正由于此，《素问·阴阳离合论》在论述经脉之开、阖、枢理论时，认为阳明、厥阴均属于"阖"，所谓"是故三阳之离合也，太阳为开，阳明为阖，少阳为枢"，"是故三阴之离合也，太阴为开，厥阴为阖，少阴为枢"。当然《内经》中以三阴三阳标示季节时间，并不完全统一，如《素问·脉解》及运气学说中所论与《灵枢·阴阳系日月》的观点各不相同，可以看作不同学术流派思想之体现。

　　关于三阴三阳模式产生的渊源，历代学者研究甚少。周学海认为《素问·阴阳离合论》"论阴阳之名义之无定，人身前后左右之分三阴三阳者，取义于天地四方之部位也"（《内经评文素问》）。并在《读医随笔》中专论三阴三阳之名义，明确指出："十二经之三阴三阳，其名称起于人身之分野"，"是故经络之三阴三阳，止以定人身前后、左右、表里部分之名者也。""由此观之，以天地四方之象，起三阴三阳之名，因即以其名加之六气，因即以其名加之人身，此不过借以分析气与处各有所属，俾得依类以言其病耳！"

因此，他提出"六经、五脏不能强合"，"六经、六气不能强合"[1]。现代一些学者则认为三阴三阳六经的来源与《周易》有关，如张其成主编《易学大辞典》认为，《周易》"长、次、少三男三女说对三阴三阳理论的产生起到了启迪作用。又如在先天八卦中，从巽→艮→坤是老阳乾逐渐转阴的过程，巽为一阴初生，艮为二阴至壮，坤为老阴；而震→兑→乾是老阴坤逐渐转阳的过程，震为一阳初生，兑为二阳至壮，乾为老阳。这种由乾至坤、由坤至乾的阴阳多少的发展变化过程，体现了三阴三阳的思想实质。另外，爻位中三阴位（二、四、上）、三阳位（初、三、五），也体现了三阴三阳的理论内涵"[2]。王玉川也认为三阴三阳很可能是古代医家从后天八卦阴阳各分为"长""次""少"得到启发而创造出来的[3]。但是，《周易》并没有直接提出三阴三阳的概念，后世易学也不讲三阴三阳的问题，如果说三阴三阳六经与《周易》六爻有关，那么六爻的来源又是什么？也是值得考察的问题。

其实，对于三阴三阳六经的渊源问题，可以从阴阳三分与六经理论构建等不同角度加以认识。周学海《内经评文素问》说"人身前后左右之分三阴三阳者，取义于天地四方之部位也"，正好说明三阴三阳六经之取义来源于古人对天地四方六合的认识。"六"代表的是三维的立体空间，它直接从六合观念获得了神圣的价值和象征功能，而成为"人道六制"（《管子·五行》）的依据。中国古代官制，中央行政机构以"六"设置，成为一种定数和传统，有所谓六卿、六官、六部、六军、六典等。《周易》的六爻也与六方位空间的观念有关。由于古人常以空间方位的某一点来标示时间循环变化的

---

［1］　周学海.读医随笔［M］.南京：江苏科学技术出版社，1983：60-66.

［2］　张其成.易学大辞典［M］.北京：华夏出版社，1992：911.

［3］　王玉川.运气探秘［M］.北京：华夏出版社，1993：5.

周期，故六方位空间也可借用以表示时间观念，而形成以"六"为基数的循环周期。《周易·乾卦·象》曰："大明终始，六位时成。时乘六龙以御天。"闻一多考证认为乾卦的整体是北斗星的表征，而乾卦各爻则描绘了东宫苍龙所代表的龙马，拉着帝车在天空运行[1]。有学者认为，《象传》明确指出《乾卦》中六龙所在的六个位置与时节有着密切关系，黄昏与清晨所见到的苍龙所在的六个不同位置，标志着六个不同时节的到来，六龙六位所对应的节气点为：见龙在田——霜降，或跃在渊——冬至，潜龙勿用——雨水，飞龙在天——谷雨，亢龙有悔——夏至，群龙无首——处暑。这是一种把一年划分为六个季节的古老历法[2]。宋会群也认为"时乘六龙以御天"与六龙季历有关，并指出六龙季历的特点是以天干纪日，三十日为一月，六十日为一季，六季为一年；用"龙"的形态表示季节，说明六龙季历有物候历的成分；历日以三百六十天为准，五至七天的"过年日"用来调节历日长度与实际物候的矛盾，不计在日序之中[3]。此即《素问·六节藏象论》所言："天以六六为节……天有十日，日六竟而周甲，甲六复而终岁，三百六十日法也。"根据时间的同构原理，王叔和《脉经》则指出："脉平旦曰太阳，日中曰阳明，晡时曰少阳，黄昏曰少阴，夜半曰太阴，鸡鸣曰厥阴，是三阴三阳时也。"将一日也划分为六个时段，并以三阴三阳标示。正由于"六"具有时空划分模式的作用，故人体经脉体系的构建也以此模式为标准划分为三阴三阳六经。所以，有学者研究认为，三阴三阳就是参照天文历法命名的[4]。

由上可见，三阴三阳模式是《内经》经络学说、运气学说及热病辨证论治体系等构建的基础。三阴三阳的划分是依据阴阳气量的多少，阳明与厥阴虽然一言最盛之时，一言盛极而衰，但都为阴阳双方盛极将衰之时。三阴

［1］ 卢央.易学与天文学［M］.北京：中国书店，2003：10-21.

［2］ 武家璧.观象授时——楚国的天文历法［M］.武汉：湖北教育出版社，2001：69-71.

［3］ 宋会群.中国术数文化史［M］.郑州：河南大学出版社，1999：97-106.

［4］ 陈德成.中国古代天文学对经络学说形成的影响［J］.中国针灸，1997，17（9）：567-568.

三阳模式的产生源自于中国古代一分为三的哲学思想和时空六分的宇宙观念。三阴三阳模式贯穿着阴阳相互渗透、彼此消长、相互转化等朴素辩证法思想，其精神实质在于把物质世界的运动看作是沿一定次序行进的循环圈，无论是阴还是阳，都是一个由初升到极盛，再转向衰弱的过程，并且在阴中包含着阳的因素，在阳中又包含着阴的成分。这个循环圈既表示事物运动的方向和次序，同时又反映着事物和现象在阴阳属性上的分布情况。

（四）三才模式与中医临床治疗

中医临床从治则治法、方剂配伍，到具体的诊疗措施，都与天地人三才观有一定的联系。如中医因时、因地、因人制宜的三因制宜的治则，无疑也反映了天地人三才一体的思想。《素问·阴阳应象大论》所谓"故因其轻而扬之，因其重而减之，因其衰而彰之……其高者，因而越之；其下者，引而竭之；中满者，泻之于内"的论述，分别阐明了疾病初、中、末三期及病位上、中、下不同的顺势治疗措施。张介宾《类经·论治类》论药物上、中、下三品的应用则谓："言药性善恶，故有上中下之殊。神农云：上药为君，主寿命以应天；中药为臣，主养性以应人；下药为佐使，主治病以应地。"体现了方制君臣佐使以应三才的思想。清代医家郑梅涧《箧余医话》论处方用药指出："审乎药之寒热温凉，本乎天之气也；审乎药之咸苦酸涩，本乎地之味也；审乎药之升降守走，符乎人之性也。"李孟磊认为，吴鞠通《温病条辨》中的三才汤，方中天门冬上润心肺之阴表天，人参中补脾胃表人，地黄下滋肝肾表地，三药之作用与其相应的天、人、地三字共同组成三才[1]，该方是着眼于人体上中下进行的整体调整，也充分体现了三才思想在组方中的应用。又如《温病条辨》的三仁汤，药物组成为杏仁、白蔻仁、生薏仁、飞滑石、

---

[1] 李孟磊.论中医处方中的整体观[J].山东中医杂志，2011，30（12）：835-836.

白通草、竹叶、厚朴、半夏。此方的立意充分考虑了影响水液代谢的肺、脾、肾三脏,进而寻求上、中、下三焦同治。

对三才观与针灸治疗的关系,现代学者也多有研究。刘陆伟等研究认为,三才观对针灸学的影响主要体现在三个方面:一是对针灸治疗原则即因时制宜、因地制宜、因人制宜的影响,二是对治疗选穴的应用,三是对针刺补泻的影响[1]。《灵枢·官能》曾指出:"用针之服,必有法则,上视天光,下司八正,以辟奇邪,而观百姓,审于虚实,无犯其邪。"突出针刺当"视天""司地""观人"之虚实,即针灸治疗疾病,须兼顾三才方可取得好的效果。元·窦汉卿在《标幽赋》中首创三才穴,指出:"天地人三才也,涌泉同璇玑百会;上中下三部也,大包与天枢地机。"其再传弟子王国瑞在《玉龙经》中注释谓:"百会在顶,应天主乎气;涌泉在足底,应地主乎精;璇玑在胸,应人主乎神。得之者生,失之者亡,应乎三才者也。"元·泉石老人在《金针赋》中记述了把人体诸穴分为天地人三个浅深不同的层次以应三才的方法,进而按照浅深三层不同采用不同的刺治方法,而发展演变为烧山火、透天凉等复式补泻手法。现代有学者运用三才观的思维方法,在治疗臂丛神经损伤时,从平肩处为开端至手中指尖分为三才,其中从平肩至肘关节纹线上 4.5 寸(同身寸)处为天部,以肘关节上 4.5 寸处至肘关节纹线下 4.5 寸处为人部,以肘关节纹线下 4.5 寸处至中指尖为地部。在治疗骶丛神经损伤时,将臀部及足亦分为三才,其中上部以臀部至窝上 4.5 寸(同身寸)处为天部,中部以窝上 4.5 寸至于窝下 4.5 寸处为人部,下部以窝下 4.5 寸处至足跟为地部,分部予以按摩和穴位注射治疗[2]。此法可谓三才观在现代的拓展发挥。

另外,中医养生亦遵循天地人三才的理念,《素问·阴阳应象大论》即明

[1] 刘陆伟,陈以国.古代"三才观"对针灸学的影响[J].光明中医,2010,25(2):209-210.

[2] 李鸿超.治疗腓总神经损伤的三才疗法[J].针灸临床杂志,1999,15(7):49-50.

确指出："惟贤人上配天以养头，下象地以养足，中傍人事以养五脏。"

四、天人五行同构

五行学说是中国传统哲学思想中影响最为广泛的重要学说之一，它以数术的方式力图说明宇宙的根本秩序，强调事物之间的相互影响与联系。在中国古代社会中，这一学说不仅对自然科学、应用技术和人文科学的发展影响巨大，并在一定程度上推动着古代中国的思维发展，决定着中国哲学在一定时期内的基本走向。顾颉刚先生曾指出："五行，是中国人的思想律，是中国人对于宇宙系统的信仰；二千余年来，它有极强固的势力。"[1] 五行学说也是中医理论体系构建的哲学基础，并成为中医理论体系的有机组成部分。

（一）五行分类结构的形成

有关五行的起源问题，至今有五方说、五材说、五季说、五星说等不同的看法，但现实有可能是，古代人的思维方式主要是一种主客不分、时空混同的原始思维，用具体的五种物质材料命名五星，借助五星运转可以划分时间；借助太阳的运转以划分方位，而对时间的认识又以空间来分割，具体体现为在五行的起源阶段，由于观念上的时空认同，五行的整合已初露端倪。如五方说中已涉及方位、季节、气候、五帝等；五季说中论及季节、星象、物候、气候等；五星说则将季节、方位、气候、物候相匹配；五材说在将木、火、土、金、水作为具体的物质名词使用的同时，并用以命名季节、五星，对其属性进行抽象，与五味、五官、五色等相联系。在最早对五行进行系统论述的《尚书·洪范》中，除首论五行外，其中以五归纳现象的还有"五事""五祀""五福"等。另外，第八畴将气候变化归纳为"雨、旸、燠、寒、风"五种现象；第七畴稽疑，即占

---

[1] 顾颉刚.古史辨自序 [M].下册.石家庄：河北教育出版社，2000：430.

卜方式，其决策的程序也以五为基数，要经过五道程序，即天子自己详加考虑、和卿士商量、和庶民商量、用龟占卜及用筮草占卜。可见《洪范》九畴中有六法以五为基数，较之远古，殷人以五为准绳从行政体制扩展到历法、气候等生产管理领域，扩展到修养、幸福观、决策等意识形态领域，而且作为治国大法出现，使五的权威性更加规范化、法典化了。

西周以后，五行说的经验性认识向抽象化和衍化发展，首先扩大到地舆世界，五行成为地舆世界抽象存在的基本元素，构成相生、相胜的关系。《国语·周语》曰："天六地五，数之常也。"韦昭注："地有五行，金、木、水、火、土也。"正如张岱年先生所说："当时人认为五行是地上的基本事物，还不是天地总体中最根本的东西。"[1]随着五行思想的发展，五行说一方面作为一种思维形式运用于广大的社会领域，如《吕氏春秋》"十二纪"把五行与五色、五味、五音、五祀、五事、五性等相配属，表明五行超越了《洪范》阐述的农业经验的范畴。春秋时代的名字，有些也可能表现了五行的意义，如《左传·襄公五年》所记的楚国公子壬夫，字子辛。王引之《经义述闻》认为："壬，水也，刚日也；辛，金也，柔日也。名壬字辛者，取水生于金，又刚柔相济也。"另一方面，五行说渗透到学术思想和自然学科的不同领域，促进了学术的发展。如《周礼·天官》曰："以五味、五谷、五药养其病，以五气、五声、五色视其死生。"贾公彦《正义》曰："即五行传五诊之义。"到了战国中后期，五行已被作为认识整个宇宙世界的思想模式，并用于解释政治历史的规律性。作为一种世界观，它认为天地之间各种各类事物都由五部分构成，五是万事万物的基数，如萧吉《五行大义》序所言："万有森罗，以五为度。"《子华子·北宫意问》云："是故天地之间，六合之内，不离于五。"而且各种各类事物的五部分都分别归属于木、火、土、金、水五行，形成五行类属，五行则成为天地万物的纲领。一旦哲学家们达到这种认识，则又会发挥自己的玄思和美感，而以五行囊括一切，乃至不惜

[1] 张岱年.中国古典哲学概念范畴要论[M].北京：中国社会科学出版社，1987：90.

牵强附会，佐以种种社会的与政治的需要，构造出一套无所不包的五行大系来，并使五行说由经验性认识异变为一种关于价值规范和认识模式的先验信念。另外，要注意的是，五行大系之统摄自然与人事，不能简单地理解为认识论上的主观与客观，或人的认识和实践与客观规律的统一问题，而是本体上的天人合一。它一方面要求圣王务时而寄政，使人行合于天行；另一方面还指出，天地之美的存在与实现，必待人与天协调才能生成。这种人在天中，天在人中，你中有我，我中有你，天人交相胜的思想，可以说是中国文化的共性，而五行家不过将之形象地、图式地表示出来而已。

五行整合中对事物的分类，并不是依据物质的构成元素，而是以五行的功能属性为根据，对万事万物的动态之象，即功能特性及事物之间的行为动态联系进行综合，将其归纳为五大类别，作为对世界之象的整体划分。蔡璧名指出："中国的五行说，由浑沌初构到系统成熟，终至广泛应用，始终未曾以探索宇宙构成之根本物质为问题意识的所在。"[1]而是着眼于研究事物内部和事物之间最一般的结构关系，并用五行结构观念构成关于自然及社会的理论体系。这种五行体系构建方法的具体依据，大致可归纳为以下几种：①特征同一，即不同事物在感性特征上的相似和一致。如五行中五方配五时，即与五方和五时在气候、物候方面的特征同一有关。②效能同一，指不同事物在功能和行为方式上的相似和一致。如大地养育万物，脾胃化生气血滋养全身，功能相近归为一类。③聚合同一，即从时空的角度而言，凡是能够相感、相从、相召、相动，聚集在一起的事物，同气相求，归为一类。此是中国古代学术普遍承认的思想，《易传·系辞上》概括为"方以类聚，物以群分"，《易传·文

[1] 蔡璧名. 重审阴阳五行理论：以本草学的认识方法为中心 [J]. 台大中文学报，2000（12）：285-364.

言》则具体论述曰："同声相应，同气相求。水流湿，火就燥。云从龙，风从虎……本乎天者亲上，本乎地者亲下，各从其类也。"如春季多东风，气候温和，植物萌芽生长，到处呈现绿色，这些现象之间有相从、相动的关系，故同归于五行木一类。④关连同一，即通过中间环节的连递而相互联系。如此在事物自然种类的基础上把它们分为五个部分，然后分别纳入五行，形成新的五行类属关系。

（二）中医学对天地人五行结构的认识

五行结构是中医理论构建的基本框架，对此，《素问》的《金匮真言论》《阴阳应象大论》《宣明五气论》及有关运气学说的七篇大论等，都有较为详细的阐述，现根据《内经》所述整理如表2-2。

表2-2　自然事物与人体联系的五行分类表

五行	木	火	土	金	水
五方	东	南	中	西	北
五季	春	夏	长夏	秋	冬
六气	风	热（火）	湿	燥	寒
五变	生	长	化	收	藏
物候象	柔	息（长）	充	成	坚
五色	青	赤	黄	白	黑
五味	酸	苦	甘	辛	咸
五嗅	臊	焦	香	腥	腐
五音	角	徵	宫	商	羽
星宿	岁星	荧惑星	镇星	太白星	辰星
五虫	毛	羽	倮	介	鳞
五畜	犬	马	牛	鸡	彘
五谷	麻	麦	稷	稻	豆
五果	李	杏	枣	桃	栗
五实	核	络	肉	壳	濡

五行	木	火	土	金	水
性质	暄	暑	静兼	凉	凛
五德	和（敷和）	显（彰显）	濡（溽蒸）	清（清洁）	寒（凄沧）
五用	动	躁	化	固	（缺）
五化	荣（生荣）	茂（蕃茂）	盈（丰备）	敛（紧敛）	肃（清谧）
五政	发散（舒启）	明（明曜）	谧（安静）	劲（劲切）	静（凝肃）
五令	宣发（风）	郁蒸（热）	云雨（湿）	雾露（燥）	寒
极变	摧拉（振发）	炎烁（销铄）	动注（骤注）	肃杀	凝冽（凛冽）
灾害	陨（散落）	燔焫	淫溃（霖溃）	苍落（苍陨）	冰雪霜雹
生成数	3，8	2，7	5	4，9	1，6
方位天干	甲乙	丙丁	戊己	庚辛	壬癸
方位地支	寅卯	巳午	辰戌丑未	申酉	亥子
五运天干	丁壬	戊癸	甲己	乙庚	丙辛
六气地支	巳亥	子午寅申	丑未	卯酉	辰戌
五脏	肝	心	脾	肺	肾
六腑	胆	小肠	胃	大肠	膀胱
五体	筋	脉	肉	皮毛	骨
五官	目	舌	口	鼻	耳
五神	魂	神	意	魄	志
五志	怒	喜	思	悲	恐
五液	泪	汗	涎	涕	唾
五声	呼	笑	歌	哭	呻

中国古代天人关系理论与中医学研究·第二章 天人合一与中医理论的构建

　　上述五行对事物的分类，也必须以同中求异、异中求同的分析比较为基础，只不过这种分析不是沿结构准确性的路径发展的，而是追求种类的精细性。一方面，注重自然种类事物之间的差异，如同属于季节这一自然种类的春夏秋冬之间有着气候、物候的显著差异等；另一方面，又在不同的自然种类的事物之间寻求其联系性或共性，如火、荧惑星、朱雀七星、南方、赤色、暑热、苦味、焦气等虽自然属性不同，但它们之间却有联系或共性：火及荧惑星色赤；火性热，夏季和南方气候较热；火性炎上，羽虫有飞腾之能与之相似，食物烤焦则味苦而气焦。因此，它们同属于火一类。如此形成的五行分类，与自然种类相比较，如果说后者是对事物的一种纵向分类，则五行分类就是对事物的一种横向分类，这种横向分类跨越了自然与社会、物质与精神、动物与植物、有机物与无机物、天体与人体等事物自然属性的界限。

　　另外，由于五行分类总是以木、火、土、金、水五种物资的具体属性为基础，或加以引申扩展而来，而对五行属性或事物特性认识的差异，势必造成在不同的范围内或从不同的角度，事物的五行归类不同，而表现出五行分类的相对性。如《子华子·北宫意问》论五行属性云："水以润之，火以煤之，土以溽之，木以敷之，金以敛之，此以其性言也；水之冽也，火之炎也，土之蒸也，木之温也，金之清也，此以其气言也；水在下，火在上，土在中，木在左，金在右，此以其位言也；水之平也，火之锐也，土之圜也，木之曲直也，金之方也，此以其形言也；水则因，火则革，土则化，木则变，金则从革，此以其材言也。"就对事物的认识而言，以人为例，在动物这一大范围内，人为倮虫属土；但在人的范围内，又可依其性格、形体特征的不同，分为木行之人、火行之人等五类，每一类还可以再分，形成二十五人类型；就一个人而言，其形体部位亦可以进行五行的不同划分，正如张介宾《类经图翼》所说："五行之中，复有五行。"对于这种五行异级同构的推演，刘温舒《素问入式运气论奥》有精辟的论述："天地媾醇，物我备化，则寒暑燥湿风共主乎一岁之内，生长化收藏咸备乎万物之中。非只一岁也，虽一时一刻之短，而五行之气莫不存；非恃一物也，虽一毫一芒之细，而五行之化莫不载。"[1]

由五行异级同构的观念，很自然又可推演出五行互藏的结论。张介宾《类经图翼》说：但人知"五之为五，而不知五者之中，五五二十五，而复有互藏之妙焉。"[2]五行互藏，揭示了事物无限多的层次和无穷可分的特点，说明五行学说所描绘的宇宙结构，是具有多层次的体系。这种思想应用于中医学，如《灵枢·阴阳二十五人》以此构建了独具特色的人的分类说——阴阳二十五人；张介宾"凡五脏之气，必互相灌濡，故五脏之中，必各兼五气"[3]之论，以及周慎斋提出"心之脾胃，肝之脾胃，肺之脾胃，肾之脾胃，脾胃之脾胃"[4]的说法，均与五行异级同构的模式推演有关。

《素问·金匮真言论》提出"五脏应四时，各有收受乎"的问题，《灵枢·通天》说："天地之间，六合之内，不离于五，人亦应之，非徒一阴一阳而已也。"《灵枢·经别》明确指出："余闻人之合于天道也，内有五脏，以应五音、五色、五时、五味、五位也。"因此，人与自然界万物以阴阳五行之同构为中介而通应，心"为阳中之太阳，通于夏气"；肺"为阳中之少阴（原作太阴），通于秋气"；肾"为阴中之太阴（原作少阴），通于冬气"；肝"为阴（原作阳）中之少阳，通于春气"；脾"为至阴之类，通于土气（长夏）"（《素问·六节藏象论》）。隆盛之阳为太阳，初生之阳为少阳，隆盛之阴为太阴，初生之阴为少阴，它既是五脏的阴阳属性，也是五时之气

[1] 张立平校注.素问运气论奥［M］.北京：学苑出版社，2008：120.

[2] 张介宾.类经图翼［M］.北京：人民卫生出版社，1965：11.

[3] 张介宾.景岳全书［M］.上海：上海科学技术出版社，1959：85.

[4] 周慎斋.慎斋遗书［M］.上海：上海科学技术出版社，1959：6.

的盛衰消长，由此构成"四时五脏阴阳"的理论。

五、天人九宫同构

（一）九宫概念及数图的形成

九宫数图即洛书图，其产生与古代明堂建制有关，《管子·幼官》《礼记·月令》《吕氏春秋·十二纪》都明确记载了明堂九室之制，其实质是一种天子四季轮流居住九室的礼制（图2-2）。《月令》《十二纪》所论四隅之处，实为一室，如春天所居为青阳右个，即夏天所居的明堂左个。其区别在于出入的门户，春天此室开东门，夏天则开南门，所以实际上为九室。《大戴礼记·明堂》始将九室配以九数，其文曰："明堂者，古有之也。凡九室，一室而有四户八牖……二九四七五三六一八。"这里的九个数从右至左，自上而下三三排列，即成洛书图。《礼记》乃记载有关秦汉以前礼仪制度的文献，为西汉刘向汇集，大戴、小戴《礼记》是刘向所编《礼记》的简编。《大戴礼记》称"明堂者，古有之也"，相对于汉初或战国当要早得多。另外，《逸周书·明堂解》认为明堂为周公所始创，则明堂之制似乎在西周早期即已有之。考古学家在安徽省含山县凌家滩新石器时代遗址墓葬中，发掘出距今大约五千年的一件造型独特的玉龟和一块刻有八角形特殊图案的长方形玉版，出土时雕刻玉版放在玉龟腹甲和背甲之间。冯时考证认为，含山玉版图像兼涉太一、六壬、遁甲三式的内容，既富八方九宫系统，配合八节、八卦，又备四方五位系统，配合四门，且列太一下九宫之法，显然是太一、六壬之类尚未分立之前古式盘的一种原始形式；并提出宋人发展的所谓河图、洛书原本应该同属洛书，所谓河图只是体现生成数体系的五位图，洛书则是体现天地数体系的九宫图，从逻辑上讲，两图只是反映了不同的布数过程，从方位上讲，九宫图只是四方五位图的扩大而已，而史前八角图形兼容二图，无疑可视作这两幅图形的渊薮[1]。如此，则洛书数图的起源将会更为久远。

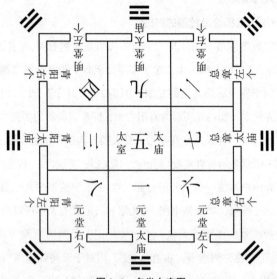

图 2-2　名堂九室图

西汉时的《黄帝九宫经》谓："戴九履一，左三右七，二四为肩，六八为足，五居中央，总御得失。其数则坎一、坤二、震三、巽四、中宫五、乾六、兑七、艮八、离九。太一行九宫，从一始，以少之多，则其数也。"《易纬·乾凿度》对此解释说："故太一取其数以行九宫，四正四维皆合于十五。"郑玄注云："太一下行八卦之宫，每四乃还于中央。中央者，北辰之所居，故因谓之九宫。天数大分，以阳出，以阴入，阳起于子，阴起于午，是以太一下九宫从坎宫始……终于离宫。"太一，古人认为是北辰神名，北辰即北斗，北斗运于紫微中宫而指建八节，所以太一北斗既是北辰神名，又是主气

[1]　冯时.中国天文考古学［M］.北京：社会科学文献出版社，2001：370-393.

之神，它的居所就是太一宫，也就是九宫中的中宫。太一经常依一定次序行移于八卦之间，也就是九宫中的八方之宫，指定八方，建定八节，这便是太一下行九宫，事实上它来源于一种最古老的斗建授时的传统。至此，则明堂九宫说始与京房的八卦卦气说相结合，其目的是以阴阳之数的变化，说明一年节气的变化。根据郑玄注释，九宫之数和八卦所居方位，可图示如下：

巽四	离九（阴根于午）	坤二
震三	中五	兑七
艮八	坎一（阳根于子）	乾六

图 2-3　九宫图

从图中可见，坎、离、震、兑四卦居于东西南北四正位，即四正；乾、坤、巽、艮四卦居于西南、西北、东南、东北四角，即四维。"皆合于十五"，是说纵、横、斜之数相加，皆为十五。太一在九宫中运行，则始于坎宫一，依次入坤宫二、震宫三、巽宫四，入中宫五休息；然后再入乾宫六，依次入兑宫七、艮宫八，到离宫九结束。太一行九宫数与洛书数完全相符。

1977 年在安徽阜阳双古堆西汉汝阴侯墓出土了一个"太乙九宫占盘"，其正面按八卦位置和五行属性排列，九宫的名称和各宫节气的日数与《灵枢·九宫八风》首图完全一致。小圆盘过圆心划四条等分线，在每条等分线两端分别刻有"一君"和"九百姓"，"二"和"八"，"三相"和"七将"，"四"和六，与洛书布局完全相同。九上一下，三左七右，以二射八，以四射六，也与《易纬·乾凿度》"太一行九宫"相合，此为洛书数图的产生提供了更为可靠的依据（图 2-4）。由此也可以推断《灵枢·九宫八风》的成篇当不晚于西汉。

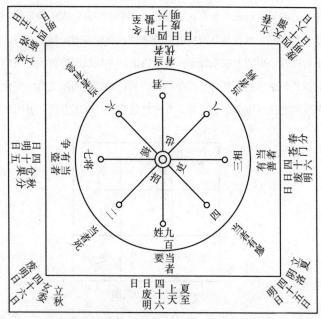

图 2-4 太一九宫占盘

（二）九宫思想与中医理论的构建

1. 九宫八风说

太一行九宫的论述，在《内经》中突出反映于《灵枢·九宫八风》。该篇将太一的运动分为大、小两种周期，大周期太———年在八宫间移居，即"太一常以冬至之日居叶蛰之宫四十六日，明日居天留四十六日，明日居仓门四十六日，明日居阴洛四十五日，明日居天宫（《太素》作'上天'，与图合）四十六日，明日居玄委四十六日，明日居仓果四十六日，明日居新洛四十五日，明日复居叶蛰之宫，曰冬至矣"。这里，古人把以二分二至为标志的太阳年分作八节，每节四十五日，共三百六十日。这与实际的太阳年有差，所以在叶蛰、天留、仓门、上天、玄委、仓果各加一日，即四十六日，通计共三百六十六日，合于《尚书·尧典》的"期三百有六旬有六日"。而且，在太一移宫之日，即冬至、立春、春分等八节，"天必应之以风雨，以其日风雨则吉，岁美民安少病矣。先之则多雨，后之则多汗（旱）"。八风的虚实邪正也是根据太一居宫期间的风向来判断："风从其所居之乡来为实风，主生长，养万物；从其冲后来为虚风，伤人者也，主杀主害者。"小周期太一从冬至之日起居于叶蛰，但每日又有所游，按照九宫一至九的次序，第二日游于玄委，第三日游于仓门，第四日游于阴洛，第五日到中宫，第六日游于新洛，第七日游于仓果，第八日游于天留，至第九日又回到叶蛰。居其他宫时，依此类推。故原文说："太一日游，以冬至之日始居叶蛰之宫，数所在，日徙一处，至九日复反于一。常如是无已，终而复始。"小周期同样有数术的意义，故原文又说："太一在冬至之日有变，占在君。太一在春分之日有变，占在相。太一在中宫之日有变，占在吏。太一在秋分之日有变，占在将。太一在夏至之日有变，占在百姓。所谓有变者，太一居五宫之日，病风折树木、扬沙石。"此指小周期而言，因为大周期没有中宫。太一居于一宫而游于九宫，所谓二分二至实指在四正位置的宫，加上中宫便是原文的五宫。在五宫中一宫之日有变，即有折树木、扬沙石的暴风，分别应于君、相、吏、将或百姓。文中还有一种占吉凶的方法："是故太一入徙，立（位）于中宫，乃朝八风以占吉凶也。"此又是就小周期而言，根据太一入徙于中宫之日，观察风所自来，以定吉凶，与八风虚实邪正的判断并不相同。《九宫八风》所讲的，是依太一行九宫的原理，以八风为占的数术。至于八种虚邪之风对于人体的损害，则又构成了八风八脏的理论，即冬至吹南风，病在心与脉；立春吹西南风，病在脾与肌肉；春分吹西风，病在肺和皮肤；立夏吹西北风，病在小肠；夏至吹北风，病在肾和骨；立秋吹东北风，病在大肠；秋分吹东风，病在肝与筋；立冬吹东南风，病在胃和肌肉。《素问·金匮真言论》则有"天有八风，经有五风，八风发邪，以为经风，触五脏，邪气发病"的论述，八风八脏则演变为八风五脏之论（图 2-5）。

东南 弱风 胃、肌肉	南 大弱风 心、脉	西南 谋风 脾、肌
东 婴儿风 肝、筋纽	中央	西 刚风 肺、皮肤
东北 凶风 大肠、两胁腋骨下及肢节	北 大刚风 肾、骨与肩背之膂筋	西北 折风 小肠、手太阳脉

图 2-5　八风侵袭人体示意图

　　上述思想是将当时流行的数术思想与医学对身体的认知相结合，强调身体需要在宇宙时空变化的不同时段采取积极措施避免自然界邪气之侵扰，防止疾病的产生。日本学者山田庆儿对此分析和评价认为："使八风或九方与身体的部分、器官、证候相对应的原理，是根据空间分割的分类。空间在此一方面是被分割成内外，另一方面则是八方。若于外的八方中加入'内'，则成为九方。这就是……古代中国极普遍的思考模式。因此若要将丰富的经验性知识，在不损害其具体性的前提下加以体系化，这个简单的划分原理无论如何会失败，至少是不能满足客观的需要。但是，将杂多的经验性知识依据某种原理加以整理，作为追求理论化的开端，又是具有一定积极意义的。中国的医学理论，自然有若干的脉络，而其中之一，就是沿着这条划分的途径形成的。"[1]《灵枢·九宫八风》反映了更为早期的医学与数术社会思潮相结合的面貌。

2. 身形应九野说

《灵枢·九针论》提出身形应九宫、九野之说:"左足应立春,其日戊寅己丑;左胁应春分,其日乙卯;左手应立夏,其日戊辰己巳;膺喉首头应夏至,其日丙午;右手应立秋,其日戊申己未;右胁应秋分,其日辛酉;右足应立冬,其日戊戌己亥;腰尻下窍应冬至,其日壬子;六腑膈下三脏应中州,其大禁,大禁太一所在之日及诸戊己。凡此九者,善候八正所在之处,所主左右上下身体有痈肿者,欲治之,无以其所直之日溃治之,是谓天忌日也。"文中所述身体部位、节气、方位三者之间的对应关系,乃是两臂、两腿张开后,头南尻北之俯卧平面图。故左足位东北方应立春,左胁位东方应春分,左手位东南方应立夏,头位南方应夏至,右手位西南方应立秋,右胁位西方应秋分,右足位西北方应立冬,腰尻下窍位北方应冬至。六腑及膈下脾肝肾三脏应中州。这里,人身九部与天之九野相应,天上的"太一"按八节顺移九宫,那么,与之相应的人身之"太一"按八节顺移九部,当天之"太一"行到某宫时,人身之"太一"也行至相应的部位。"太一"为天之贵神,不可触犯,人身之"太一"为人身贵神也不可触犯,故当"太一"行至某宫时,其所对应的人体部位就不可针刺,即使有痈肿需要治疗,也不能在该部位对应的"太一"到宫之日刺溃之。其中以干支标志人体各部刺禁日,就日支而言,子、午、卯、酉居四正之宫,寅申、丑未、辰戌、巳亥两两相对居四维之宫;日干则以壬、丙、乙、辛居四正之宫,戊、己居四维之宫。日干支在各宫的分布则依干支的五行属性而定,故从五行而论,这些日子都是各节中的王日,若从丛辰的角度看,这些日子又是各节所当月份的建日(即月建),月建为月中贵神,不可触犯,故人身相应部位在月建所在之日亦

[1] [日]山田庆儿. 古代东亚哲学与科技文化 [M]. 沈阳:辽宁教育出版社,1996: 281-282.

不可针刺。

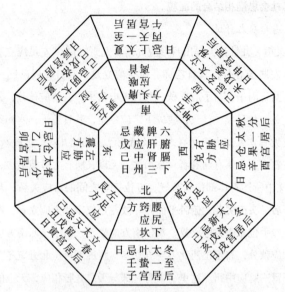

图 2-6　张介宾绘"身形应九野太乙所在天忌图"

张灿玾对《灵枢·九针论》与《九宫八风》的比较认为，两篇内容虽有相同或相近之处，但绝非一家之说。又详此两篇内容，若就人与天地相参之说论之，固有一定道理，然均杂以太一游说，染以神学观念，则其受古占星术之影响，已不待辨而自明矣[1]。这说明《灵枢》中这两篇的内容所反映的医学身体观受早期数术思想的影响非常大。

3. 九脏、九候说

关于《内经》九脏、九候之说，也与九宫、九数崇拜不无关系。《素问·六节藏象论》说："夫自古通天者，生之本，本于阴阳。其气

---

[1]　张灿玾，徐春波，张增敏. 黄帝内经文献研究［M］. 上海：上海中医药大学出版社，2004：128-129.

九州九窍，皆通乎天气。故其生五，其气三，三而成天，三而成地，三而成人，三而三之，合则为九，九分为九野，九野为九脏，故形脏四，神脏五，合为九脏，以应之也。"意思是说天地之气的运作以"三"这个神秘数字来规范，天、地、人三才等受"三"所制约，以三演绎为九，地有九野，而与人的九脏相应。九脏分为"形脏四"与"神脏五"。这种数术式的身体观亦见于《素问·三部九候论》，该篇指出："岐伯曰：天地之至数，始于一，终于九焉。一者天，二者地，三者人，因而三之，三三者九，以应九野。故人有三部，部有三候，以决死生，以处百病，以调虚实，而除邪疾。帝曰：何谓三部？岐伯曰：有下部，有中部，有上部。部各有三候，三候者，有天有地有人也，必指而导之，乃以为真。上部天，两额之动脉；上部地，两颊之动脉；上部人，耳前之动脉。中部天，手太阴也；中部地，手阳明也；中部人，手少阴也。下部天，足厥阴也；下部地，足少阴也；下部人，足太阴也。故下部之天以候肝，地以候肾，人以候脾胃之气。帝曰：中部之候奈何？岐伯曰：亦有天，亦有地，亦有人。天以候肺，地以候胸中之气，人以候心。帝曰：上部以何候之？岐伯曰：亦有天，亦有地，亦有人。天以候头角之气，地以候口齿之气，人以候耳目之气。三部者，各有天，各有地，各有人。三而成天，三而成地，三而成人。三而三之，合则为九。九分为九野，九野为九脏。故神脏五，形脏四，合为九脏。"其中对神脏的解释历代医家基本一致，如王冰谓："所谓神脏者，肝藏魂，心藏神，脾藏意，肺藏魄，肾藏志也。以其皆神气居之，故云神脏五也。"而对形脏的认识则不一致，主要有两种不同观点：一是王冰认为"所谓形脏者，皆如器外张，虚而不屈，含藏于物，故云形脏也。所谓形脏者，一头角，二耳目，三口齿，四胸中也"，即形脏是位于人体表面可以诊测的藏气之所。二是以张志聪为代表，认为"形脏者，藏有形之物也……藏有形之物者，胃与大肠、小肠、膀胱也"[1]。

---

[1] 张志聪.黄帝内经素问集注 [M].上海：上海科学技术出版社，1980：39.

另外,《灵枢·五十营》指出:"日行二十八宿,人经脉上下、左右、前后二十八脉,周身十六丈二尺,以应二十八宿。"其中经脉长16丈2尺之数,即隐含着"人以九九制会"的思想,即经脉左右各一,那么人体一侧经脉的长度8.1丈,恰合九九之数;任、督二脉共长九尺,也在"九九制会"的数中。正常人一昼夜的呼吸次数为23040～25920次,《灵枢·五十营》提出为13500次,也是为了满足其术数推演的需要,其中一息气行0.6尺之数,源于"人一呼,脉再动,气行三寸,一吸,脉亦再动,气行三寸,呼吸定息,气行六寸"。气行从三开始,然后以三的倍数递增,共行五十营于身,合于三五之数;气行一周二百七十息,合于三九之数。气行五十周,"凡行八百一十丈"(16.2×50 = 810),正合九九之数[1]。

4. 九针说

不仅中医理论的构建与天人数术密切相关,针具的制作也受到数术思想的影响。《灵枢·九针论》提出"敢问九针焉生?何因而有名"的问题,岐伯回答说:"九针者,天地之大数也,始于一而终于九。故曰:一以法天,二以法地,三以法人,四以法时,五以法音,六以法律,七以法星,八以法风,九以法野。"人身取法于自然之象,而九针与之相应,具体而言,如《素问·针解》所说:"夫一天、二地、三人、四时、五音、六律、七星、八风、九野,身形亦应之,针各有所宜,故曰九针。人皮应天,人肉应地,人脉应人,人筋应时,人声应音,人阴阳合气应律,人齿面目应星,人出入气应风,人九窍三百六十五络应野。故一针皮,二针肉,三针脉,四针筋,五针骨,六针调阴阳,七针益精,八针除风,九针通九窍,除三百六十五节气,此之谓各有所主也。"结合《灵枢·九针论》与

[1] 卓廉士.从古代数术看经脉长度与营气流注[J].中国针灸,2008,28(8):591-595.

《素问·针解》所述，可将九针数术相应情况归纳如下表。

表 2–3　九针数术对应表

九针	数术类比	人体与天地自然相应	针形	功能
镵针	一天，皮应天	天者阳也，五脏之应天者肺，肺者五脏六腑之盖也，皮者肺之合也，人之阳也	大其头而锐其末	针皮
圆针	二地，肉应地	人之所以应土者肉也	筩其身而员其末	针肉
鍉针	三人，脉应人	人之所以成生者血脉也	大其身而员其末	针脉
锋针	四时，筋应时	时者四时八风之客于经络之中，为痼病者也	筩其身而锋其末	针筋
铍针	五音，声应音	音者冬夏之分，分于子午，阴与阳别，寒与热争，两气相搏，合为痈脓者也	其末如剑锋	针骨
圆利针	六律，阴阳合气应律	律者调阴阳四时而合十二经脉，虚邪客于经络而为暴痹者也	尖如氂，且员且锐，中身微大	针调阴阳
毫针	七星，齿面目应星	星者人之七窍，邪之所客于经，而为痛痹，舍于经络者也	尖如蚊虻喙	以针益精
长针	八风，出入气应风	风者人之股肱八节也，八正之虚风，八风伤人，内舍于骨解腰脊节腠理之间为深痹也	长其身，锋其末	以针除风
大针	九野，九窍三百六十五络应野	野者人之节解皮肤之间也，淫邪流溢于身，如风水之状，而溜不能过于机关大节者也	尖如挺，其锋微员	通九窍，除关节间邪气

六、天人七数同构

"七"是世界文化中使用最广、影响最深远的神秘数字之一，它在中国、犹太、伊斯兰、希腊、罗马、印度等诸多地域，在宗教、神话、巫术、哲学、文学及民俗文化等诸多方面都有普遍的应用。故有学者认为"七"当之无愧地成为最有代表性的世界性神秘数字，几乎弥漫在社会文化的各个领域和角落[1]。"七"与中医学也有着密切的关系，有必要加以探讨。

（一）神秘数字"七"的产生渊源

神秘数字"七"何以形成，至今学术界并无统一的认识。恩斯特·卡西尔[2]曾指出："如果我们试图追溯附着于各种圣数的情感值的始源，那么我们几乎总会发现，它的基础是神话空间感、时间感或自我意识的特殊性。"故对神秘数字"七"的产生渊源，也可从上述几个方面探讨。

1. 空间方位认识与神秘数字"七"

从人类对空间方位观念的发生发展来看，总是先认识日出与日落两个方位——东与西，然后才认识另外两个方位——南与北。方位认识的进一步发展，有了上、下、中的意识，则有了"七"的观念。列维·布留尔[3]指出："契洛基人的两个神圣的数是 4 和 7……4 这个神圣的数是与四个方位直接相关的，而 7 除了 4 个方位以外，还包括'在下''在上'和'这里，在中间'。"恩斯特·卡西尔[4]也

[1] 叶舒宪，田大宪.中国古代神秘数字[M].北京：社会科学文献出版社，1996：135.

[2] 恩斯特·卡西尔.神话思维[M].黄龙保，周振选，译.北京：中国社会科学出版社，1992：165.

[3] 列维·布留尔.原始思维[M].丁由译.北京：商务印书馆，1995：207.

[4] 恩斯特·卡西尔.神话思维[M].黄龙保，周振选，译.北京：中国社会科学出版社，1992：166.

说："如同四崇拜一样，对五和七的崇拜也可能由方位崇拜发展起来：伴随着东、西、北、南四个基本方位，世界中央被看成部落或种族获得其指定位置的区域，上与下，天顶与天底也被赋予特殊的神话－宗教个性。例如在祖涅斯人中，就是这种空间－数字关联产生出决定他们独一无二的、理论性和实践性的、理智的和社会学的世界那种七等级制形式。在别的地区，数字七的巫术－神话意义也显示出特殊的基本宇宙现象与宇宙观念的关联。"由此可见，随着人类思维的演进，时空认识由二维空间向三维空间拓展，神秘数字也获得新的象征符号，由"四方"的平面方位转向"七方"的立体空间。叶舒宪[1]认为，现实的空间只有前后左右上下六个维度，加上中间为七，已经到了极限，所以七就成了宇宙数字、循环极限数字，在象征中间方位之外又有了魔法的，乃至禁忌的意义。徐辉[2]继承了叶舒宪的观点，通过解读中国的人日创世神话和西方基督教典籍《圣经》，指出数字"七"在神话传说中表示无限的时间和无限的空间。钟年[3]在列举了数字"七"在神话、传说方面的大量实例之后也认为，正是因为在空间划分中立足点（中心）的地位，使数字"七"获得了模式数字的资格，中华文化崇尚"中"的文化传统，又进一步强化了模式数字"七"的神秘性和神圣性。但他对叶舒宪之说提出质疑，认为在中国古代文化中，被认为极限、无法再增的数是"九"而非"七"。此则有将数的极限与空间极限混淆之嫌。刘道超[4]在深入分析了以"七"为表象的一些民俗及医药事项的基础上，对钟年的观点提出质疑，认为"在空间划分中立足点的地位"，只是数字"七"获得模式数字资格的一个较为次要的原因。其根本原因在于它体现了中国古代先哲对宇宙天体运动节律（即"天道唯七"）和人体生命节律（7～8年）的认识。但其有关

［1］ 叶舒宪.中国神话哲学［M］.西安：陕西人民出版社，2005：290.
［2］ 徐辉.试探中西方神秘数字"七"的文化根源［J］.大家，2010（3）：278-279.
［3］ 钟年.数字"七"发微［J］.中南民族学院学报（哲社版），1994（4）：58-62.
［4］ 刘道超.神秘数字"七"再发微［J］.中南民族大学学报（人文社会科学版），2003，23（5）：57-60.

运动节律的论证尚欠充分。

2. 原始天体崇拜与神秘数字"七"

古代人们通过用肉眼观察太阳、月亮、星星来确定时间和方向，制定历法，指导农业生产。在此基础上诞生了占星术，即通过天体的运行来占卜凶吉祸福，预测自然灾害、战争的输赢和个人的命运。《易传·系辞下》说："天垂象，见吉凶，圣人象之。"明末顾炎武在《日知录》中指出："三代以上，人人皆知天文：七月流火，农夫之辞也；三星在户，妇人之语也；月离于毕，戍卒之作也；龙尾伏辰，儿童之谣也。"由此可见，天文知识在人类早期文明中占有非常重要的地位，由此也产生了与天文有关的神话、文化知识及神秘数字等。

神秘数字"七"与天文的联系，从世界范围内而言，当首推日、月与木、火、土、金、水五大行星，古人称为七曜。《尚书纬·考灵曜》说："日月者时之主也，五星者时之纪也。"古代将日月的视运动作为制定历法的依据，而五星的运行不仅用于制定历法，也是星占学的主要观测对象。日月五星在古代天文学和古代星占学中都是主要角色，恒星天空只不过是衬托它们的背景，西方星期计日法的产生，也与此有关。《素问·五运行大论》说："夫变化之用，天垂象，地成形，七曜纬虚，五行丽地。"这里，七曜与五行相对，说明七曜犹如五行，与古人的政治、军事、文化、生活等产生了紧密的联系，引发人们的神秘意象，很自然形成了神秘观念。

中国古代以"七"为神秘数字，还与北斗七星及二十八宿有关，对此，不少学者都有所论述。如何柏生[1]认为，中国人除了用北斗七星辨方向、定季节外，还把它与政治法律联系起来。《史记·天官书》曰："北斗七星，所谓璇玑玉衡，以齐七政……斗为帝车，运于

---

[1] 何柏生.神秘数字的法文化蕴含[J].政法论坛（中国政法大学学报），2005，23（4）：131–145.

中央，临制四乡。分阴阳，建四时，均五行，移节度，定诸纪，皆系于斗。"可见北斗当时在人们眼中起着像皇帝一样能够总管世间万物、制定生息规律的重要作用，进而由对北斗七星的崇拜，使数字"七"也被赋予了信仰内涵，并附上了神秘的、神圣的色彩。张竞艳[1]也认为对北斗七星的崇拜是神秘数字"七"形成的重要原因。叶舒宪等[2]则认为，与天象相关的圣数"七"并不只北斗七星一项，还应提到四倍于"七"的二十八宿。二十八宿是把黄道和赤道附近的两个带状区域内的星象分为二十八个不等的部分，是判断日、月、五星运行位置的标准。一面七宿形成苍龙、白虎、朱雀、玄武四象，分别与四宫、四象、四季相互配属。陈江风[3]也认为这七个一组的灵物，和"七曜"的运行相结合，不仅具有纪历参照物的神秘性，而且与人们的日常利益息息相关。也正是因为它们一方面和天神崇拜的精神信仰有关，一方面又和制定历法的日用生活密切相联，"七"这个数字便在中国传统观念中特别受人注意。卓廉士[4]从术数的角度分析，指出："二十八宿加上七星为数三十五。以日、月、五星之七为基数，四七二十八、五七三十五皆是七的倍数。"

　　此外，有学者认为，神秘数字"七"的产生，除天象崇拜外，源于人自身容易产生以七为生命之数的体悟。如人体、心志有七窍、七情、七尺之躯等，《素问·上古天真论》关于女子以七为生命基数等。因此认为"在对奥妙无穷的人自身的灵肉结构与机制的感悟体察中，七成为表达生命规律的常熟与宿命的定数"[5]。王国维通过研究周代青铜器铭文提出了著名的"月相

[1] 张竞艳.从神话及宗教信仰解析神秘数字"七"[J].民族文学研究，2008（3）：58–63.

[2] 叶舒宪，田大宪.中国古代神秘数字[M].北京：社会科学文献出版社，1996：155.

[3] 陈江风.关于"七夕"文化的几个问题[J].南都学坛（人文社会科学学报），2006，26（2）：26–31.

[4] 卓廉士.中医感应、术数理论钩沉[M].北京：人民卫生出版社，2015：187.

[5] 吴慧颖.中国数文化[M].长沙：岳麓书社，2013：65–75.

四分说"[1]，马丽娜[2]在此基础上，通过对月亮圆缺周期及人体生理周期的分析，认为"七日"作为时间界限体现着生命活动的周期规律，数字七在这里就起到了一个标志界限的循环代码的作用。

综上所述，可见"七"作为世界性的神秘数，其形成的渊源虽有地域性差异，但大多与人类对于宇宙空间、天体运行规律及人体生命节律的认识等因素有关，体现了原始时代时、空、数一体的整体思维特征。

（二）神秘数字"七"与中医学

"七"一旦成为神秘数字，则可作为一种规制数字或模式，用于构建世界秩序，其投射到王权架构、祭祀礼仪、文化现象中，形成不同的数字文化结构，同样也可能影响到中医学的理论构建及临床实践。

1. 七数分类模式

早在帛书《五十二病方》中，就多次出现对数字"七"及其倍数"二七"等的运用，如所载治疗疣疾的巫方曰："以月晦日之丘井有水者，以敝帚骚（扫）尤（疣）二七。""祝尤（疣），以月晦日之室北，靡（磨）宥（疣），男子七，女子二七。"所载治疗癫疾的禁咒方说："贲者潼（肿），若以柏杵七，令某瘹（癫）毋一。"吕亚虎对出土简帛文献中神秘数字"七"与医疗活动的文献进行了系统梳理，认为无论是禁咒巫术疗法，还是一般的医学疗方中，"七"或"二七"是被经常运用来作为动量或物量的标准。这说明在中国早期医学中，"七"这一神秘数字很早就已进入人们的医疗信仰中，并且占据着非常重要的位置[3]。

中医经典著作中，也常有神秘数字"七"的身影，如《内经》

---

［1］ 王国维.观堂集林［M］.北京：中华书局，1959：19.

［2］ 马丽娜.试析中国神话中的数字"七"［D］.青岛：中国海洋大学，2011.

［3］ 吕亚虎.战国秦汉简帛文献所见巫术研究［D］.西安：陕西师范大学，2008.

中有"七星""七窍""七疝""七诊"等术语。《灵枢·九针》曰:"七以法星","星者人之七窍"。《灵枢·脉度》云:"五脏常内阅于上七窍也……五脏不和则七窍不通。"头面七窍是观察五脏虚实的窗口。《素问·三部九候论》提出三部九候诊脉法中七种有病脉象谓:"七诊虽见,九候皆从者不死……若有七诊之病,其脉候亦败者死矣。"《素问·骨空论》谓:"任脉为病,男子内结七疝,女子带下瘕聚。"《难经》有五脏七情、七冲门之说,《神农本草经》有中药配伍的七情之论等。

关于中医病因七情学说的形成,张光霁等[1]对"七情"中"七"的由来做了考证,认为这一数目的确定是同时受到了儒家思想、包括《礼记》在内的时代文风、医家以七论病方式及陈无择推崇经典思想的影响。乔明琦等[2]通过对陈无择治学根柢、学术风格的考察,也认为陈无择把情定为七是受汉代以来"七体"文风与《难经》以降"以七论病"思路影响的结果。

在方药的临床应用方面,后世亦有神秘数字"七"的运用,如《华佗神方》卷四载治"诸黄症神方"所用药物:瓜蒂二七枚,赤小豆二七枚,秫米二七粒。同卷治"急黄神方"用药有:赤小豆、丁香、黍米、瓜蒂各二七枚。在制药方面,《本草纲目》卷九"水银"条《集解》:烧存性,盛入瓮内,封口,埋土坑中四十九日,取出自成矣";《本草纲目》卷八"铁铧",主治心虚风邪等,"以久使者四斤,烧赤,投醋中七次,打成块,水二斗,浸二七日,每食后服一小盏"等。

2. 七日周期节律

恩斯特·卡西尔[3]指出:"神话空间感与神话时间感不可分割地结合在

[1] 张光霁,张燕.七情之"七"及各情涵义[J].浙江中医药大学学报,2010, 34 (3):297–299.

[2] 乔明琦,韩秀珍.七情的学术渊源与困境中的出路[J].山东中医药大学学报, 1997, 21 (5):335–339.

[3] 恩斯特·卡西尔.神话思维[M].黄龙保,周振选,译.北京:中国社会科学出版社,1992:166.

一起，两者一起构成神话数观念的起点。"田大宪[1]认为人类总是以表示空间方位观念的符号作为时空认识的基本尺度。这种原始的时空混同，往往呈现为以空间方位的某一点来标志时间循环的周期，因而某一空间方位也就同特定的周期归为一体。因此，神秘数字"七"在表示"极限方位"的同时，也可表示生命的周期变化，有物极必反、周而复始的意味。《周易·复卦》曰："复：亨。出入无疾，朋来无咎。反复其道，七日来复，利有攸往。"《象传》曰"反复其道，七日来复，天行也。"即"七日来复"是天体运行之道。从中国传统天人合一的观念来看，"七日来复"也当是人体生命运动的规律。《灵枢·平人绝谷》云："黄帝曰：愿闻人之不食，七日而死，何也？"张仲景《伤寒论》第7条曰："病有发热恶寒者，发于阳也；无热恶寒者，发于阴也。发于阳，七日愈；发于阴，六日愈。以阳数七、阴数六故也。"第8条说："太阳病，头痛至七日以上自愈者，以行其经尽故也。"这里虽有实际观察的结果，但也有神秘数字观念的影响。而《素问·遗篇·刺法论》的论述，则更多地反映了神秘数字"七"模式的影响，所谓"其刺以毕，又不须夜行及远行，令七日洁，清净斋戒……思闭气不息七遍，以引颈咽气顺之，如咽甚硬物，如此七遍后，饵舌下津令无数……刺毕，可静神七日，慎勿大怒，怒必真气却散之。"这里反复提到斋戒、静养当以七日为期。《刺法论》所载小金丹的组成及炼制谓："辰砂二两，水磨雄黄一两，叶子雌黄一两，紫金半两，同入合中，外固了，地一尺筑地实，不用炉，不须药制，用火二十斤煅之。七日终，候冷七日取，次日出合子，埋药地中七日，取出顺日研之三日，炼白沙蜜为丸，如梧桐子大，每日望东吸日华气一口，冰水下一丸，和气咽

---

[1] 田大宪.中国古代神秘数字的历史生成与研究路径 [J].社会科学评论，2009（4）：55—67.

之，服十粒，无疫干也。"卓廉士[1]认为，这里药物配伍的比例应该来自反复组合的经验，但炼制的时间一共用到了三个"七日"，一个"三日"，三七二十一，然后用"火二十斤"加"一尺筑地实"，又应三七二十一之数。物以三生，七为天地周期之数。显然与神秘数字"七"所蕴含的极限循环之意有关。

另外，也有不少学者将《素问·上古天真论》所论女性以七为生长发育基数作为神秘数字"七"的应用范围，但该文与男性以八为生长发育的基数相提并论，但究其实质，当主要来自于古代医家对人体生长发育及生殖规律的实际观察总结。一般情况下，女性到 14 岁左右月经来潮，到 49 岁左右绝经，而男性发育较女性稍迟，故女性以七、男性以八为基数，基本符合各自的生长发育及生殖规律，现代对中国健康人骨量随年龄增长变化的研究，也发现骨量变化的规律与肾主骨理论所描绘的骨骼生长发育及其衰老的基本规律基本一致[2]。因此，用神秘数字"七"解释女性以七为生长发育基数的问题，似有牵强附会之嫌。

综上所述，神秘数字"七"的产生，与人类对于宇宙空间、天体运行规律及人体生命节律的认识等因素有关，体现了原始时代时、空、数一体的整体思维特征；其与中医学的关系主要反映在七数分类模式与以"七"为基数的周期节律两个方面，在对神秘数字"七"与中医学关系的认识时，须持十分审慎的态度，理清模式推演与实践经验的主次、因果关系。

七、天人同构与经络理论的构建

中医经络理论的构建，一方面有古代医家在解剖中对脉道的实验认识，更重要的是脉诊临床实践对脉象及其相关病证的体验与总结，同时在"天人合一"观基础上对神秘数字的信念，也是经脉学说构建的重要思想基础。诚

---

[1]　卓廉士.中医感应、术数理论钩沉[M].北京：人民卫生出版社，2015：190.

[2]　刘忠厚.骨质疏松研究与防治[M].北京：化学工业出版社，1994：1-10.

如李建民所说："不同脉之间先后排列顺序，以及借由脉序来建立气血流注学说则较多受到数术之学的影响，也就是说对个别的脉给予特定的'数'，不一定是临床的结果，而是文化赋予的意义。"[1]

（一）四经与四方、四时

《素问·阴阳别论》曰："黄帝问曰：人有四经十二从，何谓？岐伯对曰：四经应四时，十二从应十二月，十二月应十二脉。"首先提出四经的概念，对此后世医家有四时脉象与四时经脉两种不同的解释，杨上善注云："四经，谓四时经脉也。"严健民从考古与传统文化中探讨"人有四经"，认为四经是指心脏底部的四条大血管，即由主动脉弓发出的左锁骨下动脉、左颈总动脉、无名动脉（头臂干）和上腔静脉[2]。但从中西医古代解剖学的特点与成就来看，仅此一条似乎难以成立。杨上善解释为"四时经脉"，无疑给我们提供了破解此问题的思路。在古代，人类对空间和时间的认识，常常成为人类认识其他事物的模式，而对四方和四时的认识，作为人类对时空认识的重要成果，势必影响到人类认识的许多方面。正如列维·布留尔所说："4 这个基数和以 4 为基数的计数法，其起源可能归因于在所考查的民族的集体表象中，东南西北四方、与这四个方位互渗的四个方向的风、四种颜色、四种动物等的'数－总和'起了重要的作用。"[3]早在战国时代，人们就已经认为四季的变化是由阴阳二气的推移造成的，即"春秋冬夏，阴阳之推移也"（《管子·乘马》）。为了更为精致地说明在不同季节阴阳的强弱变化，又提出了少阳、太阳、少阴、太阴的观念，分别与春、夏、秋、冬四时相对应。韩健平认

[1] 李建民.发现古脉——中国古典医学与数术身体观［M］.北京：社会科学文献出版社，2007：193.

[2] 严健民.《素问·阴阳别论》"人有四经"考释［J］.湖南中医学院学报，1997，17（3）：6-7.

[3] 列维·布留尔.原始思维［M］.北京：商务印书馆，1995：200.

为在医学实践的基础上，古代医家在天人合一观的指导下，把这种太少阴阳的宇宙框架与人体相联系，在足部建立了脉的太少阴阳学说。足部天然地分为足外踝侧和足内踝侧，每侧的踝骨又将该侧二分，形成四个对称的部位。在阴阳观念中，内为阴，外为阳；前为阴，后为阳。依据这些原则，则足外踝侧为阳，足内踝侧为阴。内踝前侧又为阴中之阴，为太阴；内踝后侧又为阴中之阳，为少阴。足外踝侧可依次类推。由此，足踝部位完美地体现了太少阴阳这种宇宙框架。早期的灸刺疗法主要集中在足部附近，足踝部还是脉诊的重要部位，医家们对这些部位的动脉投入了更多的关注。另外，足踝部发现的若干处动脉，也助长了人们将它们的分布与这种宇宙论联系起来。人们在足踝部发现的若干处动脉分别是：足内踝后侧太溪部位（少阴）动脉、足内踝前侧（太阴）伪动脉——足大隐静脉、足外踝前侧丘墟部位（少阳）动脉。由此，形成了足部的太少阴阳四脉。在足部构建的脉的阴阳学说，后来又被复制到臂部，产生了臂太阳脉、臂少阳脉、臂太阴脉和臂少阴脉这些观念。为了以示区别，在足部的太少阴阳四脉上又加上了"足"字[1]。

（二）"天六地五"与十一脉

在战国秦汉之际，经脉学说大致经过了十一脉学说、十二经脉学说、奇经八脉学说和二十八脉学说的演变。马王堆帛书《足臂十一脉灸经》《阴阳十一脉灸经》及张家山简书《脉书》所记载的经脉数都为十一条，《内经》中也有一些篇章所述经脉为十一脉，即五条阴脉和六条阳脉，缺少十二经脉中的手厥阴经脉。这种阳六、阴五的十一脉学说的构建，廖育群认为它不是一种经脉学说尚未完善的结果，而是按照"天六地五"这种阴奇阳偶的数术观念决定的[2]。廖氏的观点揭示了十一脉学说的构建与"天六地五"这一神秘数字的关系。

[1] 韩健平.经脉学说的早期历史：气、阴阳与数字 [J].自然科学史研究，2004，23（4）：326–333.

[2] 廖育群.岐黄医道 [M].沈阳：辽宁教育出版社，1991：187.

　　"天六地五"，是春秋时期就已经出现的一对神秘数字，《左传·昭公元年》记载，公元前 541 年，晋侯求医于秦，秦伯派医和去给晋侯诊病，医和分析其病因时指出："天有六气，降生五味，发为五色，征为五声。"《国语·周语下》则概括为："天六地五，数之常也。"《汉书·律历志》进一步论述说："传曰：天六地五，数之常也。天有六气，降生五味。夫五六者，天地之中合，而民所受以生也。故日有六甲，辰有五日，十一而天地之道毕，言终而复始也。""天六地五"的神秘数字，可能从天干地支而来，与当时的历法内容有关。天干有十，地支有十二。早在殷商时期已用于纪日，后又用于纪月、纪年，干支相配六十为一循环周期，其中天干只能循环六次，地支只能循环五次，而形成"天六地五"之数。这种神秘的数字观念，作为一种信念影响着医家对经脉学说的第一次整合，对他们而言，人化天数而成，其核心构造万不可不副天数，人体的经脉也应该是五条阴脉和六条阳脉。因此，他们以太少阴阳四条经脉为基础，加入阳明脉和厥阴脉，形成了一个五阴六阳的经脉体系。

　　"天六地五"的数字信念，不仅影响了经脉学说的构建，在中医理论的其他方面也有所反映。如五脏六腑概念的产生，《难经·三十八难》曾明确提出"脏唯有五，腑独有六者，何也"的问题，其答案曰："所以腑有六者，谓三焦也。"此解释并未真正说明腑何以为六，脏何以为五的问题，而且与《难经·三十九难》所提"经言腑有五，脏有六者"的问题自相矛盾。《难经集注》的解释可谓一语道破真谛："其言五脏六腑者，谓五脏应地之五行，其六腑应天之六气，其天之六气，谓三焦为相火，属手少阳，故言腑独有六也。"《白虎通·五行》也说："人有五脏六腑何法？法五行六合也。"这里的"六合"实际就是"六律"[1]。古时律历不分，传说黄帝使伶伦

---

[1]　王胜利."天圆地方"观探源 [J].江汉论坛，2003，11：75-79.

制十二筒以听凤之鸣，其雄鸣亦六，雌鸣亦六，比于律本黄钟，正好适合。《吕氏春秋·音律》曰："天地之气，合而生风，日至则月钟其风，以生十二律。"后世又衍化出"律管吹灰"法，以律候气，其作用和立表测影相似，所谓"阴阳合则影至，律气应则灰除"。按照古人的阴阳观念，时日均有阴阳刑德刚柔，一年十二月也不例外。《新书·六术》云："一岁十二月，分而阴阳各六月，是以声音之器十二钟，钟当一月，其六钟阴声，六钟阳声。"阳六为律，阴六为吕，律吕合为六合，通称六律。《淮南子·时则训》也指出："六合：孟春与孟秋为合，仲春与仲秋为合，季春与季秋为合，孟夏与孟冬为合，仲夏与仲冬为合，季夏与季冬为合。"对六律的重要性，如同五行一样，古人也把它看作天人准则。《史记·律书》指出："王者制事立法，物度轨则，壹禀于六律，六律为万事根本焉"；"律历，天所以通五行八正之气，天所以成熟万物也"。"六腑"应于"六律"，《内经》中有明确表述，《灵枢·经别》指出："余闻人之合于天道也，内有五脏，以应五音、五色、五时、五味、五位也；外有六腑，以应六律，六律建阴阳诸经而合之十二月、十二辰、十二节、十二经水、十二时、十二经脉者，此五脏六腑之所以应天道。"杨上善《太素》卷九解释谓："天地变化之理谓之天道，人从天生，故人合天道。天道大数有二，谓五与六。故人亦应之，内有五脏，以应音、色、时、味、位等，主阴也；外有六腑，以应六律，主阳也。"可见，五脏六腑所依据的"天六地五"就是"六律"和"五行"，两者都是时空观念。另如经脉本输的数目，阴经各有井、荥、输、经、合五穴，而阳经于五输之外，另置一"原"穴凑成六穴。诚如《灵枢·九针十二原》所说："五脏五腧，五五二十五腧；六腑六腧，六六三十六腧。"运气学说中也反映了"天五地六"的思想，《素问·天元纪大论》指出："天以六为节，地以五为制。"

（三）十二月与十二经脉

十二经脉学说是继十一脉学说之后经脉学说的第二次整合，《灵枢·经脉》篇为其代表作。经脉之数定为十二，一方面是为了满足以三阴三阳模式构建经脉学说，形成经脉"阴阳相贯，如环无端"(《灵枢·营卫生会》)的循环理论；另一方面，更为重要的是因于古人对"十二"的数字信念和"天人合一"的哲学观念。

《左传·哀公七年》说："周之王也，制礼上物不过十二，以为天之大数也。""天之大数"的神圣性质，反映了十二与古代天象的密切联系，张政烺认为"十二是天之大数首先是从十二月来的"[1]。《周礼·春官·宗伯》曰："冯相氏，掌十有二岁、十有二月、十有二辰、十日、二十八星之位，辩其叙事，以会天位。"岁、月、辰虽为三种东西，运行方法也不一样，但同为十二之数，则使十二为天之数的观念更加确立。《礼记·礼运》说："五行之动，迭相竭也。五行、四时、十二月，还相为本也；五声、六律、十二管，还相为宫也；五味、六和、十二食，还相为质也；五色、六章、十二衣，还相为质也。"这里，月、管、食、衣，皆以十二为纪，把十二之数提到理论的高度，已经视作自然规律，因而也成为中国古代许多文化现象、文化模式的规范和依据。如历法有十二支，占卜有十二神，明堂分十二室，京城有十二门，冕服纹饰分十二章纹，音乐分十二律，吕不韦著《吕氏春秋》以"十二纪"记十二月，司马迁《史记》仿《吕氏春秋》"十二纪"而作"十二本纪"，为示神圣庄严，内容不足则杂凑，过多则采取压抑的办法，以多报少。

按照"天人合一"的逻辑，人秉天而行，天为人立法，因此《淮南子·天文训》说："天有四时以制十二月，人亦有四肢以使十二节。"《素问·阴阳别论》则指出："人有四经十二从……四经应四时，十二从应十二月，十二月应十二脉。"《灵枢·五乱》也说："经脉十二者，以应十二月。"《素问·脉解》也以汉代盛行的十二辟卦来

[1] 张政烺.."十又二公"及其相关问题［M］//国学今论.沈阳：辽宁教育出版社，1991：85.

解释经脉病证的机理。由此可见，十二经脉学说的构建，明显受到了古人数字信念的影响，经脉之数不足十二则凑足，超出十二时则去除而另立一类。如《内经》对于督脉、任脉、冲脉这类位于前后正中线的脉已有较完整、具体的记载，而且论跷脉左右对称分布，循行部位与病候明确，与经脉的性质完全相符，由于受十二此"天之大数"的限制，而只能另立"奇经八脉"以统之。

（四）二十八宿与二十八脉

《内经》为了论述营卫之气在人体的昼夜运行次数，《灵枢·五十营》引入了人体经脉的长度为 16 丈 2 尺、一息气行 0.6 尺、昼夜呼吸次数为 13500 息等数据，以推论营卫之气一昼夜在人体运行 50 周次。在这里，为了计算人体经脉的长度，《内经》则根据"天人合一"的观念，从天有二十八宿，推论出人有二十八脉，如《灵枢·五十营》说："天周二十八宿，宿三十六分，人气行一周，千八分。日行二十八宿，人经脉上下、左右、前后二十八脉，周身十六丈二尺，以应二十八宿。"即太阳东升西降，昼夜行经二十八宿之间，人体经脉之气一日一夜行经二十八脉与之相应。

二十八宿是把黄道和赤道附近的两个带状区域内的星象分为二十八个不等的部分，又名二十八舍，意谓日、月、五星在天球面上的二十八个住宿地点，作为判断日、月、五星运行位置的标准。二十八宿又与四宫、四象、四季相互配属，具体是：东宫苍龙主春，辖角、亢、氐、房、心、尾、箕七宿；北宫玄武主冬，辖斗、牛、女、虚、危、室、壁七宿；西宫白虎主秋，辖奎、娄、胃、昴、毕、觜、参七宿；南宫朱雀主夏，辖井、鬼、柳、星、张、翼、轸七宿。二十八宿的起源及形成时限，说法不一。冯时通过计算，认为自公元前 3500 年至公元前 3000 年间，赤道星座的位置与赤道符合得最为理想，因此这个时间可以考虑为二十八宿体系建立的理想年代[1]。二十八宿作为判断日、月、五星运行位置的天象依据，势必也成为古人的一种信

[1] 冯时. 中国天文考古学 [M]. 北京：社会科学文献出版社，2001：265.

念，而影响到经络学说的构建。《灵枢·脉度》论经脉的长度，在手足三阴三阳二十四脉的基础上，又加上了督脉、任脉和跷脉，由于跷脉有阴跷、阳跷之分，均为左右对称循行，全部加入则为三十条经脉，超过了"二十八"之数，因此产生了"跷脉有阴阳，何脉当其数"的问题，"岐伯答曰：男子数其阳，女子数其阴，当数者为经，其不当数者为络也"。同一条跷脉，在男子为经脉，在女子为络脉，反之亦然。其目的无非是为了凑足二十八脉之数，以应天道二十八宿。

另外，由于二十八乃天周之数，故古人认为在任督二脉相交形成的气血循行环路上，任脉与督脉环绕天周二十八宿，其腧穴之数也分别确定为二十八个，以此与天周星宿之数相对应。如《素问·气府论》说："督脉气所发者二十八穴……任脉之气所发者二十八穴。"

综上所述，经络学说的构建无疑深受中国古代"天人合一"哲学观和神秘数字信念的影响，明显带有那个时代的文化哲学的印记，由此所形成的经络学说，自然不能看作是一种纯粹的客观知识。

第三节 天人同道——中医理论体系构建的理据

正由于人与自然同源于一气，具有相同的阴阳、三才、五行等结构，所以，人与自然万物之间也具有相同的阴阳消长及五行生克制化等规律，自然界的阴阳消长及五行运转势必对人体的生理、病理造成影响。

一、循环变易观

《庄子·天道》谓："古之明大道者，先明天而道德次之。"中国古人往往推天道以明人事，即以"天道"作为思路的起点，然后从此推演出一个知识体系。中医经络体系及气血循环的理论，即是从天道以明人事的典型。

（一）中国哲人对循环运动的认识

中国古人在长期的生活实践中，经过对自然界各种简单的周期运动现象的反复观察和思考，形成了一种用循环演化观念看待事物发展变化的自然观，《吕氏春秋》概称为"圜道观"。在中国古代文献中，《夏小正》已记述了物候、天象和农事活动的许多周期变化。《周易》之名称本身就与循环变易有关，并首次以明确的文字形式结合卦象将循环的观点自觉地表述出来，所谓"无平不陂，无往不复"（《周易·泰卦》），"反复其道，七日来复"（《周易·复卦》）。而六十四卦中，每两卦就是一个小的"反复"；六十四卦从乾、坤两卦开始，至既济、未济而终，未济意味着开始新的大循环。老子将"反""复"作为宇宙运动的基本规律，提出"反者道之动"（《老子·四十二章》），"万物并作，吾以观其复。夫物芸芸，各复归其根。归根曰静，是谓复命。复命曰常，知常曰明"（《老子·十六章》），"道"之特性为"独立而不改，周行而不殆"（《老子·二十五章》），即周而复始的循环。《庄子·齐物论》则云："彼是莫得其偶，谓之道枢。枢始得其环中，以应无穷。"《荀子·王制》也云："始则终，终则始，若环之无端也，舍是而天下以衰矣……始则终，终则始，与天地同理。"《鹖冠子·环流》曰："物极则反，命曰环流。"《吕氏春秋·大乐》将"反复"比喻为"车轮"的旋转："天地车轮，终则复始，极则复反，莫不咸当。"《吕氏春秋·圜道》提出了圜道的概念，并对圜道观展开论述说："日夜一周，圜道也；月躔二十八宿，轸与角属，圜道也；精行四时，一上一下各与遇，圜道也；物动则萌，萌而生，生而长，长而大，大而成，成乃衰，衰乃杀，杀乃藏，圜道也；云气西行云云然，冬夏不辍，水泉东流，日夜不休，上不竭，下不满，小为大，重为轻，圜道也。"西汉董仲舒也认为"天之道，终而复始"（《春秋繁露·阴阳终始》）。由上可见，从春秋至秦汉时期，宇宙万物有着周而复始的环周运动已经是一种极为普遍的观念。

刘长林曾对圜道观进行评价认为，由于圜道观的影响，第一，使古代科学家对于世界上许多周期性的变化，做了细密的观察和探索；第二，对形成和加强整体思想，以及偏重综合的认识起了推动作用；第三，圜道既表现为一定的时间结构，也表现为一定的空间结构，还是一种动态结构；第四，它为中国学者在世界上率先提出信息反馈和整体调节的朴素理论提供了思想前提；第五，它促使人们偏重从功能动态的观点看世界，而且强调和谐、平衡对事物正常生化的重要意义；第六，由于认为一切事物的运动都是一个具有动态平衡特征和自我调节能力的循环圈，这就很容易使人们发现并着意考究事物之间的相似性，类比方法和素朴的模型理论得到特别重视和普遍使用；第七，由于圆圈构成一个具有分明界限的独立整体，各局部之间互为因果，整体能够自本自根，所以中国古代哲人较早注意到事物变化的内因与外因的分别，强调内因对事物变化的重要作用。基于以上几点，中国古代学者总是把各种事物看成是能够自我调节保持稳定的，有相对独立性的系统。由此可见，圜道观引来了系统观，其本身就潜含着发展成系统观的可能性[1]。

（二）中医有关气血循环的认识

中医学在没有必要的实验性研究的情况下，是不可能对呼吸生理、血液循环产生正确认识的[2]。但这并不妨碍中医学从总体上提出气血循环的理论。其中天人合一观及与之相关的取象类比的思维方法，在经脉循环理论的构建中起着极其重要的作用。如《灵枢·脉度》说："气之不得无行也，如水之流，如日月之行不休，故

[1]　刘长林.中国系统思维［M］.北京：中国社会科学出版社，1990：22-28.

[2]　廖育群.中国古代医学对呼吸、循环机理认识之误［J］.自然辩证法通讯，1994，16（1）：42-49.

阴脉荣其脏，阳脉荣其腑，如环之无端，莫知其纪，终而复始。"《灵枢·痈疽》也指出："经脉留（流）行不止，与天同度，与地合纪……夫血脉营卫，周流不休，上应星宿，下应经数。"《灵枢·卫气行》论卫气之运行说："岁有十二月，日有十二辰，子午为经，卯酉为纬。天周二十八宿，而一面七星，四七二十八星，房昴为纬，虚张为经。是故房至毕为阳，昴至心为阴，阳主昼，阴主夜。故卫气之行，一日一夜五十周于身，昼日行于阳二十五周，夜行于阴二十五周，周于五脏。"可见古人正是将对江河湖海、日月星辰等自然现象的观察所得，依据天人合一的观点，推论人体的经脉气血运行也是循环的。又如对自然界气的运动变化的观察，古人总结出"天气下降，气流于地；地气上升，气腾于天"（《素问·六微旨大论》），即阴升阳降的运动规律。依据《灵枢·逆顺肥瘦》对经脉走向的归纳："手之三阴，从脏走手；手之三阳，从手走头；足之三阳，从头走足；足之三阴，从足走腹。"如果人体把双手举起，则人体经络气血也是阳经之气下降，阴经之气上升，与自然界气的升降规律相符。

《内经》以圜道观为依据，明确提出了"经脉流行不止，环周不休"（《素问·举痛论》）的观点，只不过其论气血的循环，大多以胃为中心。如《灵枢·玉版》言："人之所受气者，谷也。谷之所注者，胃也。胃者，水谷气血之海也。海之所行云气者，天下也；胃之所出气血者，经隧也。经隧者，五脏六腑之大络也。"《灵枢·五味》亦指出："谷始入胃，其精微者，先出于胃之两焦，以溉五脏，别出两行，营卫之道。"这里明显认为胃为气血之源头，并借助海之行云气于天下，推论胃之所出气血通过经隧而布散五脏六腑。而十二经脉首尾衔接的气血循环，则如《灵枢·经脉》所论，始于中焦，由肺手太阴之脉起，循十二经脉流注次序，而最后复归于肺，形成气血的循环圈。这种气血的环周流行之所以起始于肺，大概与肺为气之主，气又推动着血液的循环运行有关。正如《灵枢·邪客》所说："宗气积于胸中，出于喉咙，以贯心脉，而行呼吸焉。"《灵枢·动输》也说："胃为五脏六腑之海，其清气上注于肺，肺气从太阴而行之，其行也，以息往来，故人一呼脉再动，一吸脉亦再动，呼吸不已，故动而不止。"另外，《灵枢·动输》还对病理情况下气血的环流问题做了精辟的论述，指出："营卫之行也，上下相贯，如环之无端，今有其卒然遇邪气，及逢大寒，手足懈惰，其脉阴阳之道，相输之会，行相失业，气何由还？岐伯曰：夫四末阴阳之会者，此气之大络也。四街者，气之径路也。故络绝则径通，四末解则气从合，相输如环……此所谓如环无端，莫知其纪，终而复始，此之谓也。"在这里经脉、四街都是气血环流的通道，气血环流有其自身的方向性，而经脉本身当无所谓方向性。

相对于中医学对于气血循环的认识，西医学则是依靠实验方法、数学方法与逻辑方法来认识人体的血液循环的。盖仑（129—200）被称为是通过实验提出心搏肌原性学说的最早代表，但他错误地认为血液的流动是一退一进，动脉血把心内的"生命灵气"送去，静脉血把肝内的"自然灵气"运出（血液潮动模型）。塞尔维特（约1511—1553）提出肺循环的假说，指出血液经由肺动脉进入肺脏，其量较肺脏之营养所需者为多，并说血液在肺中与精气混合后经肺静脉返回心脏。哈维的老师法布里修斯（约1537—1619）从1574年开始了对静脉瓣结构、功能和分布的研究，但他认为瓣膜的存在纯粹起制止和延缓血液流动的作用，以避免血液因受自身重量影响而太多地流入手足并在那里过量聚集。哈维（1578—1657）主要从"血液的数量和来源"这个角度着眼考虑问题，他做了许多实验，目的在于求出每次心跳喷出的血液的准确数量。他以计算的数据论证了如果全身血液不是连续地循环，而是像盖仑所说的那样，是由肝不断合成，从起点流向终点的话，那么，只能得出每分钟心脏泵出血液重量将是一个人体重的1/3这样的矛盾。1928年，哈维在论著《心脏和血液的运动》中公开了自己发现的"大循环"和"小循环"。可见，在微循环结构发现之前，哈维之所以能证实血液循环，主要得益于数学方法与逻辑方法的运用。哈维的理论体系中，有一个关键性的事实是缺席的，那就是循环必定要有一个封闭的回路，即静脉与动脉之间的连接。由于马尔比基（1628—1694）等科学家利用显微镜拓展了解剖研究的视野，毛细血管网的发现才完善了血液循环的整体理论。

（三）经脉循环理论的形成

关于经脉的循环衔接，《内经》中有不同的学说，最典型者莫过于十二经脉循环体系。一般认为经脉的循行，是从马王堆帛书《足臂十一脉灸经》的全部向心性、各自独立无关系的循行，经过《阴阳十一脉灸经》中肩脉、太阴脉两条经脉离心性循行，而其他经脉仍然向心性循行，发展到《灵枢·经脉》手足三阴三阳各有六条经脉，分别离心性与向心性循行，构成了十二经脉首尾相连的循环体系。

1. 经脉循行的认识

王玉川曾对《内经》经脉气血循环的理论做过较为系统的研究[1]，他把古代的经脉气血循环理论划分为三个发展阶段、四种学说：第一阶段为经络树学说的阴阳表里循环论与经水云雨式的循环学说，前者以《灵枢·根结》和《素问·阴阳离和论》所说的三阴三阳六经根结、开合枢，以及《灵枢·卫气》所论十二经标本、气街为主要内容。这种学说中经脉的循行仍然为向心性，营卫气血是以阴出于阳、阳入于阴和里出于表、表入于里的方式，在阴阳经脉之间和形体表里之间出入循环流动着，并受自然变化的影响，而有白天充盛于肌表，夜晚充盛于内脏的昼夜盛衰规律。经水云雨式的循环理论见于《灵枢》的《九针十二原》《本输》《经水》《玉版》《邪客》等，它是在人身一小天地即小宇宙观念指导下产生的，以大地上的"经水"即大江大河比喻人身的经脉，以地气上腾为云，下降为雨，水流汇集归于河海的过程，比拟气血循环，经脉气血也是以同一方向循行。第二阶段为阴出阳入循环学说，即阳经中的气血，源始于四肢末端，流向六腑而终于五脏；

[1] 王玉川．试论经脉气血循环理论的发展演变［J］．北京中医学院学报,1991,14（2）：6-9；（3）：6-9.

阴经中的血气，源始于五脏，流向躯干而终于四肢末端与阳经交接。此即《灵枢・终始》所言："阴者主脏，阳者主腑。阳受气于四末，阴受气于五脏。"《灵枢・根结》所述手足六阳经脉的根、溜、注、入，也属于阴入阳出的循环理论。第三阶段即十二经首尾衔接的循环学说，《灵枢・逆顺肥瘦》概括为："手之三阴，从脏走手；手之三阳，从手走头；足之三阳，从头走足；足之三阴，从足走腹。"这是经脉气血循环理论发展过程最后阶段的学说。另有人以《内经》等经典医籍为依据，将经脉循行的规律归纳总结为8项，即正经命名规律、分布规律、交接交会规律、表里配合规律，以及终始走向规律、经气双向运行规律、脏腑使道联络规律与经脉分野规律[1]。

从经脉的走行方向而言，《内经》中存在着全向心与首尾相接循环两种模式。《灵枢》的《九针十二原》与《本输》所论五输穴之出、溜、注、行、入，《卫气》所论之标本，《根结》所论之根结，以及《经别》《经筋》之经别、经筋的走向，都是向心性的。以《灵枢・经脉》对经脉循行描述部分为代表，包括《灵枢》的《营气》《营卫生会》《卫气行》《逆顺肥瘦》《五十营》等，所述经脉走向则为循环模式。至于两种经脉循行方向模式并存的原因，有学者认为中医理论在其发展过程中的演变是一个重要因素，从历史发展的角度分析，五输穴向心性循行的理论当早于十二经脉的环流，随后环流理论才兴起；其次，十二经脉中运行着不同性质和功能的气血，从气血的内涵方面分析，十二经脉的循环流注主要指营气与卫气的运行，而五输穴的流注则是先天元气与水谷之气组成的经气的运行，两者之间的物质不同，其运行途径、循行方向及功能也不同[2]。黄龙

---

[1] 王鸿谟.经脉循行规律研究[J].中国针灸，2005，25（3）：191-193.

[2] 李瑞，唐玉秀.十二经脉气血流注与五输穴向心性循行方向相悖的探讨[J].中国针灸，1998，（4）：235-238.

祥则认为经脉的循行方向，其早期文献所记之自下而上循行显然与脉诊实践有关；阴阳经上下循环流注模式则受"天人相应"说影响，为实现营气之循环流注而设，没有足够的实践基础[1]。换言之，两种经脉走向模式所针对的对象有所不同，向心性经脉走行如五输穴、根结标本等，最初与临床实践关系密切。循环走行模式主要是为了说明营卫气血的循环运行，是对人体生理功能的一种完美解释，同时又为迎随补泻及后世子午流注等针法的创立奠定了理论基础。如《灵枢·终始》曰："阴者主脏，阳者主腑，阳受气于四末，阴受气于五脏。故泻者迎之，补者随之，知迎知随，气可令和。"即以经脉气血的循环理论来指导针刺的迎随补泻。

　2. 营卫之气的循环运行

　　古代医家对人体营卫之气的运行方式进行了不懈的探索，并产生了不同的学说。关于营气的运行规律，《内经》中认识比较一致，《灵枢·营气》所论可谓其代表。该篇指出："营气之道，内谷为宝。谷入于胃，乃传之肺，流溢于中，布散于外，精专者行于经隧，常营无已，终而复始，是谓天地之纪。故气从太阴出，注手阳明，上行注足阳明，下行至跗上，注大指间，与太阴合，上行抵髀（脾）。从脾注心中，循手少阴出腋下臂，注小指，合手太阳，上行乘腋出颐内，注目内眦，上巅下项，合足太阳，循脊下尻，下行注小指之端，循足心注足少阴，上行注肾，从肾注心，外散于胸中。循心主脉出腋下臂，出两筋之间，入掌中，出中指之端，还注小指次指之端，合手少阳，上行注膻中，散于三焦，从三焦注胆，出胁注足少阳，下行至跗上，复从跗注大指间，合足厥阴，上行至肝，从肝上注肺，上循喉咙，入颃颡之窍，究于畜门。其支别者，上额循巅下项中，循脊入骶，是督脉也，络阴器，上过毛中，入脐中，上循腹里，入缺盆，下注肺中，复出太阴。此营气之所行也，逆顺之常也。"《灵枢·邪客》则指出："营气者，泌其津液，注之于脉，化以为血，以荣四末，内注五脏六腑，以应刻数焉。"作为"独得

[1]　黄龙祥.中国针灸学术史大纲［M］.北京：华夏出版社，2001：325.

行于经隧"(《灵枢·营卫生会》)之气，其循行方向自然会影响到经脉的循行，很明显《灵枢·经脉》即受到了营气流注的影响，按照营气流注安排经脉起止走向，同时结合阴阳学说中阴阳同气相求与阴阳对称的原则，阴经行于肢体内侧，阳经行于肢体外侧，互为表里的阴经与阳经对称地排列于肢体内外侧并相互衔接。另外，在四肢体表相对应分布的阴阳经之间通过络脉分支联络，在体内其相关的脏腑之间也以分支的形式发生属络联系，如此则构成了十二经脉首尾相接、内外相连、上下相贯的复杂的经络循环体系，后世将其称之为十二经脉流注次序。可见经脉走行方向的循环模式是来源于对气血环周的认识。

卫气具有慓悍滑利之性，不受脉道的约束，行于脉外，外而皮肤肌腠，内而胸腹脏腑，布散全身。故《素问·痹论》说："故循皮肤之中，分肉之间，熏于肓膜，散于胸腹。"卫气在全身的循行有三种方式：一是在脉外与营气同步运行，营卫和调，所谓"常与营俱行于阳二十五度，行于阴亦二十五度一周也"(《灵枢·营卫生会》)。二是白昼布散于阳分、肌表，夜间入于内脏、阴分。此即《灵枢·邪客》所说："卫气者，出其悍气之慓疾，而先行于四末分肉皮肤之间而不休者也。昼日行于阳，夜行于阴，常从足少阴之分间，行于五脏六腑。"三是根据机体生理需要而散行全身，主要见于《灵枢·卫气行》。

虽然营卫的运行有诸多不同，但《内经》明确地认识到"营卫之行也，上下相贯，如环之无端"(《灵枢·动输》)，并明确提出一日一夜五十周于身。对于一日一夜五十周的问题，《灵枢·五十营》并提供了相关的计算数据，即：

一昼夜人呼吸 13500 息，每呼吸一次为一息气行 6 寸，全身二十八脉的总长度为 16 丈 2 尺，则气行一周的呼吸次数为 1620 寸 /6 寸 =270 息，那么一昼夜的气行次数为 13500 息 /270 息 =50 周次。

195

另外，用每日水下漏 100 刻计数，人每刻的呼吸次数为 13500/100=135 息 / 刻，则气行一周所用时间相当于水下 270 息 /135 息 =2 刻 / 周，那么，每天水下 100 刻，气行 100 刻 /2 刻 =50 周次。

再次，周天二十八宿，每宿为 36 分，则日行一周总计为 28×36 分 =1008 分，每呼吸一次日行为 1008 分 /13500 息 =0.074667 分 / 息。气行一周则日行为 270 息 ×0.074667 分 / 息 =20.16 分，那么，每天日行 1008 分，则气行为 1008 分 /20.16 分 =50 周次。

有学者将气行一周的时间换算为现在的 24 小时制，则为 24×60 分钟 /50 周 =28.8 分钟 / 周。并在针刺提高痛阈和针刺加强肠运动的动物实验中观察到针刺以后痛阈和肠运动波幅都明显提高与增强，且其上升总是呈周期性出现，痛阈周期约为 28 分钟，肠运动周期约为 30 分钟，与每周 28.8 分钟的气行周期很接近，这些实验提示 50 周的周期规律确实存在[1]。

上述计算数据中，水下百刻的计时方法和日行二十八宿的天文规律，并非医家的发现和创造，只是直接引用而已。对其中一息气行 6 寸的基本数据，有学者试图从呼吸与脉搏的关系方面加以解释，即每呼吸一次脉搏跳 6 次，按正常成人每分钟呼吸 12 次计算，每分钟脉搏为 6×12=72 次，与正常成人心率基本一致。寸口，即一寸长之脉口，以手按于寸口，每感到一次搏动，视为气行一寸，则呼吸一次，脉搏 6 次，视为气行 6 寸[2]。当然，《内经》有关经脉气血循环的理论并不是来自于解剖与实验研究，大多只是一些理论猜测，所以其内在的矛盾也就不可避免，如 50 周的数字是以全身二十八脉总长 16.2 丈，一息气行 6 寸为基础计算出来的，即气在二十八脉中先后运行。那么，人体的经脉总数并不仅仅有 28 条，为何仅选用二十八脉？二十八脉包括十二经脉的双侧同名经，即气在同名经中也是先后运行，

[1] 刘里远.古典经络学与现代经络学［M］.北京：北京医科大学、中国协和医科大学联合出版社，1997：148.

[2] 刘里远.古典经络学与现代经络学［M］.北京：北京医科大学、中国协和医科大学联合出版社，1997：147.

而不是同时运行？如果营卫在经脉内外相伴而行，但营气的运行顺序中并没有跻脉。王鸿谟曾对营气流注中的问题进行过较为系统的分析，认为营气流注可能是古人根据早期经脉理论，在经络感传现象、周围血管解剖观察、手五里穴针刺事故等实践基础上人为构想出来的营血环流假说。在这一假说束缚下，经络理论与实践脱离，再也没有新的突破，两千多年来基本停顿在《内经》水平，这是经络系统的悲哀，影响至今，经脉终始、经气运行、正经循行部位、经穴排列、国际化命名方案等全然按照营气流注方向安排，造成经络经穴学习、研究、应用的认识模糊和理解混乱[1]。

（四）水意象与经脉气血流行

1. 水是中国古代的根隐喻

隐喻不仅是一种语言现象，也是人类思维的一种方式，更是一种重要的认知模式，它是借助一种事物来理解和把握另一种事物的思维方式和文化行为。从认知功能上来看，隐喻可划分为根隐喻和派生隐喻两大类别。根隐喻就是指作为中心概念的隐喻，往往是隐含的，一般不为人们所察觉，常常反映了人类对自然和世界的早期认识，它是概念化隐喻的轴心。而派生隐喻是根隐喻的外在体现，是围绕根隐喻所派生出来的相关隐喻。水是生命之源，也孕育了人类及其文明，在东西方文明中，水皆扮演了重要角色，西方的四元素说、佛教中的四大说、中国的五行说无一没有"水"。在中国古代，水被哲学家和思想家们予以高度抽象和哲学概括，不仅被看作世界的本原，而且被用来解释宇宙的秩序和说明宇宙的生成。中国古代哲学中许多最基本的概念都来源于水的形象，中国古代的学者常常用水之喻来论述、说明问题。在自然界，水是万物产生的动因，是"道"的原形，是"气"的初始来源；在社会领域，水是自强不

---

[1] 王鸿谟. 营气流注分析评价 [J]. 中国针灸, 2005, 25 (1): 49-52.

中国古代天人关系理论与中医学研究·第二章 天人合一与中医理论的构建

息精神的体现，水也是以退为进、以静制动、"柔弱不争"人生哲学特性的体现；在伦理道德领域，"水德"是最高之德。引申开来，人们赞颂的人生精神是"水滴石穿"；欣赏的事物发展前途是"水流千里，终归大海"；正确的为人处世方式是"顺应历史潮流"；遵循的道路是"水到渠成"；喜欢的方法是"随风潜入夜，润物细无声"；最好的生活方式是"细水长流"；美好的品格是柔情似水，而性如烈火却往往没有好结果。故刁生虎认为，从本质上来说，以水为喻之思维模式和修辞倾向来源于天人合一这一中国古代最为基本的思想观念。它决定了中国古人在组织行文时，常常表现出以自然喻人事的叙述模式，而水则由于其本身所特有的各种属性而备受古人的青睐，从而成为中国古代的根隐喻[1]。如老子借助于水之象以悟道，指出："上善若水。水善利万物而不争，处众人之所恶，故几于道。"（《老子·第八章》）《孟子·离娄下》记载："徐子曰：仲尼亟称于水，曰水哉水哉！何取于水也？孟子曰：源泉混混，不舍昼夜，盈科而后进，放乎四海。有本者如是，是之取尔。苟为无本，七八月之间雨集，沟浍皆盈，其涸也，可立而待也。故声闻过情，君子耻之。"以此说明荣誉如果得不到人的内在道德资源的支持，就像不能连续流涌的水流，眼见干枯，这使君子感到耻辱而非荣耀。《荀子·宥坐》载子贡向凝视东流之水的孔子问曰："君子之所以见大水必观焉者，是何？"孔子答曰："夫水，大遍与诸生而无为也，似德；其流也埤下，裾拘必循其理，似义；其洸洸乎不淈尽，似道；若有决行之，其应佚若声响，其赴百仞之谷不惧，似勇；主量以平，似法；盈不求概，似正；淖约微达，似察；以出以入，以就鲜洁，似善化；其万折也必东，似志。是故君子见大水必观焉。"刘向《说苑·杂言》也做了具体发挥："夫水者，君子比德焉。遍予而无私，似德；所及者生，似仁；其流卑下句倨，皆循其理，似义；浅者流行，深者不测，似智；其赴百仞之谷不疑，似勇；绵弱而微达，似察；受恶不让，似包；蒙不清以入，鲜洁以出，似善化；至量

---

[1] 刁生虎.水：中国古代的根隐喻[J].中州学刊，2006（5）：180-183.

必平，似正；盈不求概，似度；其万折必东，似意。是以君子见大水必观焉尔也。"《孙子兵法·虚实》论兵谓："夫兵形象水，水之行，避高而趋下；兵之形，避实而击虚；水因地而制流，兵因敌而制胜。故兵无常势，水无常形，能因敌变化而取胜者，谓之神。"在这里，水与人类行为准则的一致性的观念，是以支配自然与人类的原则是相同的这样的假设作为其合法性的。对此，美国学者艾兰精辟地指出："在中国早期哲学思想中，水是最具创造活力的隐喻……包括"道"在内的中国哲学的许多核心概念都根植于水的隐喻……中国早期哲人总是对水沉思冥想，因为他们假定，由水的各种现象传达出来的规律原则亦适用于整个宇宙。"[1]

2. 水的隐喻与经脉气血循环

如上所述，中国古代思想家常假定自然界与人类社会乃至人体自身有着共同的规律，而水又是人类生命活动必不可少之物，故水的隐喻也是古代医家认识人体生命活动的重要方法。日本学者山田庆儿曾指出："水系模型，是在中国医学的体系化阶段时，被作为生理学的基本性模型而采用的。"[2]《素问·离合真邪论》曰："夫圣人之起度数，必应于天地，故天有宿度，地有经水，人有经脉。"这里视人身为小宇宙，从大宇宙之天地宿度经水来类推人体经脉的构造、循行节奏。《灵枢·邪客》谓："地有十二经水，人有十二经脉。地有泉脉，人有卫气。"《灵枢·经水》具体展开论述曰："经脉十二者，外合于十二经水，而内属于五脏六腑。夫十二经水者，其有大小、深浅、广狭、远近各不同，五脏六腑之高下、大小、受谷之多少亦不等，相应奈何……足太阳外合清水，内属膀胱，而通水道焉。

[1] ［美］艾兰. 水之道与德之端——中国早期哲学思想的本喻［M］. 北京：商务印书馆，2010：112.

[2] ［日］山田庆儿. 中国古代医学的形成［M］. 台北：东大图书公司，2003：49.

足少阳外合于渭水，内属于胆。足阳明外合于海水，内属于胃。足太阴外合于湖水，内属于脾。足少阴外合于汝水，内属于肾。足厥阴外合于渑水，内属于肝。手太阳外合淮水，内属小肠，而水道出焉。手少阳外合于漯水，内属于三焦。手阳明外合于江水，内属于大肠。手太阴外合于河水，内属于肺。手少阴外合于济水，内属于心。手心主外合于漳水，内属于心包。凡此五脏六腑十二经水者，外有源泉而内有所禀，此皆内外相贯，如环无端，人经亦然。"杨上善《太素》解释说："十二经水，如江出岷山，河出昆仑，即外有源也。流入于海，即内有所禀也。水至于海已，上为天河，复从源出，流入于海，即为外内相贯，如环无端也。人经亦尔，足三阴脉从足指起，即外有源也。上行络腑属脏，比之入海，即内有所禀也。以为手三阴脉，从胸至手，变为手三阳脉，从手而起，即外有源也。上行络脏属腑，即内有所禀也。上头以为足三阳脉，从头之下足，复变为足三阴脉，即外内相贯，如环无端也。"《灵枢·经水》并借河流之大小、水量之多少、源流之长短远近，说明"十二经之多血少气，与其少血多气，与其皆多血气，与其皆少血气，皆有大数"。《难经·二十七难》论奇经八脉说："脉有奇经八脉者，不拘于十二经。何谓也……圣人图设沟渠，通利水道，以备不然，天雨降下，沟渠溢满，当此之时，霶霈妄行，圣人不能复图也。此络脉满溢，诸经不能复拘也。"也是以沟渠为喻，说明血脉充盛，十二经脉不足以容纳，则溢出而为奇经八脉，就如同水道之间彼此产生调节作用。《难经·三十七难》也说："气之所行也，如水之流，不得息也。"

可见，古人正是通过经脉是河流的隐喻，类推出人体经脉及其循环运动的认识，故日本学者加纳喜光认为，与经验性的医疗实践并行，同时，作为生理构造设想了流体通行的经络，这样才演绎成经络概念的。据《管子·度地》言，都市沿着经水设计，都市中，围绕四周造"落渠之写"，注入大川。经水是纵贯流通到海之川，落渠是横着与经水连络的沟渠。由此看来，人体中的经脉和络脉从水利工程的思想中产生出来的可能性，是不能否认的[1]。山田庆儿对五腧穴的分析认为，十二经脉中各有统称为井、荥、输、经、合的五个穴位，是从河川的源流至河口的水流模型。井为水源之泉，荥是小的水流，输为没有停滞的水流，经为大的水流，合为注入湖中的水流，虽然一般认为经脉中流动着气，但这个气的流动与功能却是通过此模型来把握的[2]。其实视脉为水（气血）的人体径路，是中国古代较为普遍的思想，如《春秋繁露·人副天数》曰："体有空窍理脉，川谷之象也。"《论衡·寒温》说："水之在沟，气之在躯，其实一也。"而《管子·水地》则由人体向自然界的映射，视大地之水犹如人体中的血气，指出："水者，地之血气，如筋脉之通流者也。"张介宾论营卫之气何以分别行于脉内外，也以水为隐喻，指出："盖营气者，犹源泉之混混循行地中，周流不息者也，故曰营行脉中；卫气者，犹雨雾之誉蒸，透彻上下，遍及万物者也，故曰卫行脉外。是以雨雾之出于地，必先入百川而后归河海；卫气之出于胃，必先充络脉而后达诸经……经即大地之江河，络犹原野之百川也，此经络营卫之辨。"[3]

由于水为经脉气血循行的根喻，故不仅可通过对自然界水的观察推论人体经脉的构成及功能，同时，也可通过对水的认识以推论人体气血循行的病理状态及其治疗的原则与方法。如《素问·离合真邪论》云："天地温和，则经水安静；天寒地冻，则经水凝泣；天暑地热，则经水沸溢；卒风暴起，则经水波涌而陇起。夫邪之入于脉也，寒则血凝泣，暑则气淖泽，虚邪因而入客，亦如经水之得风

[1] ［日］小野泽精一，福永光司，山井涌.气的思想——中国自然观和人的观念的发展［M］.上海：上海人民出版社，1990：282-283.

[2] ［日］山田庆儿.中国古代医学的形成［M］.台北：东大图书公司，2003：49.

[3] 张介宾.类经［M］.北京：人民卫生出版社，1965：224.

也。"即通过气候变化引起水的凝结、波涌等现象，类推六淫邪气对经脉气血的影响。《灵枢·刺节真邪论》云："故行水者，必待天温冰释冻解，而水可行，地可穿也。人脉犹是也，治厥者，必先熨调和其经，掌与腋、肘与脚、项与脊以调之，火气已通，血脉乃行。"通过冻水不流，冻土不掘，优秀的治水者要待天暖冰融，掘土行水，类推出治疗气血流通不畅的厥病，首先要以温熨法使身体变暖，气血流通，然后再用其他方法。韦协梦《医论三十篇》用河水的运动说明气的运动，曰："气不虚不阻……譬如江河之水，浩浩荡荡，岂能阻塞？惟沟浍溪谷水浅泥淤，遂至雍遏。不思导源江河，资灌输以冀流通，惟日事疏凿，水日涸而淤如故。古方金匮肾气汤乃胀满之圣药，方中桂、附补火，地、薯补水，水火交媾，得生气之源，而肉桂又化气舟楫，加苓、泻、车、膝为利水消胀之佐使，故发皆中节，应手取效。"其对气虚的病机、治法及金匮肾气汤的组方原理，应用隐喻的方法做了形象而微妙的阐述。

有趣的是，以水为隐喻构建的经脉气血循行理论，在现代经络实质的研究中，似乎可以从隐喻走向本体，张维波通过多年研究提出"经络是一种存在于组织间质当中的，具有低流阻性质的，能够运行组织液、化学物质和物理量的多孔介质通道"，用简化的语言可称经络为一种低流阻通道；若强调其运行组织液的功能，也可称其为一种组织液通道；若强调它的流体约束性，则可称其为一种流体通道[1]；若使此假说更浅显易懂，可以说"经络是水通道"。

另外，贾春华对以水为始源域的中医概念隐喻认知有较为深入的研究，他总结出自然之水与人体之水的系列映射包括：①自然之水可以滋养大地的万物，人体之水可以滋养脏腑、筋脉、皮肉、筋骨；②自然之水是流动不息的，人体之水是周流不休的；③自然之水可有太过、不及，人体之水亦可匮乏、泛滥；④自然之水太过则出现水灾，人体之水太过则出现水病；⑤自然

[1] 张维波.经络是水通道[M].北京：军事医学科学出版社，2009：103.

之水不及则出现干旱，人体之水匮乏则产生燥病；⑥自然之水太过时要加高堤坝或泄洪，人体之水太过时要补土制水或发汗、利小便；⑦自然之水不及时要求雨掘井，人体之水匮乏时要补液生津；⑧自然之水可调节气候，人体之水亦可调节体温；⑨自然之水可以荡涤污垢，人体之水可驱逐体内邪毒；⑩自然发生火灾时可以水灭火，人体发生热证时可以滋阴降火；⑪自然之水其行向下，人体之水下输膀胱；⑫自然之水可以运载船只，人体之水可以运送营养物质；⑬河道干涸则舟船不行，津液亏虚则大便坚硬难出[1]。

中国古代哲学家与医学家不仅对循环变易的现象有着普遍认识，而且对循环变易的规律也有着透彻的了解，常常借助阴阳变易、物极必反、五行生克等来说明循环变易的规律。由于有关循环变易的规律常常涉及对人体生理、病理的认识，故将在"中医时藏相关理论"部分讨论，此不赘述。

二、中医时藏相关理论

在古人的思维中，形成一切事物"理""法"的根本就是宇宙时空所呈现出来的规律和准则。一切事物只有以一定的方式与宇宙时空密切相连并协调相系，才能说这种事物获得了其存在和发展的根本原由和动力。如上所述，人与天地自然同道，而天道循环呈现出一定的周期性，况且道也要通过一个有来有去的时间序列来显示。因此，人体生命活动也遵循"圜道"这一基本法则，而呈现出周期性的时间变化结构。如《灵枢·经别》云："余闻人之合于天道也，内有五脏，以应五音、五色、五时、五味、五位也；外有六腑，以应六律；六律建阴阳诸经，而合之十二月、十二辰、十二节、十二

---

[1] 贾春华.一个以水为始源域的中医概念隐喻认知系统[J].北京中医药大学学报，2012，35（3）：164-168.

经水、十二时、十二经脉者：此五脏六腑之所以应天道。"《灵枢·本脏》则云："五脏者，所以参天地，副阴阳，而连四时，化五节也。"《灵枢·痈疽》也指出："经脉留（流）行不止，与天同度，与地合纪……夫血脉营卫，周流不休，上应星宿，下应经数。"《素问·三部九候论》也说："上应天光星辰历纪，下副四时五行，贵贱更立，冬阴夏阳，以人应之。"上述论述说明，《内经》在应用天人合一思想时，已经突破了将人与天地的象数进行简单的、静态的比附，而是深入地落实到人体生命活动与天地运动的内在原理的关系上，"人与天地相参"，"人与天地同纪"，人的生命活动随时序而变化，呈现出一定的时间节律，从而创立了中医时藏相关的理论。

《素问·天元纪大论》说："夫五运阴阳者，天地之道也，万物之纲纪，变化之父母，生杀之本始，神明之府也，可不通乎？"五运即五行，五行阴阳作为天地之道，必然要遵循天道循环运行的规律，呈现出一定的时间节律。孙一奎《医旨绪余》云："天人一致之理，不外乎阴阳五行。"换言之，人与天地自然具有相同结构和统一的运动步调，即一致的时间节律。其相同的结构即阴阳五行，其统一的时间节律即宇宙阴阳二气的消长转化和五行生克制化过程中所表现出来的五行轮流当令。

（一）阴阳时藏相关理论

《素问·阴阳应象大论》曰："阴阳者，天地之道也。"作为天地之道的阴阳，是本源于人类对日光的观察，而太阳的运行又是古人划分时间的最早标志。《易传·系辞上》说，"阴阳之义配日月"，"一阴一阳之谓道"。阴阳概念的形成，从自然外物来说，首先取之天地、日月、阴晴、昼夜、寒暑这些与人类生存关系最密切的客观现象。由于天体日月的运动旋转，形成了昼夜、年周及春夏秋冬二十四节气的递嬗。所以，古人认为阴阳二气的消长转化导致了气候和物候年复一年地发生周期性的变化，使自然界显示出一定的时间节奏，其基本的节拍即"一阴一阳"，也就是一明一暗，一寒一暑，一阴一晴，一动一静……可见，"一阴一阳"之道本身就反映着、包含着宇宙的时间节律。故《素问·四气调神大论》说："夫四时阴阳者，万物之根本也。"《管子·四时》则云:"阴阳者,天地之大理也;四时者,阴阳之大经也。"《管子·乘马》更明确地指出:"春夏秋冬,阴阳之更移也;时之短长,阴阳之利用也;日夜之易,阴阳之变化也。"可见凡时间都是阴阳二气的变化过程,是阴阳之"推移"和"利用",阴阳之外没有"绝对时间"。即使古代用以标记时间次序的十天干和十二地支,人们也用阴阳二气的消长变化加以解释,认为十天干从甲到癸,形象地表现了由于阴阳二气的作用,万物从发生、成长,经历壮盛、繁茂,到衰老、死亡而后更始的变化序列;十二地支从子到亥,描述了一年十二个月当中,阴阳二气的消长转化和万物生、长、化、收、藏的运演过程。因此,有学者指出:"阴阳本是时间性范畴。"[1] 故以阴阳之气的更替、变化作为时间上的纵坐标,划分不同的时间单元,探讨人体生命活动的时间节律,也就成为中医学的重要研究内容。诚如张介宾在《类经附翼·医易义》中论述医易关系所说:"天地之道,以阴阳二气造化万物;人生之理,以阴阳二气而长养百骸。易者,易也,具阴阳动静之妙;医者,意也,合阴阳消长之机。虽阴阳已备于《内经》,而变化莫大于《周易》。故曰天人一理者,一此阴阳也;医易同源者,同此变化也。"

1. 阴阳昼夜消长节律

古代先民,日出而作,日落而息,昼夜的轮回和往复是他们经常观察到的现象,而昼夜与阴阳之气的关系也就成为人们思考的问题。把一天分为阴阳两部分,则昼为阳,夜为阴,《淮南子·天文训》还将一年阴阳之气的盛衰作为昼夜长短变化的原因,指出:"昼者阳之分,夜者阴之分。是以阳气胜则日修而夜短,阴气胜则日短而夜修。"人体阴阳也随着自然界昼夜阴阳消长而呈现出同步的节律变化,这种节律变化,实质上根源于太阳的周日视运动,是一种一

---

[1] 刘长林.《周易》与中国象科学 [J].周易研究,2003,(1):42-52.

日"四时"节律。对此,《灵枢·营卫生会》云:"夜半为阴隆,夜半后而为阴衰,平旦阴尽而阳受气矣。日中为阳隆,日西而阳衰,日入阳尽而阴受气矣……平旦阴尽而阳受气。如是无已,与天地同纪。"说明人体阴阳之气的消长与太阳周日视运动具有同步节律。《素问·生气通天论》则论述了阳气在昼日的变动节律,指出:"阳气者,一日而主外,平旦人气生,日中而阳气隆,日西而阳气已虚,气门乃闭。无扰筋骨,无见雾露,反此三时,形乃困薄。"说明人体阳气随昼日自然界太阳的运转而呈现出生、隆、虚的变动节律,也揭示了人体生命活动在昼日中有强弱的不同变化。现代分子生物学研究显示,人体血浆中 cAMP 与 cGMP 的浓度变化,也具有与昼夜阴阳消长相似的节律。cAMP 浓度的昼夜变化是白天水平高,中午达到峰值,后半夜最低;cGMP 的昼夜变化恰好相反,峰期在晚上 8 时至凌晨 2 时。一般来说,cAMP 对细胞某些功能起加强或促进作用,与阳气相应;cGMP 常产生减弱或抑制的作用,与阴气相应。有人在标准光照条件下,测定小鼠中枢和外周第一信使褪黑素(MT)、第二信使 cAMP 与 cGMP 的昼夜节律,结果在松果体和血清中,MT 含量的昼夜节律峰值位于黑暗中期,而各组织中 cAMP/cGMP 比值的节律峰值却位于光照中期,呈现相互倒置的位相关系,提示二者在介导中枢与外周免疫节律信息的传递过程中,可能起着重要的联系作用[1]。有报道通过光照影响实验,观察了昼夜明暗周期、四季变化周期和日食阳光聚变三种环境对小鼠脑内部分单胺类神经介质的影响,结果表明不同光照对 5-HT 等介质的节律有明显作用,提示中医天人相应的整体联系中阳光照射具有不可忽视的中介作用[2]。

　　《灵枢·顺气一日分为四时》论述了人气昼夜盛衰节律,也与自然界昼夜阴阳消长呈现出同步性。该篇指出:"以一日分为四时,朝则为春,日中

[1] 童建,秦立强,朱金华.松果体、中枢核团与淋巴细胞间信息传递的昼夜节律[J].中国神经免疫学和神经病学杂志,1999,6(1):1-5.
[2] 张莉莎,郭霞珍,梁怡.有关"天人相应"中光照影响的实验研究[J].中国医药学报,1991,6(2):9-11.

为夏，日入为秋，夜半为冬。朝则人气始生，病气衰，故旦慧；日中人气长，长则胜邪，故安；夕则人气始衰，邪气始生，故加；夜半人气入脏，邪气独居于身，故甚也。"说明人气作为人体各种机能活动的综合反映，也有着明显的昼夜节律变化，并由此导致疾病表现出"旦慧、昼安、夕加、夜甚"的节律变化。人气昼夜盛衰节律似乎与下丘脑－垂体－肾上腺皮质轴的昼夜节律相关。现代研究认为，人体下丘脑促肾上腺皮质激素释放激素与促肾上腺皮质激素及皮质激素具有相同的昼夜变化节律，其峰值出现于清晨觉醒时，此后分泌量减少，转入一个持续约 11 小时的觉醒间歇期，谷值则在午夜。决定此节律的不是睡眠或觉醒状态，而是环境同步因子——昼夜明暗变化的环境光照条件。另外，也有人对正常人昼夜脉图变化观察发现，从平旦到日中，主波幅度升高，主波 w/t 变小，脉象平滑有力；而日西至夜半，脉图主波高度逐渐降低，主波 w/t 变宽，脉趋缓而沉[1]。有人对 121 例发热病人的观察分析认为，发热的昼夜变化趋势符合"旦慧、昼安、夕加、夜甚"的节律[2]。疾病的时间规律性变化在类风湿关节炎上表现得最为典型，患者的症状随着体内肾上腺皮质激素分泌水平的变化而出现周期性变化：凌晨 4～6 时，全身僵硬；早上 6 时以后，僵硬程度逐渐减轻；中午 12 时至下午 4 时左右，活动状态较好；下午 4 时以后，活动程度又逐渐下降；晚上 8 时左右，疼痛症状和活动受限程度又逐渐加重；至凌晨 4 时以后，僵硬达最高峰。这种规律性变化是由于肾上腺皮质的分泌水平是随时间变化而变化的。其变化规律是：凌晨 4 时分泌量最低，以后逐渐上升，到下午 4 时分泌水平最高，以后又逐渐下降，到夜间

[1] 费兆馥. 平人昼夜脉象及"胃、神、根"的观察 [J]. 上海中医药杂志，1981（8）：47-49.
[2] 陈克进. 121 例发热患者的热势与旦慧、昼安、夕加、夜甚的关系 [J]. 湖北中医杂志，1988（2）：31-33.

12～4时，又下降至最低水平。随着其分泌水平的变化，病人的症状也出现周期性变化。而在治疗时，则应针对这种变化而确定给药时间，也就是在肾上腺皮质分泌水平最低、症状最重的时候给药或者增大药物剂量，在分泌水平高的时候少给或不给药，这样既符合病理变化规律，达到了治疗目的，又可最大限度地减少药物的副作用。

2. 卫气昼夜循行节律

《内经》认为，卫气的运行有表里阴阳昼夜之分，与人的睡眠－觉醒节律有着密切的关系。《灵枢·卫气行》具体描述了卫气的昼夜运行情况，认为卫气昼日行于阳分、体表，夜行于阴分、五脏。循行于阳分时，或循六阳经的顺序，始于足太阳经，次注手太阳经，经过足少阳、手少阳经，再到足阳明，最后至手阳明，称为一周；或太阳、少阳、阳明诸经同时分注，经过足少阴和跷脉联系而成一周。入夜，卫气行于阴分，即行于五脏之间，从肾起开始运行，依次注入心、肺、肝、脾，最后复注入于肾为一周。即原文所谓"故卫气之行，一日一夜五十周于身，昼日行于阳二十五周，夜行于阴二十五周，周于五脏。是故平旦阴尽，阳气出于目，目张则气上行于头，循项下足太阳……是故人之所以卧起之时有早晏者，奇分不尽故也"。指出了人的"目张""卧起"与卫气昼夜运行有关。《灵枢·营卫生会》则云："卫气行于阴二十五度，行于阳二十五度，分为昼夜。故气至阳而起，至阴而至。"《灵枢·大惑论》则进一步明确了睡眠—觉醒与卫气运行的关系，指出："病而不得卧者，何气使然？岐伯曰：卫气不得入于阴，常留于阳。留于阳则阳气满，阳气满则阳跷盛，不得入于阴则阴气虚，故目不瞑矣……夫卫气者，昼日常行于阳，夜行于阴。故阳气尽则卧，阴气尽则寤。"《灵枢·口问》还运用卫气运行的理论对人将入睡时的呵欠现象做了解释："人之欠者，何气使然？岐伯答曰：卫气昼日行于阳，夜半则行于阴。阴者主夜，夜者卧。阳者主上，阴者主下，故阴气积于下，阳气未尽，阳引而上，阴引而下，阴阳相引，故数欠。阳气尽，阴气盛，则目瞑；阴气尽而阳气盛，则寤矣。"《灵枢·邪客》则提出用半夏秫米汤来治疗卫气运行失常所导致的失眠。

　　卫气在人体具有防御外邪的作用，因而有学者认为卫气属于人体免疫系统的一部分，免疫功能有昼夜节律，和卫气行阴行阳是一致的[1]。但是，虽然人体免疫细胞、体液免疫因子、免疫应答、超敏反应与异体排斥反应等免疫活动均有昼夜节律[2]，但各种免疫物质及其功能节律的峰值相位互不相同，有些甚至与卫气昼夜运行节律相反。一般认为，免疫系统的昼夜节律与神经系统和内分泌系统机能活动的昼夜节律有关：白天，下丘脑－垂体－肾上腺皮质系统及下丘脑－交感神经系统兴奋，免疫系统因而处于相对抑制状态；夜晚，上述两个系统的兴奋性下降，而副交感神经的兴奋性增强，免疫功能便相应地升高。因此，不可笼统地将免疫系统的节律视为卫气节律的客观基础。另外，也有学者认为卫气的昼夜节律实际上综合了从大脑皮质、中枢神经和植物神经系统及神经－体液系统对人体一系列生理昼夜活动节律的调控功能[3]，这种认识则似乎失于宽泛。

　　3. 气机昼夜升降节律

　　人体的昼夜节律，既有一日四时的阴阳消长变化，也有一日四时的气机升降浮沉变化，二者既有联系又有区别。《素问·金匮真言论》说："平旦至日中，天之阳，阳中之阳也；日中至黄昏，天之阳，阳中之阴也；合夜至鸡鸣，天之阴，阴中之阴也；鸡鸣至平旦，天之阴，阴中之阳也。故人亦应之。"已隐含着昼夜气机升降浮沉节律的思想。张介宾则明确指出："人身之阴阳，亦与一日四时之气同，

[1] 邓中炎.中医基础理论体系现代研究——基础与临床[M].广州：广东科技出版社，2002：183.
[2] 何绍雄.时间药理学与时间治疗学[M].天津：天津科学技术出版社，1998：77-79.
[3] 区永欣，等.卫气生理病理的研究[J].中医杂志，1994，35（8）：490-492.

故子后则气升，午后则气降，子后则阳盛，午后则阳衰矣。"清代郑寿全在《医理真传》中进一步阐述说："夫人身一点元阳，从子时起，渐渐而盛，至午则渐渐而衰，如日之运行不息。"即气机从夜半子时开始升起，至日中达到顶点，从日中午时开始沉降，至夜半达到极点。郑氏并以此节律指导疾病的诊断与治疗，指出："问曰：病人每日半夜候，两足大热，如火至膝，心烦，至午即愈者何故？答曰：此血虚阳旺也。夫人身以阴阳两字为主，阳生于子，至巳时，属三阳用事，正阳长阴消之时，阴虚不能配阳，阳旺故发热，至午即愈，乃阴长阳消，阳不胜阴，故热退。此病法宜补阴以配阳为主，方用补血汤或地黄汤。"

昼夜气机升降浮沉节律与阴阳消长节律的显著区别有两个方面：一是起止时刻不同，升降浮沉节律是以日中和夜半为起止点，阴阳消长节律是以平旦和黄昏为起止点。二是气机升降浮沉节律中，阴阳之气的升降在一年的每天中是相等的，而阴阳消长节律中除了春分日和秋分日外，一年其他日子中阴与阳不均等，其中冬至日阴最盛，夏至日阳最盛。对昼夜气机升降浮沉节律与发病的关系，现代也有报道，如有人观察了75例脑溢血患者的发病时刻，结果集中在白天的共60例，占80%，高峰在巳、未（分别为17、14例）时，说明脑溢血发病与白天阳气升浮有关[1]。

4. 四时阴阳消长节律

阴阳学说认为，自然界日月星辰的运转、寒暑温凉的交司、万物的生长收藏、人的生老病死，无不是阴阳对立运动、消长变化的结果。《素问·四气调神大论》即明确指出："夫四时阴阳者，万物之根本也。""故阴阳四时者，万物之终始也，死生之本也。"认为随着阴阳之气的消长盛衰变化，而呈现出春温、夏暑、秋凉、冬寒的四时节律变化。由于人以"四时之法成"，因此，自然界不仅用自己的物质材料产生和滋养着人，而且把自身的基本属性即"阴阳四时"传输给人，故四时阴阳这一时间节律既是天地合气而为人

---

[1] 韩纯庆. 脑溢血发病与时辰的关系 [J]. 湖南中医杂志，1988（4）：30-32.

所依循的主要法则，也是人体自身所具有的最重要的规律。换言之，人体阴阳与自然界四时阴阳的变化具有同步性。因而人体功能活动受四时阴阳消长变化的影响，表现在脉象上，则如《素问·脉要精微论》所说："天地之变，阴阳之应，彼春之暖，为夏之暑；彼秋之忿，为冬之怒。四变之动，脉与之上下。"具体脉象则为："春日浮，如鱼之游在波；夏日在肤，泛泛乎万物有余；秋日下肤，蛰虫将去；冬日在骨，蛰虫周密，君子居室。"张伯讷等在一年二十四节气日对16例18～35岁正常男青年的脉象分别进行观察，分析所测得的脉图发现，脉图波幅各参数具有明显季节性变化趋势，四季之间主波幅 h1 差异显著，冬夏差约为 1/3，经余弦法计算，表明正常人脉图 h1 的四季变化存在着近似年节律，其特点符合《内经》所说四时正常脉象的变化。在脉象观测的同时，还进行了心功能检测，以及尿儿茶酚胺 24 小时排量的观察，发现心搏出量、心输出量、心脏指数及血管顺应性四季无显著差异，而总外周阻力、平均动脉压及尿儿茶酚胺量冬季高于夏季（$P < 0.05$），提示脉象变化的生理基础，可能是神经 - 体液因素受到外界气候因素影响后对血管舒缩状态的调节[1]。

四时阴阳消长的节律变化，自然也会影响到疾病的发生与病理变化。《素问·阴阳应象大论》认为，随着四时阴阳消长的变化，四季气候寒热不同，则会形成不同的时令邪气而伤害人体，即所谓"冬伤于寒，春必病温；春伤于风，夏生飧泄；夏伤于暑，秋必痎疟；秋伤于湿，冬生咳嗽。"宋代朱肱在阐发"冬伤于寒，春必病温"时说："冬伤于寒，即时而病，名曰伤寒；不即时而病，至春夏阳气转盛，寒邪因春温之气而变，名曰温病；因夏暑热之气而变，

---

[1] 张伯讷，殷文治，费兆馥，等. 正常人脉象四季变化规律的初步探讨 [J]. 上海中医药杂志，1984（10）：42-44.

名曰热病。"喻嘉言《医门法律》则云:"风也,湿也,二者无定体而随时变易者也,湿在冬为寒湿,在夏为湿热。风在冬为寒风,在春为温风,在夏为暑风,在秋为凉风。"说明六淫邪气可因时令阴阳消长的影响而变化。《素问·阴阳应象大论》还论述了阴阳偏盛的病证与季节阴阳消长的关系:阳盛身热的患者,"能冬不能夏";阴盛身寒的患者,"能夏不能冬"。依此推论,则阴虚的病人夏季受阳盛的制约而病情加重,冬季得阴助而病情缓解;反之,阳虚的病人夏季得阳助而病情缓解,冬季得阴盛的制约而病情加重。《素问·六元正纪大论》并提出了"用寒远寒,用凉远凉,用温远温,用热远热,食宜同法"的治疗和饮食调理原则,说明了四时阴阳消长节律在临床的指导意义。

5. 气机四时升降节律

阴阳四时消长节律主要是指阴阳的量的变化,气机四时升降浮沉节律则就阴阳之气的运动而言,认为春夏气机升浮多而沉降少属阳,秋冬沉降多而升浮少为阴,所谓"冬至一阳生,夏至一阴生",即指此规律而言。四时阴阳消长节律和四时气机升降浮沉节律的区别主要有三点:其一,四时阴阳消长节律是指一年中寒热的温度变化节律,而四时气机升降浮沉节律是指生长收藏的物候变化节律,是指气机的运动形式。其二,起止时间不同。四时阴阳消长节律是以立春和立秋为起止点。立春之前,虽已过冬至,但天气并不温暖,而是一年中最冷的小寒、大寒时节;立秋之前,虽已过夏至,但天气并不凉爽,而是一年中最热的小暑、大暑时期。而四时气机升降浮沉节律的时间起止点要比四时阴阳消长节律早两个节气,即在冬至和夏至。冬至一阳生,此时虽然天气还非常寒凉,但阳气已开始升发;夏至一阴生,此时虽然天气还非常炎热,但阴气已开始沉降。其三,日照长短关系不同。四时气机升降浮沉节律与日照呈正相关。冬至以后,白昼一天比一天长,光照一天比一天多,气机也就一天比一天升浮;夏至以后,白昼一天比一天短,光照一天比一天短,气机也就一天比一天沉降。而四时阴阳消长节律与白昼长短不成比例变化,只与寒热的温度变化呈正比关系。

张年顺研究认为,《素问·四气调神大论》所论的"春夏养阳,秋冬养阴"与四时气机升降浮沉节律的论述非常吻合。首先,春三月"养生之道",夏三月"养长之道",秋三月"养收之道",冬三月"养藏之道"都是指的顺应自然界的气机升降和物候变化,春生夏长,秋收冬藏,而不是指四季寒热的温度高低变化。其次,从"春夏养阳,秋冬养阴"的具体内容来看,主要是指作息时间要与太阳光照时间相适应。春天是"夜卧早起",夏天是"晚卧早起"(据《太素》),秋天是"早卧早起",冬天是"早卧晚起"。这种与日照长短相适应的规律正是四时气机升降浮沉节律的特点[1]。李东垣《脾胃论·天地阴阳生杀之理在升降浮沉之间论》对此节律也做了论述:"阴阳应象论云:天以阳生阴长,地以阳杀阴藏。然岁以春为首,正,正也;寅,引也。少阳之气始于泉下,引阴升而在天地之上,即天之分,百谷草木皆甲坼于此时也。至立夏少阴之火炽于太虚,则草木盛茂,垂枝布叶。乃阳之用,阴之体,此所谓天以阳生阴长。经言岁半以前,天气主之,在乎升浮也。至秋而太阴之运,初自天而下逐,阴降而彻地,则金振燥令,风厉霜飞,品物咸殒,其枝独存,若乎毫毛。至冬则少阴之气复伏于泉下,水冰地坼,万类周密。阴之用,阳之体也,此所谓地以阳杀阴藏。经言岁半以后,地气主之,在乎降沉也……升已而降,降已而升,如环无端,运化万物,其实一气也。"

气机四时升降浮沉节律在《内经》有关针灸理论中得到了较多的反映,《灵枢·刺节真邪》首先从自然物候的变化来类推人体气机的升降,指出:"热则滋雨而在上,根荄少汁,人气在外,皮肤缓,腠理开,血气减,汗大泄,皮淖泽;寒则地冻水冰,人气在中,皮

---

[1] 张年顺.对"春夏养阳,秋冬养阴"的探讨[J].中国医药学报,1993,8(3):4-6.

肤致，腠理闭，汗不出，血气强，肉坚涩。"《素问·四时刺逆从论》则明确阐述了人气随天地之气的升降出入运动规律，指出："是故春气在经脉，夏气在孙络，长夏气在肌肉，秋气在皮肤，冬气在骨髓中……春者，天气始开，地气始泄，冻解冰释，水行经通，故人气在脉；夏者，经满气溢，入孙络受血，皮肤充实；长夏者，经络皆盛，内溢肌中；秋者，天气始收，腠理闭塞，皮肤引急；冬者盖藏，血气在中，内著骨髓，通于五脏。"《灵枢·四时气》则根据此规律提出具体的针刺治疗方法："四时之气，各有所在，灸刺之道，得气穴为定。故春取经、血脉、分肉之间，甚者深刺之，间者浅刺之。夏取盛经孙络，取分间绝皮肤。秋取经腧，邪在腑，取之合。冬取井、荥，必深以留之。"明确指出必须根据四时人气升降出入所在的不同部位而针刺。反之，"逆四时则生乱气"，发生一系列的病变，《素问·四时刺逆从论》对此有具体的论述。

（二）五行时藏相关理论

五行学说起源于五方说、五季说、五星说、五材说的综合，古人用五种具体的物质材料命名五星，借助五星运转可以划分时间；借助太阳的运转以划分方位，而对时间的认识又以空间来分割。可见在五行宇宙理论体系和五行系统模型中，时间因素占据着重要的地位，它以春夏秋冬的递嬗为动力和节律，描绘出一个循环不已的大系统，宇宙万物就在这个统一的大系统中生化不息。如《白虎通·五行》说："言行者，欲言为天行气之义也。"董仲舒《春秋繁露·五行相生》也指出："天地之气，合而为一，分为阴阳，判为四时，列为五行。行者，行也。其行不同，故谓之五行。"说明五行是对宇宙万物的五种功能行为的反映，其中蕴含着时间节律的思想。正由于此，《内经》将五行与阴阳并提，认定："夫五运阴阳者，天地之道也。"（《素问·天元纪大论》）。

1. 五脏应五季节律

五脏与时令的相应，《内经》是根据阴阳五行学说来划分的，由于一年四时、八节、十二月、二十四节气，既不与五同数，也不能被五等分，所以在五行、五脏与季节的配属上，就形成了几种不同的形式。

（1）脾不配时：《月令》《十二纪》认为木、火、金、水分别旺于春、夏、秋、冬四时而用事，但对土与四时的关系并无明文言及，只是将中央土的一段文字置于季夏之后，孟秋之前，所论季夏之月的内容都与火行相应，同中央土毫不相涉，说明在《月令》《十二纪》中土是不主时的。《素问·六节藏象论》在论述了心、肺、肾、肝分别通应于夏、秋、冬、春之气后，指出"脾、胃、大肠、小肠、膀胱者……此至阴之类，通于土气"，而没有明确的时季配属。《素问·玉机真藏论》则从脉学的角度，认为春脉弦属肝，夏脉如钩属心，秋脉浮属肺，冬脉如营属肾，随四时而见，而"脾脉者土也，孤脏以灌四傍者也"，在正常情况下，就蕴藏于肝心肺肾四脉之中而不可见；只有在病理情况下，脾脉才有可能显现。因此，脾脏与四时也是没有直接的配属关系。

（2）脾分主四时：《管子·四时》云："中央曰土，土德实辅四时。"首先提出土分主四时的观点。《白虎通·五行》引《乐记》亦云："春生、夏长、秋收、冬藏，土所以不名时也。地，土别名也，比于五行最尊，故不自居部职也。"指出土为五行中之最尊贵者，故不与其他四行平列主时。《春秋繁露·五行之义》进一步阐述说："土居中央为天之润，土者天之股肱也，其德茂美不可名一时之事，故五行而四时者，土兼之也。金、木、水、火虽各职，不因土方不立……土者五行之主也，五行之主土气也。"认为土是其他四行之主，土居中央之位，不以具体的某一时的事功作为它的专门职司，而是对四时的事功都兼有作用，金、木、水、火虽各司一时之事，但均需土的作用才能完成。《白虎通·五行》则明确提出"土王四季各十八日"之说，认为其原因乃在于"木非土不生，火非土不荣，金非土不成，水无土不高。土扶弱助衰，历成其道。故五行更王，亦须土也，王四季，居中央，不名时。"《晋书·律历志》指出："各四立之前，土用事也。"明确了土行所主时日的起始日期。对此，《素问·太阴阳明论》有具体的论述："脾者，土也，治中央，常以四时长四脏，各十八日寄治，不得独主于时也。"《素问·刺要论》也指出："脾动则七十二日四季之月，病腹胀烦不嗜食。"

（3）脾主季夏之月：上述土分主四时之说虽然解决了土与四时不配的问题，且使五行所主时日相同，但却与五行生克之理不相符合。五行木、火、土、金、水，比相生而间相克，土既不独主时而王于四季各18日，则四时之序不含比相生、间相克的关系，故不能以五行生克之理说明四时气候、物候之间的相互关系。为了克服这一问题，古人又提出了土主季夏之月的说法。《淮南子·时则训》在继《月令》《十二纪》后，论季夏之月的内容已与土相配，指出："其位中央，其日戊己，盛德在土……其数五，其味甘，其臭香，其祀中霤，祭先心。"《史记·天官史》则明确指出："历斗之会以定填星之位，曰中央土，主季夏，日戊己，黄帝主德。"《内经》称季夏为长夏，其中大多数篇章都持脾主长夏之说。以土主季夏，虽然使五行的生克关系在时序中得到体现，但如此则五行各主时季的长短不一，而且季夏之月也并非在四时之正中。

（4）五时五脏论：根据十月太阳历，一年分10个月，每月36天，两个月为一季，则一年分为五季，与五行五分法正相密合。《管子·五行》指出："日至，睹甲子，木行御……七十二日而毕。"即以冬至为新年，冬至之日为甲子日，乃五行中木主时之始，由于五行每行各主时72日，故火、土、金、水主时的起始日依次为第二个甲子周期中的丙子日，第三个甲子周期中的戊子日，第四个甲子周期中的庚子日，第五个甲子周期中的壬子日。经过五行五个72日，合计360日，加上五到六天的过年日，恰为一个周年。《淮南子·天文训》中也有类似的论述，并提出"甲子气燥浊，丙子气燥阳，戊子气湿浊，庚子气燥寒，壬子气清寒"，将时与气相结合。董仲舒《春秋繁露·治水五行》也采用此说，只不过他将五季之始固定地以冬至为准，完全不考虑日干支。这种五行各主72日说，在《内经》仅见于《素问·阴阳类论》，原文说："春、甲乙、青，中主肝，治七十二日，是脉之主时，臣以其脏最贵。"这里虽然只讲了肝脏一脏，但其他四脏可以此类推，自在不言中。五脏各主72日，合计360日，还不足一年之数，与运气学说里主时五运各主73日有零的方法比较，显得不够精密。但毫无疑问，它是主时五运说的前身。主时五运说是将一回归年365.25天等分为五运所主，土运主时为73日零5刻。此仅见于运气学说中，其他古文献尚未见有类似论述。

上述论述在《内经》及其后的中医理论中，以脾主长夏为主。五脏主时节律反映了五脏功能盛衰休王的时间变化，根据《素问·六节藏象论》和《灵枢·九针十二原》等篇所论，肝为阴中之少阳，其性属木，通于春气；心为阳中之太阳，其性属火，通于夏气；脾为至阴，其性属土，通于长夏之气；肺为阳中之少阴，其性属金，通于秋气；肾为阴中之太阴，其性属水，通于冬气。即随着春、夏、长夏、秋、冬的季节更替，五脏肝、心、脾、肺、肾更相主治，在各脏所通应、主治的时令，相应的脏表现为脏气旺盛，气化增强。脉象与面色均反映着五脏的脏气活动状况，因而这种五脏主时节律表现于脉象上，则如《素问·玉机真脏论》所述，春肝脉弦，夏心脉洪，秋肺脉浮，冬肾脉沉。而"色之变化，以应四时之脉"（《素问·移精变气论》），二者常表现出同步的节律，正如《灵枢·邪气脏腑病形》所说："色青者，其脉弦也；赤者，其脉钩也；黄者，其脉代也；白者，其脉毛；黑者，其脉石。"根据这种色、脉，以及与五脏的相应关系，即可判断疾病的病位及病情的轻重预后，所谓"见其色而不得其脉，反得其相胜之脉，则死矣；得其相生之脉，则病已矣。"

五脏之气随时令而呈现的盛衰变化，自然也会影响到人体疾病的发生和病理变化。就五脏感邪发病的时间规律而言，五脏在其所主时令容易感邪发病。究其原因，一是由于五脏在其相应的旺时主司一身，其气也布于一身，作为值令之脏，在全身起着主导作用，故当其时邪气侵入人体则首先影响该脏，其病变表现为亦以该脏功能紊乱为主。二是人身五行与天地之五行有同类相从的关系，天地四时五行之气分别与五脏相通应，因而时令邪气亦随五行之气侵入人体相应的脏而致病，导致主时之脏受伤而先发病，正所谓"同气相求""以类相从"。如《素问·咳论》云："人与天地相参，故五脏各以治时，感于寒则受病，微则为咳，甚则为泄为痛。乘秋则肺先受邪，乘春则肝先受之，乘夏则心先受之，乘至阴则脾先受之，乘冬则肾先受之。"《素问》的《金匮真言论》《风论》《痹论》等都有类似的思想。三是在某一时段中，与其相通应的脏腑，其生理功能相对旺盛，但若当旺不旺，则易发病；若旺气太过，超过了一定的限度，也会导致机体脏腑功能失衡而发病，除可表现为主时之脏的病变外，也可表现为有生克关系的脏腑发病，特别是其所克的脏腑。因而，《脉经》和《诸病源候论》则提出了另一种五脏感邪发病的时间规律，即五脏各在其所不胜之行的旺时感邪发病。就疾病的病理变化而言，《内经》根据五行生克关系，阐述了五脏疾病的季节变化规律，如《素问·脏气法时论》说："五行者，金木水火土也，更贵更贱，以知死生，以决成败，而定五脏之气，间甚之时，死生之期也……病在肝，愈于夏；夏不愈，甚于秋；秋不死，持于冬，起于春。""病在心，愈在长夏；长夏不愈，甚于冬；冬不死，持于春，起于夏。""病在脾，愈在秋；秋不愈，甚于春；春不死，持于夏，起于长夏。""病在肺，愈在冬；冬不愈，甚于夏；夏不死，持于长夏，起于秋。""病在肾，愈在春；春不愈，甚于长夏；长夏不死，持于秋，起于冬。"其基本规律为："夫邪气之客于身也，以胜相加，至其所生而愈，至其所不胜而甚，至于所生而持，自得其位而起。"即五脏疾病每至其子行所旺的时间则愈，因子能助母，且能制约母之所不胜；每至其所不胜之行旺时加重，因本脏已病，复受旺气之克伐；每至其母行旺时稳定，因子得母养，可与病邪抗衡；每至其本行旺时则起，因本脏气旺，气旺则能胜邪。《素问·刺热》还运用此规律来具体分析五脏热病的热甚、大汗和气逆而死等间甚之日。现代对于疾病死亡与季节关系的研究，也有不少报道，但结果不尽一致，而对五脏主时节律与疾病愈、甚、持、起的具体关系，尚未见大样本的临床报道。

五脏应时也是现代中医藏象理论研究的热点之一，其中"肾应冬"调控机制的实验研究在"五脏应时"理论研究中，起步较早，研究也较广泛。研究思路主要是基于中医"肾应冬"与"肾主生殖""肾主骨"等理论，以神经、内分泌高位调节器松果腺作为外界季节环境与机体内环境变化相连接的桥梁，以下丘脑－垂体－性腺轴、下丘脑－垂体－甲状腺轴为通路，从细胞组织形态、神经内分泌激素、细胞信号转导及基因水平，探讨季节气候变化对肾主生殖、肾主骨功能发挥调控作用的生理机制，以及松果腺作为上位调节中枢对肾功能的调控作用。并从临床角度探讨了季节变化对人体骨代谢的影响。研究证实，"肾主生殖"功能具有冬低夏高的季节变化规律，"肾主骨"功能具有冬高夏低的季节性变化规律，而这种季节性变化规律与松果腺的对下丘脑－垂体－性腺轴、下丘脑－垂体－甲状腺轴的整体调控有关[1-5]。

"肺应秋"调控机制的研究主要以松果腺为切入点，从免疫学角度，从器官、细胞、分子水平观察褪黑素与机体及肺免疫功能的

[1] 刘晓燕，郭霞珍，刘燕池，等."肾应冬"与性腺轴相关性的研究[J].中国医药学报，2003，18（9）：522-524.

[2] 刘晓燕.中医"肾应冬"调控机制与细胞信号转导相关性的研究[D].北京：北京中医药大学，2004.

[3] 马淑然，郭霞珍，刘燕池，等.中医"肾应冬"生理机制与褪黑素关系的实验研究[J].北京中医药大学学报，2002，25（2）：19-21.

[4] 王彤.基于时藏理论的肾主骨与细胞信号转导相关性研究[D].北京：北京中医药大学，2007.

[5] 张明泉.下丘脑－垂体－甲状腺轴细胞分子机制的季节变化与中医肾本质研究的探讨[D].北京：北京中医药大学，2007.

相关性，探讨松果腺在肺免疫功能季节性中的高位调节作用，以此来阐明"肺应秋"的生物学调控机制。吴同玉等基于免疫学实验研究"肺应秋"，实验结果表明，大鼠免疫器官在春分和秋分两个节气时会有变化，以脾脏指数和胸腺指数为例，正常情况下秋分较春分明显偏低，说明机体免疫功能在秋分时弱于春分，与此相应，巨噬细胞（AM）秋分时亦低于春分，而慢性阻塞性肺病（COPD）在秋季易于发作，说明肺部的免疫功能在秋季较春季有所降低[1]。马淑然等[2, 3]研究认为，机体免疫功能及肺局部免疫功能存在秋低春高的季节节律，这可能是秋季季节性呼吸系统多发病的病理生理学基础之一。松果腺在机体免疫功能季节性节律变化中具有一定的调节作用。故肺应秋的本质是机体整体及肺的局部免疫功能在秋季调节能力降低，松果腺－褪黑素是肺免疫功能季节性节律变化的中介物质之一。"肺应秋"免疫调控机制与肺组织褪黑素受体的季节性变化有关，松果腺在"肺应秋"免疫调控过程中起着重要的高位调节作用。顾晓静等[4]通过实验证实，大鼠秋季肺组织环磷酸腺苷（cAMP）含量低，环磷酸鸟苷（cGMP）含量高，三磷酸肌醇（IP3）冬季含量最低，这可能是秋冬季节呼吸系统多发病的病理生理学基础之一。

基于心血管疾病发作的特点、褪黑素分泌的节律性及其对心脏的调节作用，将季节气候与"心主血脉"理论相结合，以松果腺作为内外环境沟通的桥梁，对"心应夏"的调控机制进行探讨研究。研究证实，心血管系统的调控作用在夏季加强，可能是"心应夏"脏腑适应性调控的一个重要方面，松

［1］ 吴同玉，刘燕池，郭霞珍，等."肺应秋"的免疫学实验研究［J］.中国中医基础医学杂志，2005，11（4）：285-287.
［2］ 马淑然，吴同玉，刘燕池，等.肺应秋生理机制的免疫实验研究［J］.北京中医药大学学报，2008，31（3）：167-170.
［3］ 马淑然，赵树宏，肖延龄，等.中医"肺应秋"调控机制与褪黑素受体关系的研究［J］.中华中医药杂志，2011，26（1）65-68.
［4］ 顾晓静，马淑然，郭霞珍，等.季节变化与正常大鼠肺脏第二信使关系的研究［J］.天津中医药，2009，26（3）：187-189.

果体介导的光信号转导通路在"心应夏"的调控机制中起着重要作用[1]。如常瑞华等研究了心应夏与褪黑素（MT）的关联性，研究发现心气虚组大鼠心钠素（ANP）分泌失调，血浆心钠素水平下降，而松果体手术摘除组大鼠褪黑素下降则应影响了血浆心钠素的水平，因此，推断心钠素可能是褪黑素介导心应夏过程中作用的靶激素之一[2]。

陈玉萍等提出"肝应春"理论的内涵是在当旺的春季，肝的疏泄功能增强，藏血功能减弱发挥着对自身肝系统及其他四脏重要的调控作用。在其他季节，肝藏血主疏泄的功能应时而变，促进或抑制其他四脏以维持机体应时而变的调节稳态。"肝应春"的适应性调控机制是以肝藏血主疏泄的功能为生理基础，MT在四季中的变化规律与肝主疏泄功能在季节上的强弱变化规律相反，与肝藏血功能在季节上的强弱变化规律一致，可以认为MT具有抑制肝主疏泄的功能，并促进肝藏血的功能，MT季节性变化可能是"肝应春"适应性调控机制之一[3]。金氏等将抑郁症引入"肝应春"理论的研究中，通过对正常及抑郁症模型大鼠四季脑内环核苷酸、P物质及生长抑素含量的四季变化的测定，发现大鼠脑内环磷酸腺苷（cAMP）在春季浓度较低可能是抑郁症春季多发的物质基础，而神经递质、神经肽等脑内活性物质的季节节律在春季紊乱是中枢神经系统生理活动不能适应自然季节变化在情感上的体现；肝系统不能应春而旺是抑郁症

［1］ 王志飞.心应夏理论及其受体调控机制研究［D］.北京：北京中医药大学，2010.

［2］ 常瑞华，梁红娟，王艳，等.心应夏理论与褪黑素关系初探.辽宁中医杂志，2013，40（7）：1354–1356.

［3］ 陈玉萍.肝应春理论探讨及其调控机制的实验研究［D］.北京：北京中医药大学，2013.

春季多发的关键[1]。秦氏通过肝应春与过敏免疫相关性的实验研究，发现血清 IgG、IgE 可能与春季高发的过敏性疾病有关，血清免疫因子具有季节性变化规律，松果腺及 MT 对过敏免疫具有调节作用，"肝应春"的调控机制与松果腺及 MT 对过敏免疫的调节作用具有相关性[2]。覃骊兰等从"肝应春"理论研究季节性情感障碍病的发病机制，发现"肝主疏泄"的功能在春天得到加强，而到冬天则相对减弱，这一季节性规律与 MT 分泌的季节性改变所介导的中枢单胺类神经递质分泌紊乱并最终形成 SAD（季节性情感障碍）密切相关[3]。

也有学者从认知语言学的角度对时藏相关理论加以解读，认为该理论是基于相似性的隐喻映射[4]。从认知语言学的角度看，一个概念隐喻的构建涉及两个域，即作为认知模型的"始源域"和作为认知对象的"目标域"，将始源域的图示映射到目标域完成对认知对象的认知即概念隐喻的形成。在时藏相关概念隐喻中始源域是"春夏秋冬长夏"，目标域是"肝心肺肾脾"。隐喻认知最基本的起点是"以我们熟悉的事物理解我们不那么熟悉的事物"，而在农耕文明高度发达的古代中国，季节气候、物候变化自然是古人再熟悉不过的事情了，故以季节气候特征映射五脏，也就顺理成章了。以"肝应春"为例。《素问·金匮真言论》说："东方色青，入通于肝，开窍于目，藏精于肝，其病发惊骇。"这里指出肝病则"惊骇"，考惊骇一词乃"震动"之意，从四时及气象的角度看，春天特别是惊蛰之后，由于暖湿气流与冷空气的激烈对峙，所以"打雷"的自然现象往往从春天开始，有"春雷滚滚"一

[1] 金光亮，梁怡，郭霞珍，等.有关抑郁症季节性发病机理的研究及其启示[J].北京中医药大学学报，1997，20（1）：15-17.

[2] 秦子舒.肝应春与过敏免疫相关性的理论和实验研究[D].北京：北京中医药大学，2012.

[3] 覃骊兰，马淑然，王庆国，等.从"肝应春"理论探讨季节性情感障碍病的发病机制[J].北京中医药大学学报，2013，36（3）：156-60

[4] 谷浩荣，贾春华，马子密，等.基于概念隐喻的中医"时脏相应"理论研究[J].世界中医药，2014，9（7）：435-438.

词为证，春雷的"震动"与肝病的"惊骇"是"肝应春"隐喻构建的相似性之一；《素问·至真要大论》说"诸风掉眩皆属于肝"，意思谁说凡是眩晕震颤一类具有"风象"的病证都与肝相关，再考察春季，由于中国大陆的中原地区属于温带季风气候，春季是一年刮风频率最高、风力最大的季节，刮风使树木摇晃、草木折断，我们对医学"动摇不定的症状"与自然界"风吹物动的情景"做一比较就可以发现二者的相似性，故我们祖先看到肝病时出现的震颤、眩晕等动摇不定的症状就会联想到"多风"的春季，这是"肝应春"概念隐喻构建的相似性之二；《素问·风论》说"肝风之状……其色青"，指出肝病时面色会转为"青"色，考青色乃草木之色，春三月是万物复苏、草木发荣的季节，此时大自然以青为主色调，这是"肝应春"概念隐喻构建的相似性之三。

2. 五脏昼夜主时节律

《内经》以五行学说作为理论构建的框架，五行配五脏、五时，从而形成一日"五时"的节律。即将一昼夜划分为五个时段，分别与五脏系统相配属，进而指导疾病的诊断与治疗。正如《素问·玉机真脏论》所说："一日一夜五分之，此所以占死生之早暮也。"《素问·脏气法时论》具体阐述了五脏主时的病理节律，指出："肝病者，平旦慧，下晡甚，夜半静。""心病者，日中慧，夜半甚，平旦静。""脾病者，日昳慧，日出甚，下晡静。""肺病者，下晡慧，日中甚，夜半静。""肾病者，夜半慧，四季（指辰、戌、丑、未脾土所主之时）甚，下晡静。"其基本规律为在某脏所主之时，自然之气有助于脏气，脏气旺而邪气却，则病情较轻，患者感觉清爽；在其所不胜之时，自然之气不利于脏气，病邪挟自然之克气肆虐，因而病情转重；在脏气非旺的时辰，若受相生之气的影响，则有助于受病之脏，病情表现较为平稳。根据邪正盛衰的理论分析，《内经》所论脏气在一日之内的变化基本上有四种状态：一是脏气旺盛期，本脏疾病处于缓解状态；二是脏气增长期，该脏病变往往有减轻的表现；三是脏气衰减期，相应之脏的疾病加重；四是脏气处于自稳态的平常期，则相应之脏的病情稳定，变化不明显。

目前的研究资料证实，正常情况下人体各生理变量一昼夜中并不固定，处于有规律的变动状态[1]其峰值期是病理情况下病情反应性最敏感的时间。李莱田以人体多种生理变量的昼夜节律峰值相位及 95% 可信限为基础，分析五脏病慧、甚、静的昼夜节律，发现其具有客观的生理病理学基础[2]。有人从骨髓细胞 DNA 合成率的昼夜变化对肾主时进行研究，实验发现骨髓细胞 DNA 合成率呈现为以子时为峰值的昼夜变化曲线[3]。从脏气盛衰节律分析，肾旺于亥子，此时肾的活动力最旺盛，骨髓细胞 DNA 合成率子时达峰值，与此相符合。

（三）气血月相盈亏节律

月亮的运动主要有两种周期，一是朔望月周期，即月相的朔→上弦→望→下弦→晦→朔的周期性变化，约为 29.53 天；二是恒星月周期，是月亮在恒星背景中位置的移动，约为 27.32 天。《内经》虽然已经论及恒星月，如《素问·六节藏象论》所说"日行一度，月行十三度而有奇焉"即指恒星月而言。但是，在论述人体生理病理变化的月周期时，则采用月亮的朔望周期作为计时标准。《内经》将人体、月相和潮汐现象联系起来加以考察，发现人体的气血随着月相的盈亏变化而有盛衰变化节律。《灵枢·岁露论》明确指出："人与天地相参也，与日月相应也。故月满则海水西盛，人血气积，肌肉充，皮肤致，毛发坚，腠理郄（闭），烟垢著。当是之时，虽遇贼风，其入浅不深。至其月郭空，则海水东盛，人气血虚，其卫气去，形独居，肌肉减，皮肤纵，腠理开，毛发残，膲理薄，烟垢落。当是之时，遇贼风则其

[1] ［日］伊藤真次.人体昼夜节律［M］.重庆：重庆出版社，1983.

[2] 李莱田.五脏病昼夜节律科学本质探讨［J］.云南中医杂志，1985（6）：1-3.

[3] 花美君，司秀春，高秀玉，等.骨髓细胞 DNA 合成率与肾时节律关系的实验研究［J］.辽宁中医杂志，1985（11）：44-45.

入深，其病人也卒暴。"《素问·八正神明论》也有类似的论述，认为人体气血的盛衰、对疾病的反应性及对治疗的敏感性和耐受性，都随月节律而变化，由此提出了根据气血盛衰的月节律来确定补泻的治疗原则："月生无泻，月满无补，月郭空无治，是谓得时而调之。因天之序，盛虚之时，移光定位，正立而待之。故曰月生而泻，是谓脏虚；月满而补，血气扬溢，络有留血，命曰重实；月郭空而治，是谓乱经。"强调治疗疾病，必须"以日之寒温，月之虚盛，四时气之浮沉，参伍相合而调之"。认为日、月、四时节律，对于疾病的治疗具有同等重要的意义。《素问·缪刺论》具体论述了针刺治疗行痹时，必须以月相的盈亏、人体气血的盛衰为依据来确定针刺取穴的多少。

李时珍在《本草纲目》中指出："女子，阴类也，以血为主。其血上应太阴，下应海潮，月有盈亏，潮有朝夕，月事一月一行，与之相符，故谓之月水、月信、月经。"已经很明确地把月相、海潮与月经联系起来加以认识。现代统计资料表明，女性月经周期的平均值为 29.5 日，与朔望月周期极为接近，而且在月经周期中，人体的体温、激素、代谢活动，性器官状态及心理状态等，都具有月节律变化。因而现代学者根据《内经》理论，对经脉气血盛衰在月周期内的时间性特征进行研究，涉及最多的是女性月经周期。但就相关的报道来看，各自的结论并不一致，甚至自相矛盾。如有报道月经在潮人数在上弦附近 5 天内处于高潮[1]；有的认为行经时间以月满为中心呈正态分布，月满时经潮人数明显多于其他时间[2]；另有报道则认为朔日附近月经来潮的人数比例高于同一朔望月其他时段[3]。对此

［1］西安医学院天文与医学学生科研小组.月经与天文现象［J］.西安医学院学报，1982（2）：83-85.

［2］孟琳升.月经周期与月亮圆缺［J］.浙江中医学院学报，1985（2）：8-10.

［3］罗颂平.月经节律与月相联系初探［J］.上海中医药杂志，1984（12）：8-9.

现象，还需设计严密的研究方案，进行大样本的统计观察。另外，人体的体温在一定程度上代表人体的代谢活动，是人体生命活动的指标之一。何裕民等以 500 例非体温变化疾病的病人为对象，结合同期大戢山海潮观测站正点潮位预测值作为客观参数，用以观察病人体温变化，统计发现 374 例病人在月相周期内体温变化曲线与潮位曲线有着明显相同或近似的变化趋势，占总例数的 74.8%。提示人体体温变化与同一时期、同一地域的海潮潮位变化有着明显的正相关关系，说明体温及体温所反映的人体生理机能可能与海潮一样受月球的引力作用，因而表现出生命活动的月节律[1]。王洪琦研究报道，西北、华北、华东及东北地区心脑血管疾病的死亡时间在朔望月中的分布存在一定规律性：朔日附近死亡最多，望日附近死亡最少，差异十分显著。采用月相亮度变化参数做对照，进行相关分析，结果死亡人数在朔望月中的分布与月相变化呈显著负相关，进一步进行多层次分析，发现以上现象在不同地区、不同气候条件下及不同病种等情况下有变异[2]。以上均提示《内经》月人相关理论有一定的客观依据。

（四）一日十二辰气血流注节律

古人关于昼夜时间测定的三种主要方法：一是光照自然标志法。在《内经》中主要体现为十二时，即将一日分为鸡鸣、平旦、日出、食时、隅中、日中、日昳、晡时、日入、黄昏、人定、夜半等十二个时段。二是十二辰法。即以十二地支作为记时符号，均分昼夜，从 23 时始与子相配，每时辰相当于 2 小时，以此类推。三是采用铜壶滴漏计时，将一昼夜分为一百刻。

十二时与十二辰虽然都将一昼夜划分为十二个时段，但二者差异较大。首先，十二时各时时阈长短不一，如夜半时长，日出时短；十二辰则各辰时阈相等。其次，十二时各时时阈随自然变化，在一日中的位置不固定，十二

［1］ 何裕民.月亮盈亏与人体机能［J］.北京中医学院学报，1986（2）：2-5.
［2］ 王洪琦.心脑血管疾病死亡日期与月相变化关系［J］.四川生理科学杂志，1989（3）：63-65.

辰则每辰在一日中的时间位置基本固定不变。最后，十二时昼夜主时不均衡，白天分期术语多，夜晚则少，这可能与人类昼劳夜息的生活规律有关；十二辰昼夜各时辰则均分，只随地域不同而变化。因此，十二时所代表的节律活动受外界影响较大，随四时昼夜变化而变化，节律的形成符合生物节律成因的外生论观点；十二辰所代表的节律则对外界变化的反映不明显，节律的形成符合生物节律成因的内生论观点。至于十二辰随地域不同的变化，以北京时间为标准，则各地方时间的换算公式为：

北京时间 +4 分 ×（当地经度 –120）= 当地地方时

　　对于经脉气血在人体的循环周流，《内经》有着明确的认识，如《素问·举痛论》说："经脉流行不止，环周不休。"根据《灵枢》的《五十营》《逆顺肥瘦》和《素问·血气形志》的记载，以及《灵枢·经脉》有关经脉起始走向和表里关系的论述来看，经脉气血循环贯注的每一周次均从手太阴肺经开始，依循脏腑经络表里阴阳太少的规律顺次流注，并随着流注形成经脉气血的日节律性盛衰变化。正如《灵枢·痈疽》所说："经脉留（流）行不止，与天同度，与地合纪。"但是《内经》中只有《灵枢》的《经别》和《卫气行》两次提到"十二辰"，并没有论及十二经脉与十二辰的配属关系。大约到了宋金元时期，医学家在易学象数学的影响下，结合个人的体验，依据《灵枢·经脉》关于十二经脉脏腑交接贯通的理论，将《灵枢·营气》中十四经昼夜循行改为十二正经昼夜循行，去掉了任、督二经，并将十二经脉与十二时辰相配属，每一时辰有一经脉脏腑的气血循行处于最旺盛的时期，其他经脉脏腑气血则处于衰落状态，如此形成了气血流注的昼夜涨落节律。十二经脉气血流注涨落的具体时辰，可用歌诀概括为："肺寅大卯胃辰宫，脾巳心午小未中，膀申肾酉心包戌，亥三子胆丑肝通。"昼夜气血流注涨落规律的确立，为子午流注针灸疗法奠定了基础。

（五）一年十二月气血盛衰节律

经脉是气血运行的通道，经脉气血的盛衰变化同样受时令节气的影响，如《灵枢·五乱》所云："经脉十二者，以应十二月……分为四时。四时者，春秋冬夏其气各异。"说明经脉之气的输注也因时间不同而有盛衰涨落的区别，从而形成与时令季节阴阳消长及升降浮沉同步的年周期变化。《内经》中对经脉气血盛衰年节律的阐述，由于作者观察方法、分析的对象及所采用的理论等因素的不同，经脉气血盛衰年节律也不尽相同，主要可归纳为以下四种（见表2-4）：

表2-4 经脉气血盛衰年节律

盛衰节律	时间（月份）												原文出处
	一	二	三	四	五	六	七	八	九	十	十一	十二	
	寅	卯	辰	巳	午	未	申	酉	戌	亥	子	丑	
十二经脉应十二月盛衰节律	左足少阳	左足太阳	左足阳明	右足阳明	右足太阳	右足少阳	右足少阴	右足太阴	右足厥阴	左足厥阴	左足太阴	左足少阴	《灵枢·阴阳系日月》
十二经筋应十二月盛衰节律	足少阳之筋	足太阳之筋	足阳明之筋	手阳明之筋	手太阳之筋	手少阳之筋	足少阴之筋	足太阴之筋	足厥阴之筋	手厥阴之筋	手太阴之筋	手少阴之筋	《灵枢·经筋》
六经之气盛衰年周期节律	太阳		厥阴		阳明		少阴		少阳		太阴		《素问·脉解》
经脉之气流注脏腑的年周期节律		人气在肝		人气在脾		人气在头		人气在肺		人气在心		人气在肾	《素问·诊要经终论》

此外，《内经》尚对人体生命活动的超年节律也有所认识。所谓超年节律，是指其节律的每个周期长于一年的节律，它主要包括两个方面的内容，

一是运气学说所阐述的五运、六气及运与气相合，形成 6 年、10 年、30 年、60 年的周期变化。它主要探讨外界气候变化节律影响所导致的人体发病节律，是一种外源性节律。二是《素问·上古天真论》所论述的人体肾气盛衰节律，以及《灵枢·天年》所论述的人体生、长、壮、老、死节律，它主要是一种内源性节律。

中国传统哲学把阴阳、五行与四方、四时相配，从而形成了物质、运动、空间、时间相统一的世界图式。中医学在天人合一观与阴阳五行学说基础上所构建起来的时间医学理论，认识到了时间因素对人体生理、病理的影响，并在诊断与治疗过程中结合时间因素加以论治。这种对人体生命节律的认识和应用，是其理论体系的一个重要学术内容和特点，它无疑提出了极具科学价值的命题，对中医学术的发展及临床实践有重要的意义。首先，它有助于促进医学模式的转变。仅仅把人作为生物体进行研究，这是近代医学的弊病。中医时间医学着眼于人与自然环境的演变，从多方面探讨人体的生理、病理，无疑可促进医学模式朝综合的方向发展。现代时间医学的兴起，是现代医学由分析时代进入系统综合时代的产物和重要标志，从某种角度而言，也可以说是向中医时间医学思想的复归。其次，有利于揭示中医理论体系的特征。从中医时间医学的思想来看，它把人体的脏腑功能活动与时间因素紧密地结合起来研究，因而使其对脏腑的认识，主要着眼于其功能变化，而不是其实体物质构成，从而形成了一种时–脏相关的理论模式。再次，可以提高对疾病发展演变规律的认识，预测病情发展，有利于疾病的治疗。最后，有利于养生。即根据生命节律养生，使人与自然保持同步的节律变化，既可以保障生命的健康，又能避免邪气的侵犯，从而达到增强体质、延年益寿的目的。

当然，中医时间医学理论的构建是以阴阳五行学说为基础的，因而也就具有了阴阳五行学说本身所固有的一系列缺陷。如阴阳五行学说的宇宙一体化大系统模式，是一个绝对集中统一的包罗万象的体系。在这个宇宙模式中，四时五行机械循环，而且四时具有决定一切的威力。每一具体的自然事物，作为一个子系统，只能依附从属于宇宙母系统，无条件地受制于宇宙总体统一的运转。对它们自身的相对独立性和事物联系的复杂性缺乏足够的认识。反映在中医时间医学理论中，则表现为在疾病诊疗特别是养生中，有把顺应四时原则绝对化的倾向。同时，阴阳五行学说作为一种哲学理论，是对事物的普遍原理的概括，以此来解释人体的功能活动和病理变化，难免有着主观想象的成分，也不利于进一步揭示人体生命活动时间节律的本质变化和内在的具体机制；当用天干、地支作为推演的工具时，则无疑是一种机械推演，并不能完全揭示人体生命活动的固有规律。

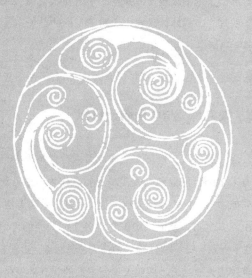

第三章　天人合一与中医临床实践

孟今氏《医医医》自叙指出："医之为道，广矣大矣，精矣微矣……盖合格致诚正、修齐治平之道，而一以贯之，且更有难焉者也。非探天地阴阳之秘，尽人物之性，明气化之理，博考古今，随时观变，汇通中外，因地制宜，而又临事而惟澄心定灵，必不能语于此。"如上所述，中医理论体系的构建以天人合一观为其认识论与方法论，那么，以中医理论为指导的中医临床实践，自然也贯穿着天人合一的理念，具体体现在中医防治目标的确立，以及中医临床治疗、养生等诸多方面。

第一节　天人合一与中医防治目标

天人合一观从天、地、人一体，天人合德及天人合道的角度，又规定着人生的价值取向和人生境界。人作为天地万物的一部分，应该与其他物类一样，遵循天地之道。因此，效法天地，从天地之道中引出立人之道，就成了中国哲学各流派共同的价值取向。《老子·第二十五章》曰："人法地，地法天，天法道，道法自然。"明确指出人应效法天地之道，按照天地间本然的状态来生存。庄子主张"以人入天""与天为徒""从天之理"，认为"夫明白于天地之德者，此之谓大本大宗，与天和者也"（《天道》），即天地之道是人道的大本大宗，最终归宿。《孟子·尽心上》言："存其心，养其性，所以事天也。""事天"就是指按照天地之道来生存来获得存在价值。《易传·系辞上》明确指出："天地变化，圣人效之；天垂象，见吉凶，圣人象之。"《墨子·法仪》也云："莫若法天……动作有为，必度于天，天之所欲则为之，天所不欲则止。"可见古代各哲学流派均强调人道必须效法天道。

天人合一也是人生的最高境界，是终极性的理想追求，儒、道两家概莫能外。只不过儒家的宗旨是重人伦，崇尚"礼乐"和"仁义"，其训诫在于修身、齐家、治国、平天下，强调道德修养，通过"去私"、"反身而诚"、尽心养性等途径，以达到人与道德意义的义理之天的合一，所谓"大人者与天地合其德"；道家的宗旨是"贵生、度人"，强调"去知""忘我"，以此达到人与自然之道的合一，所谓"天地与我并生，而万物与我为一"。按照接近于天人合一境界的程度，可将人划分为几个等次。一般来说，完全达到天人合一境界者即是圣人，次之则是贤人，又次之则为君子，再次之者是庶人，最低一级的就是完全不合天道与人道，则沦为禽兽。不同的境界也标志着不同的存在价值。

由天人合一观所形成的人道效法天道，追求天人合一的最高境界的价值观，在中医学中也得到了充分的体现。中医学认为中和是一切生命整体维持平衡稳定，从而生存延续的必要条件，如《素问·生气通天论》不仅认为人体自身需"阴平阳秘，精神乃治"，而且主张只有真正做到"内外调和"，才能保证人体"邪不能害"，并提出"因而和之，是谓圣度"。因此，中医养生及诊治疾病也以中和为最佳境界，最终目的是要达到人与自然及人体形与神的有机和谐。如《灵枢·逆顺肥瘦》即指出："圣人之为道者，上合于天，下合于地，中合于人事。"《素问·宝命全形论》则云："人能应四时者，天地为之父母。知万物者，谓之天子。"《内经》并依据天人合一的规律，提出了"法天则地""和于阴阳""顺四时而适寒暑""合人形以法四时五行而治"等一系列原则，运用于养生和治病的具体实践之中。

以中医养生为例，中医养生深受道家思想的影响，《素问》首篇即以"上古天真论"为名阐述有关养生等问题，强调养生应返朴归真，方能"合同于道"，"而尽终其天年"。所谓"真"，《庄子·渔父》谓："真者，所以受于天也，自然不可易也，故圣人法天贵真，不拘于俗。"又说："真者，精诚之至也……真在内者，神动于外，是所以贵真也。""真"即道之精信之表现于人者，它得之于道而内存于人，作为精诚之极至，它构成人的自然原质。这种内存于人的自然原质，老子则以"婴儿"喻之。《老子·二十八章》说：

"知其雄，守其雌，为天下溪。为天下溪，常德不离，复归于婴儿。"《庄子·庚桑楚》说："卫生之经，能抱一乎……能儿子乎？儿子终日嗥而嗌不嗄，和之至也；终日握而手不掜，共其德也；终日视而目不瞋，偏不在外也。行不知所之，居不知所为，与物委蛇而同其波，是卫生之经已。"均是强调要复现婴儿那种纯朴无邪、天真未断的真、善、美。"朴"，本义指未经雕斫的原木，《说文》："朴，木素也。"《论衡·贵知篇》谓："无刀斧之断者谓之朴。""朴"与"璞"通用，未成器也，只是在玉曰"璞"，在木曰"朴"，均指浑然未凿之貌，即事物发生的初始状态。故《淮南子·诠言训》说："浑沌为朴。"返朴是道家养生重要方法之一。《老子·二十八章》说："常得乃足，复归于朴。"《老子·五十七章》说："我无欲，而民自朴。"《庄子·马蹄》亦曰："同乎无欲，是谓素朴，素朴而民性得矣。"老庄均意识到"欲"与"朴"的对立，视"无欲"为"素朴"和使人性得以恢复或复归的根本前提。《素问·上古天真论》中"志闲而少欲……故美其食，任其服，乐其俗，高下不相慕，其民故曰朴"的论述，正与老庄思想相通。《老子·十九章》又强调："见素抱朴，少私寡欲。"只有素净单纯，淳厚朴实，才能超凡脱俗，进入一种与道一体的生命境界。这里，"朴"亦是道的一个原型意象，"朴"是自然之木，道也是自然之物，故可以"朴"称之。"抱朴"犹言"抱一"，就是"得道"之意。《素问·上古天真论》通过对真人、至人、圣人、贤人的养生方法及结果的描述，阐述了通过自身的修养和实践所达到的四种不同境界。其主要特征，可总括为两个方面：其一，崇尚自然。主张走向自然，回归自然，达到人与自然、人与天地的和谐统一，原文所言"提挈天地，把握阴阳""和于阴阳，调于四时""处天地之和，从八风之理""法则天地，象似日月"等，即反映了这一思想；其二，崇尚自由。强调打破时空、主客、物我、天人之界限，超越世俗观念的束缚，摆脱外力的阻隔和压迫，以实现精神的绝对自由，即"独立守神""游行天地之间，视听八达之外""举不欲观于俗"。此有如《庄子·逍遥游》说："若夫乘天地之正，而御六气之辩，以游无穷者，彼且恶乎待哉？故曰：至人无己，神人无功，圣人无名。""无功""无名"是"无己"的内容和条件，"无己"即突破智巧物欲所拘限的小我，而通向宇宙的大我，如此就能"与天地精神往来，而不敖倪于万物……上与造物者游，而下与外死生、无终始者为友"（《庄子·天下》），达到与道融合为一。

道家以反向思维为特征，最早深刻地领悟到文化对人的异化，以及这种异化必将导致人类与自然界疏离，从而构想出依据理性的引导而复归于自然之"道"的理想出路。这无疑与后现代主义思想有相通之处，借用后现代主义科学家的话来说："总体看来，人类对于自然界中的其他物种来说价值很小。事实上，若不是进化导致了人类的出现，整个生物圈今天也许会更加健康。如果人种在不荼毒大气层或不伤害其他物种的前提下而消失，我们相信，生物圈会渐渐从我们的劫持中恢复过来。"[1]

另外，也有学者从天人合一的哲学观来认识中医学的特点，认为中医学的研究对象是"天人之际的健病之变"，是人在与环境的相互作用中关于健康和疾病互相转化的过程。中医学把天人之际相互作用的界面定位在人的整体边界，从而保证了人在个体水平上的整体性，也体现了人作为地球上有机生命体的最高形式，在主体性开放的复杂巨系统中的主导地位。人的整体边界区分了内与外、自我与非我、人与环境，并区分了内外在进化序列上的不同层次。人的整体边界是天人之际相互作用的界面，内外物质能量信息出入交流的调节屏障，界面的屏障功能和全息效应是中医学养生治病的作用对象。中医学的"证"就是天人之际中健病之变在整体边界上的出入信息和全息效应。"证"的医学具有界面医学、信息医学、全息医学的特征[2]。

［1］ 大卫·格里芬.后现代科学［M］.马季方译.北京：中央编译出版社，1995：139.
［2］ 陆广莘.中医学的基础研究问题［J］.中国中医基础医学杂志，2000，6（1）:3-6.

第二节 天人合一与因时诊断

基于天人合一、时藏相关的基本认识，中医学不仅对人体的生理病理节律有比较系统的阐述，而且还将它们与临床实践紧密结合起来，形成了颇具特色的因时诊断方法，即根据疾病病理的时间节律特点来分析判断疾病的病因、病位、性质和发展趋势等。

一、疾病节律与因时诊断

在病理状态下，由于内外诸多因素的影响，疾病症状及脉象等常表现出不同的病理节律性改变，综合分析这种病理时间节律特征，也是中医诊断与辨证的重要方法之一。如《素问·移精变气论》所云："理色脉而通神明，合之金木水火土四时八风六合，不离其常，变化相移，以观其妙，以知其要，欲知其要……色以应日，脉以应月，常求其要，则其要也。"即强调望色、切脉应联系五行、四时六气，以正常规律和异常的变化来综合分析。

（一）时间要素与病因诊断

时间及与之相关的气候、物候等因素，影响着疾病的发生与临床表现，故可根据病证发生的时间规律来判断疾病的病因。早在《内经》时代，中医学就认识到由于四时气候不同，不同季节的外感病病因也各不相同，《灵枢·四时气》指出："四时之气，各不同形，百病之起，皆有所生。"如春季主气为风，少阳初生，阳升阴降，故多风病；夏季主气为暑，太阳隆盛，阳盛阴衰多为暑病；长夏主气为湿，阴阳交蒸多湿病；秋季主气为燥，少阴初生，阴升阳消多燥病；冬季主气为寒，太阴隆盛，阴寒独盛多寒病。清代雷丰在《时病论》中，发挥《内经》春伤于风、夏伤于暑、秋伤于湿、冬伤于寒之论，将四季常见外感热病加以归纳，指出春季多见伤风、冒风、中风、风寒、风热、春温、风温、温毒等，夏季多见伤暑、冒暑、中暑、暑温、痧气、疰夏、热痢等，秋季多见秋暑、秋燥、湿温、湿热、疟疾等，冬季多见伤寒、中寒、冬温、咳嗽等。故对一些发病具有特殊季节性的疾病，在诊断时应充分考虑其季节性特征。

另外，同一症状表现于不同的时辰，其病因也不相同。如内伤发热，夜热早凉，多为瘀血；午后身热，状若阴虚，多为湿温；日晡潮热，为阳明腑实；上午发热，多气虚所致。再如头痛，上午发生者多为气虚，正午头痛多热邪所致，午后头痛多为血虚，夜间头痛多为瘀血。

（二）时间要素与病位诊断

人体阴阳之气的消长、气血的循环流注具有昼夜或十二时辰的节律变化，五脏精气活动各有旺衰之时，对机体病变也有着重要影响。故依据阴阳消长、气血流注和脏腑功能盛衰节律去观察分析疾病的时间特征，有助于疾病的病位诊断。从昼夜阴阳消长的角度而言，一般认为症状昼日加剧者病在气分、阳分，夜间加剧者病在血分、阴分。如李东垣《医学发明·百病在气在血》云："夫百病昼则增剧，遇夜安静，是阳病有余，乃气病而血不病也。百病夜则增剧，昼则安静，是阴病有余，乃血病而气不病也。昼则发热，夜则安静，是阳气自旺于阳分也，昼则安然，夜则发热烦燥，是阳气下陷入阴中也，名曰热入血室。昼则发热烦躁，夜亦发热烦躁，是重阳无阴也……夜则恶寒，昼则安静，是阴血自旺于阴分也。夜则恶寒，昼亦恶寒，是重阴无阳也……夜则安静，昼则恶寒，是阴气上溢于阳中也。"

从十二经脉气血流注节律的角度而言，可根据发病的时辰来判断病位，如四肢经络定时疼痛发作，运用十二经脉气血运行节律可以诊断属何经病证：痛在子丑考虑肝胆经病，痛在寅卯考虑肺及大肠经病，痛在辰巳考虑脾胃经病，痛在午未考虑心和小肠经病等。脏腑疾病则可根据脏腑主时进行病位判断，如咳喘加剧于亥子时多责之于肺肾，寅卯时多责之于肺肝，午未时多责之于肺心等。再如妇人崩漏，巳时加重者多为脾气虚不能统血，午时加重者多为心气虚不能控血。临床也常将经脉气血流注与脏腑主时节律综合运用，如腹胀中医认为与脾、肝、肾三脏关系最为密切，定时腹胀多发生于下午或夜晚。张年顺等分析认为，下午定时腹胀，多与脾和湿有关，因午后属脾，从气机昼夜升降浮沉节律看，午后一阴生，阳气开始沉降，脾主运化，故脾虚气亏，水湿不运，此时容易发生腹胀。夜间腹胀多与肾和寒有关，据五脏主时规律，夜间为肾所主，从昼夜阴阳消长节律看，夜间阴寒最甚，故肾虚寒甚而最易发腹胀。夜半以后，子丑之时腹胀，则多与肝有关，据经脉气血流注节律，子时为少阳胆所主，丑时为厥阴肝所主，肝胜克脾土者，多于此时发生腹胀[1]。

另外，一年之中，五脏各有其所主季节，五脏在与之相应的季节易于发生疾病，在临床诊断上也可作为参考。诚如《素问·咳论》所说："人与天地相参，故五脏各以治时感于寒则受病，微则为咳，甚者为泄为痛。乘秋则肺先受邪，乘春则肝先受之，乘夏则心先受之，乘至阴则脾先受之，乘冬则肾先受之。"《素问·风论》也说："以春甲乙伤于风者为肝风，以夏丙丁伤于风者为心风，以季夏戊己伤于邪者为脾风，以秋庚辛中于邪者为肺风，以冬壬癸中于邪者为肾风。"宋代陈无择《三因极一病证方论》卷六对四时瘟疫的辨析，即根据五脏主时论发病，指出："夫疫病者，四时皆有不正之气，春夏有寒清时，秋冬亦有暄热时。一方之内，长幼患状，率皆相类者，谓之天行是也。若春时应暖，而清气折之，则责邪在肝，病曰青筋牵；夏时应暑，而寒气折之，则责邪在心，病曰赤脉拂；秋时应凉，而热气抑之，则责邪在肺，病曰白气狸；冬时应寒，而暖气抑之，则责邪在肾，病曰黑骨温；土无正形，因火而名，故附金木水火而变，病曰黄肉随。"上述论述，均说明疾病的发生与脏时生理节律相应，而具有四时五脏发病的节律，故可以根据时令辨病邪所在脏腑。

---

[1] 张年顺，宋乃光.实用中医时间医学 [M].上海：上海中医学院出版社，1991：171.

（三）时间要素与病性诊断

由于人体之气及阴阳消长与自然界具有同步变化的规律，受此节律的影响，人体不同阴阳属性的疾病，往往会表现出不同的时间病理特征，因此，把握其病理节律特征，有助于疾病病性的判断。总结概括不同阴阳虚实属性疾病的昼夜演变规律，一般情况下，阳盛类病证多在白天午后加重，如肝阳上亢、阳明腑实证、湿热证等；阴盛类病证多在夜间上半夜加重，如瘀血证、痰饮证等；阳虚类病证多在白天午前或中午缓解，在夜间尤其是子夜以后加重，如脾肾阳虚的五更泻、夜尿和肾阳虚的喘证等；阴虚类病证多在夜间尤其是子夜以后减轻，在午后加重，如阴虚潮热等。

上述不同阴阳虚实病性的病证呈现不同病情变化规律的原因，在于人体阴阳与自然界阴阳之间的相互作用。在白天，人体与自然界阳气俱盛，所以阳虚病证同气相求得到补益而减轻，阳盛病证两盛相加而加重；在夜间，人体与自然界阴气俱盛，故阴虚病证同气相求得到补益而症状缓解，阴盛病证则两盛相加而加重。根据异级同构的原理，这一规律也可见于一年之内阴阳盛衰的变化过程之中，对此，《素问·阴阳应象大论》指出："阳胜则身热，腠理闭，喘粗为之俛仰，汗不出而热，齿干以烦冤，腹满，死，能冬不能夏。阴胜则身寒、汗出，身常清，数栗而寒，寒则厥，厥则腹满，死，能夏不能冬。"一般而言，阳盛之病，夏季得阳热之助而加剧，冬季受阴盛制约而缓解；阴盛之病，夏季受阳热制约而缓解，冬季得阴寒之助而加剧。相反，若阳虚之病得夏季阳热之助则缓解，冬季受阴寒之制约则加剧；阴虚之病则得冬季阴寒之助而缓解，夏季受阳热之制约而加剧。因此，在诊治疾病时，必须重视病证与自然阴阳消长的关系，法天之纪，以因时制宜。

不仅病证的阴阳虚实有时间节律的变化，病邪的寒热性质也可随时令阴阳消长而变。如喻嘉言《医门法律》所说："风也，湿也，二气之无定体而随时变易者也。湿在冬为寒湿，在春为风湿，在夏为湿热，在秋为燥湿，以湿土寄王于四季之末，其气每随四时之气而变迁……风在冬为发之寒风，在春为调畅之温风，在夏为南熏之热风，在秋为凄其之凉风。《内经》谓风者百病之长，其变无常者是也。"六淫随时令变化，对人们认识外感疾病无疑具有重要意义。特别是人体元气虚弱时，对外界寒暑变化的适应调节能力降低，往往在四时阴阳消长的影响下，遇热则病热，遇寒则病寒，元代罗天益在《卫生宝鉴》中，把这种情况概括为"内虚则外证随时而变"。

另外，根据脏腑经络与时间的对应关系，也可以预测疾病发展的时间趋势，主要有人气一日四时变化所呈现的"旦慧、昼安、夕加、夜甚"变化，以及根据五脏主时及其五脏生克关系来推演的向愈、加重或死亡时间等。具体内容前文已及，此不赘述。

二、脉象节律与因时诊断

中医学把脉象作为衡量人体机能状态的重要指标，同时又基于天人合一的哲学思想，认为人体生理功能随着四时阴阳消长和五行递代而发生节律变化，因而也就很自然地把脉象与季节变化相联系，提出"四变之动，脉与之上下"（《素问·脉要精微论》）的观点，诊脉时十分重视对脉时关系的把握，《素问·玉机真脏论》还将脉时关系的失常作为临床疾病诊治中的"四难"之一，认为"脉从四时，谓之可治"，"脉逆四时，为不可治"，"所谓逆四时者，春得肺脉，夏得肾脉，秋得心脉，冬得脾脉，其至皆悬绝沉涩者，命曰逆四时。未有藏形，于春夏而脉沉涩，秋冬而脉浮大，名曰逆四时也"。故《素问·八正神明论》强调，诊脉之时，要"先知日之寒温，月之虚盛"才能"候气之浮沉"。也就是说，诊脉首先必须考察自然界阴阳五行等变化规律，然后考察人体脉象与天道是否相符，相符则人体健康，不符则有疾病，并以此推测疾病的性质，判断疾病的预后，决定治疗的方法。《素问·脉要精微论》描述谓："微妙在脉，不可不察，察之有纪，从阴阳始，始之有经，从五行生，生之有度，四时为常，补泻勿失，与天地如一，得一之情，以知死生。"其中"得一之情"源自于

《老子·第三十九章》："昔之得一者，天得一以清，地得一以宁，神得一以灵，谷得一以生，侯王得一以为天下正。""得一"就是得道，道一生阴阳，阴阳运动是道的体现，诊脉"从阴阳始"就是立足天人合一之道。

中医学有关脉时规律的认识，大致可总结为阴阳脉时关系、五行脉时关系、三阴三阳脉时关系三种，其中临床应用最为广泛的是五行脉时关系模式，而三阴三阳脉时关系模式后世则很少提及。

（一）阴阳脉时关系模式

古人认为，自然界阴阳二气的消长决定了春、夏、秋、冬四时变化，阴阳消长，四时更迭，从而有春温、夏暑、秋凉、冬寒的气候特征。换言之，春夏秋冬四时的更替，则是自然界阴阳变化最显著的体现。随着四时阴阳的变化，万物呈现出春生、夏长、秋收、冬藏的变化，所谓"四时阴阳者，万物之根本也"（《素问·四气调神大论》）。人体的脉象亦随四时阴阳消长而变化，如《素问·脉要精微论》所言："春日浮，如鱼之游在波；夏日在肤，泛泛乎万物有余；秋日下肤，蛰虫将去；冬日在骨，蛰虫周密，君子居室。"即春夏属阳，其脉浮大；秋冬属阴，其脉沉细。现代研究认为，脉位的深浅与气压高低有关，而气压的高低与气温的高低成反比，即气温高时，气压低，对皮肤表面的压力就小，从而使体表血管外周阻力减弱，血管扩张，脉象趋于浮大。气温低时，气压高，对体表压力增大，从而使血管外周阻力增加，血管收缩，脉象趋于沉细。而气温的高低正是阴阳盛衰变化的结果，所以，脉象随阴阳的消长变化而上下浮沉。

阴阳脉时关系模式在现代教材及临床中较少提及，但古代医家常借助此模式分析病机并指导处方用药，如叶天士治一陈姓患者，"秋冬形体日损，咳嗽吐痰，诊脉两寸促数，大便通而不爽。此有年烦劳动阳，不得天地收藏之令，日就其消，乃虚症也。因少纳胃衰，未可重进滋腻，议用甘味养胃阴一法，《金匮》麦门冬汤"[1]。脉应四时阴阳，当沉细而反促数，乃"烦劳动

---

[1] 叶天士.临证指南医案［M］.上海：上海人民出版社，1959：81.

阳,不得天地收藏之令",叶氏断为阴虚阳盛,虚火扰肺之虚咳,当用滋阴清热之法,但"因少纳胃衰,未可重进滋腻",故治以麦门冬汤润肺清热,养胃生津。

另外,《内经》在寸口与人迎脉象互参诊断中,也借助于阴阳模式构建脉诊理论,如《灵枢·禁服》说:"寸口主中,人迎主外,两者相应,俱往俱来若引绳,大小齐等。春夏人迎微大,秋冬寸口微大,如是者名曰平人。"

张伯讷等在一年的24节气中对16例18～35岁正常男青年脉象变化进行了研究,分析测得的1440幅脉图,结果发现四大节气的脉图形态基本一致,具有平人脉象冲和、平缓滑利的胃气脉特点,但夏至脉图主波高而宽,冬至则低而较窄,脉图的波幅及各参数有明显的季节变化,并呈现出规律的周期性变动,主波幅 h1 夏季最高,冬季最低。观察分析温度、气压、湿度三大气候要素对脉图的影响,发现气温高、气压低、湿度低则 h1 增大,反之则 h1 减小。因此推测,造成脉图 h1 全年有规律变化的主要原因是气温与气压的共同影响,而湿度大(外湿)使 h1 减小,这一现象与 h1 较小的濡脉是否有关,则有待于进一步研究[1]。朱传湘等对63例正常人的左关四季与昼夜脉象变化进行初步观测,也从时域指标证明人体四季及昼夜脉象存在一定的节律性[2]。闪增郁等对夏、秋、冬3个季节6个节气的平人脉图参数进行比较研究,结果显示人体随季节的变化可以在脉图上反映出来,说明脉随季节变化的现象是确实存在的;脉位是对季节变化最明显的参数,且与日照角度、气温等的相关性非常显

---

[1] 张伯讷,殷文治,费兆馥,等.正常人脉象四季变化规律的初步探讨[J].上海中医药杂志,1984(10):42-45.

[2] 朱传湘,李冰星,李绍芝,等.正常人四季与昼夜脉象变化的初步观测[J].湖南中医学院学报,1991,11(1):36-39.

著[1]。另对平人大暑、处暑和秋分的脉图模型及参数变化规律进行比较研究，结果显示夏秋季脉图参数有明显变化，秋季的处暑和秋分比较脉图参数变化较小。脉位和频域参数在分类中的作用明显大于时域参数[2]。在随后的研究中，又采集一年 12 个月内 12 个节气点的平人双手六部的脉诊信息，应用正弦函数谐波拟合方法构建脉图模型。对 193 个参数进行分析。结果发现一年里双手六部脉的脉位原始数据的分布呈现了明显的同步、规律性变化，并发现一年 12 个月的脉位、脉力均值与天、地背景数据显著相关（图 3-1）。说明平人四时脉的脉图参数可以提供人应天地的数据依据[3]。

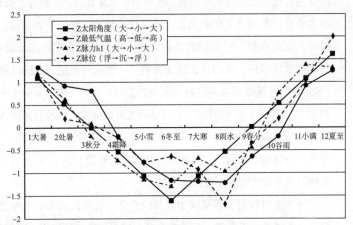

图 3-1　十二个月节气脉位、脉力与太阳照射角度、气温等天、地背景数据的变化

（二）五行脉时关系模式

《素问·天元纪大论》说："夫五运阴阳者，天地之道也。"《内经》认为

[1] 闪增郁，陈燕萍，黄大威，等.基于动态标准化技术的平人夏秋冬 6 节气脉图参数比较研究 [J].中国中医基础医学杂志，2013，19（11）：1273-1275.

[2] 闪增郁，陈燕萍，黄大威，等.平人大暑、处暑、秋分脉图参数的比较研究 [J].中医杂志，2013，54（8）：684-687.

[3] 闪增郁，陈燕萍，黄大威，等.基于平人四时脉参数的"人应天地"之证据 [J].世界中医药，2014，9（10）：1289-1292.

五行与阴阳一样，也是自然界普遍存在的结构与规律之一，人与自然具有相似的五行结构，都遵循着五行生克制化的规律，故人体五脏分别与不同的季节相通应，而呈现出不同的脉象特征。对此，《素问·玉机真脏论》从天人合一的观点出发，根据自然界木、火、土、金、水五行之气的运行变化规律，以及这种变化所造成的气候特点对人体脉象变化的影响，阐释五行脉时关系形成的原理，指出："春脉者肝也，东方木也，万物之所以始生也，故其气来耎弱轻虚而滑，端直以长，故曰弦，反此者病。""夏脉者心也，南方火也，万物之所以盛长也，故其气来盛去衰，故曰钩，反此者病。""秋脉者肺也，西方金也，万物之所以收成也，故其气来轻虚以浮，来急去散，故曰浮，反此者病"。"冬脉者肾也，北方水也，万物之所以合藏也，故其气来沉以搏，故曰营，反此者病。""脾脉者土也，孤脏以灌四傍者也。"并概括而言说："故五脏各以其时，自为（胃）而至于手太阴也。"这里虽然已经明确了五行脉时关系的模式，但没有具体说明脾之应时脉象，依据《素问·宣明五气论》"五脉应象"之说，"肝脉弦，心脉钩，脾脉代，肺脉毛，肾脉石，是谓五脏之脉"，如此五行脉时关系模式方始完整。

对于五行脉时关系模式中代脉的含义，后世医家多宗王冰之注释，认为代脉其形软弱，为脾之常脉。唯莫枚士《研经言·释代一》指出："古说脉代有数种。《素·宣明五气》：脾脉代。注：软而弱也。案：软弱则气未尽畅，有乍数乍疏之意，此与《灵·邪气脏腑病形》黄者，其脉代，皆谓脾之平脉。以《脉经》脾平脉，长长而弱，来疏去数参之，则此所云代，实即乍数乍疏之意。盖有数有疏，则气不调匀，如相更代，故曰代……所以谓之代者，取其变更不常，如四时代更，日月代明，父子代嬗，盛衰代迁之比。"[1]莫氏认为代为

---

[1] 莫枚士.研经言[M].上海：上海浦江教育出版社，2011：50—51.

脾之常脉，其象乍数乍疏。并在《释代二》中进一步指出："有胃气则虽无力，而其动犹觉不匀而匀，故但谓之乍数乍疏；无胃气则虽有动，而极无力以久持，故谓之弱而乍数乍疏。《素·玉机真脏》：真脾脉至，弱而乍数乍疏。"莫氏虽两次释代，以乍数乍疏为脾之常脉，终未得此代脉之真谛。考《素问·平人气象论》云："春胃微弦曰平，弦多胃少曰肝病，但弦无胃曰死。"余脏准此，即对四时五脏平、病、死脉以胃气的多少有无为判断标准，脉有胃气而兼见应时之象者为平脉，以应时之脉为主而少有胃气者为病脉，但见应时之脉而毫无胃气者为死脉。脉象的柔和则为脉之胃气的具体表现，所以仅以脉柔软释脾之正常代脉，则未反映出脾脉应时之象的特征，与其他四脏脉体例不符。又考《广雅·释诂》："更迭，代也。"《尔雅·释诂》："显，代也。"郝懿行："显，明也。"说明代有更迭明显之意。况且《素问·平人气象论》曰："平脾脉来，和柔相离，如鸡践地，曰脾平，长夏以胃气为本；病脾脉来，实而盈数，如鸡举足，曰脾病；死脾脉来，锐坚如乌之喙，如鸟之距，如屋之漏，如水之流，曰脾死。"由此推之，则脾的平脉代脉当为来去动止更迭分明，兼有胃气（和柔相离）的正常脉象；若但代无胃，动止更迭过于明显，无柔和之象（锐坚如乌之喙，如鸟之距），或动止更迭模糊不清（如水之流），或动止更迭无常（如屋之漏），皆为脾的死脉。

五行脉时关系模式是古今医家在临床上阐释病理、诊断疾病及判断预后最常用的模式，《素问·平人气象论》即有具体的阐述，指出："春胃微弦曰平，弦多胃少曰肝病，但弦无胃曰死，胃而有毛曰秋病，毛甚曰今病。""夏胃微钩曰平，钩多胃少曰心病，但钩无胃曰死，胃而有石曰冬病，石甚曰今病。""长夏胃微耎弱曰平，弱多胃少曰脾病，但代无胃曰死，耎弱有石曰冬病，弱甚曰今病。""秋胃微毛曰平，毛多胃少曰肺病，但毛无胃曰死，毛而有弦曰春病，弦甚曰今病。""冬胃微石曰平，石多胃少曰肾病，但石无胃曰死，石而有钩曰夏病，钩甚曰今病。"即以脉时是否相应、胃气的多少有无及五行生克规律判断是否发病及病情的轻重缓急。《难经》与《脉经》进一步深化和发展了五行脉时理论，阐述了各种非时脉象及其病理意义，如《脉经》卷三论春季脉象变化谓："春，肝木王，其脉弦细而长，名曰平脉也。反得浮涩而短者，是肺之乘肝，金之刻（克）木，为贼邪，大逆，十死不治。反得洪大而散者，是心之乘肝，子之扶母，为实邪，虽病自愈。反得沉濡而滑者，是肾之乘肝，母之归子，为虚邪，虽病易治。反得大而缓者，是脾之乘肝，土之凌木，为微邪，虽病即差。"其他季节平、病脉论均仿此。这里不仅叙述了春时平脉及其反脉之象，而且还论述了其他三种病脉的形象，并以五行生克原理分析了各种病脉产生的机理及其预后情况。概而言之，依据五行脉时关系，每一季节除常脉外，其病脉有四种可能：即出现克我之脏的脉象、我克之脏的脉象、我生之脏的脉象、生我之脏的脉象。其中，以出现克我之脏的脉象病情重，预后不良；其他三种病脉危害轻，预后较好。

另外，《素问·至真要大论》认为一年四季的气候变化是一个连续移行的过程，因而人体脉象的变化也同样是一个连续移行的过程，各季节脉象之间有一定的衔接性，所谓"故阳之动，始于春，盛于暑；阴之动，始于清，盛于寒。春夏秋冬，各差其分。故《大要》曰：彼春之暖，为夏之暑，彼秋之忿，为冬之怒，谨按四维，斥候皆归，其终可见，其始可知……差有正法，待时而去也"（《素问·至真要大论》）。即春脉弦，但由于春脉是在冬脉的基础上发展变化而来，所以春脉可以略带沉象；夏脉洪，但由于夏脉是在春脉的基础上发展变化而来，所以夏脉可以略显弦象；秋脉浮，但由于秋脉是在夏脉的基础上发展变化而来，所以秋脉可以略带数象；冬脉沉，但由于冬脉是在秋脉的基础上发展变化而来，所以冬脉可以略显涩象。这说明人体脉象变化与自然气候变化密切相关，所谓"气之相守司也，如权衡之不得相失也"，反之，如果"春不沉，夏不弦，冬不涩，秋不数，是谓四塞。沉甚曰病，弦甚曰病，涩甚曰病，数甚曰病，参见曰病，复见曰病，未去而去曰病，去而不去曰病，反者死"（《素问·至真要大论》）。即脉象与四时不相应，则会发生病变。

（三）三阴三阳脉时关系模式

三阴三阳脉时关系模式，是指将一年划分为六个时间段，以三阴三阳标识之，进而说明脉时关系的理论。该模式首见于《素问·平人气象论》："太阳脉至，洪大以长；少阳脉至，乍数乍疏，乍短乍长；阳明脉至，浮大而短。"但该篇并未论及三阴之脉象，文字明显有脱误。《难经·七难》完整表述了三阴三阳气旺时的脉象特征，指出："少阳之至，乍小乍大，乍短乍长；阳明之至，浮大而短；太阳之至，洪大而长；太阴之至，紧大而长；少阴之至，紧细而微；厥阴之至，沉短而敦。"[1]并明确指出此六种脉象均是正常之应时旺脉，其与时间的关系具体为："冬至之后，得甲子少阳王，复得甲子阳明王，复得甲子太阳王，复得甲子太阴王，复得甲子少阴王，复得甲子厥阴王。王各六十日，六六三百六十日，以成一岁。此三阳三阴之王时日大要也。"此是以《素问·六节藏象论》"天以六六为节"的方法，依据天人合一的观念所构建的三阴三阳脉时关系模式。运气七篇大论也认为，脉象各应一定的主气，如《素问·至真要大论》所说："厥阴之至其脉弦，少阴之至其脉钩，太阴之至其脉沉，少阳之至大而浮，阳明之至短而涩，太阳之至大而长。至而和则平，至而甚则病，至而反者病，至而不至者病，未至而至者病，阴阳易者病。"但三阴三阳所对应的具体时间，则与《难经·七难》所论不同。《素问·五运行大论》曰："先立其年，以知其气，左右应见，然后乃可以言死生之逆顺。"强调诊脉首先应该掌握运气气化对脉象的影响，根据脉象与六气是否相应，可以判断疾病的发生情况。

三国时吴太医令吕广注解《难经·七难》时，则以具体月份代替日甲子周期，指出："少阳王正月二月，其气尚微少，故其脉来进退无常；阳明王

---

[1] 凌耀星.难经校注［M］.北京：人民卫生出版社，1991：10-11.

三月四月，其气始萌未盛，故其脉来浮大而短也；太阳王五月六月，其气太盛，故其脉来洪大而长；太阴王七月八月，乘夏余阳，阴气未盛，故其脉来紧大而长；少阴王九月十月，阳气衰而阴气盛，故其脉来紧细而微也；厥阴王十一月十二月，阴气盛极，故言厥阴，其脉来沉短以敦，敦者，沉重也。"这里也以十二月阴阳盛衰消长理论来解释三阴三阳六节脉象形成的机理，但各脉主时的终始日期并不相同，《难经·七难》以冬至之后的六个甲子日作为三阴三阳脉主时的起点，《难经集注》则以三阴三阳固定地配属于一年中的十二个月，每一脉主两个月，正月为阳脉的起点。《脉经·扁鹊阴阳脉法》也有六节主时脉法的论述，但主时顺序却不同于《难经》与吕广之说。由此可见，在汉至三国时，对于三阴三阳脉主时并无统一的认识。

另外，《素问·至真要大论》论南北政与脉诊的关系说："夫子言察阴阳所在而调之，论言人迎与寸口相应，若引绳小大齐等，命曰平，阴之所在寸口何如？岐伯曰：视岁南北，可知之矣。帝曰：愿卒闻之。岐伯曰：北政之岁，少阴在泉，则寸口不应；厥阴在泉，则右不应；太阴在泉，则左不应。南政之岁，少阴司天，则寸口不应；厥阴司天，则右不应；太阴司天，则左不应。诸不应者，反其诊则见矣。帝曰：尺候何如？岐伯曰：北政之岁，三阴在下，则寸不应；三阴在上，则尺不应。南政之岁，三阴在天，则寸不应；三阴在泉，则尺不应。左右同。"对此段文字，古今医家见解不一，至今尚难以有定论。有学者认为南北政岁区分取决于岁支方位，酉、戌、亥、子、丑、寅于位在北，其岁司天位北面南施政，称南政；卯、辰、巳、午、未、申于位在南，其岁司天位南面北行令，称北政。客气脉候与"气位"（司天、在泉、间气六位）、阴阳和南北政岁有关。三阴之气候于寸口脉，三阳之气应在人迎脉；客气值为司天在泉时不应于脉，值为四步间气时可应于脉；每岁四步间气必有二阳二阴，属阳二气应在人迎，属阴二气应在寸口。因此，每岁寸口尺寸四部必有两部脉与人迎脉"相应"，两部脉与人迎脉"不应"。其"相应"与"不应"脉位之在尺在寸、在左在右因南政北政年岁不同而有相应变化[1]。晏向阳则不同意上述观点，认为以两分为界、两至为顶的一年六气南北政划分，是三四五六七八连续 6 个月为南政，九十冬腊正二连续 6 个月为北政，与之相对应的地支是辰巳午未申酉连续 6 支为南政，戌亥子丑寅卯连续 6 支为北政，并提出了脉应与否的另一套解释[2]。鉴于此类讨论临床意义不大，故此不再具体论述。

《素问·至真要大论》南北政与脉象之论只涉及寸口脉中的寸部与尺部，并未提及关部，但后世医家在此基础上则将脉诊"六部"与六气格局相互联系，试图通过考察五运六气的流行，结合六部脉象的变化异常，推断疾病的发生、发展及预后。如李中梓《诊家正眼》提出"六气分合六部时日诊候图"（表 3-1），认为通过推算当年的运气格局，结合患者脉象可以预见疾病所在。他指出："以平治之纪为例，若太过之纪，其气未至而至，从节前十三日为度；不及之纪，其气至而未至，从节后十三日为度。太过之岁，从左尺浮分起立春；不及之岁，从左关中分起立春……诊得六部俱平则已，若有独大、独小、独浮、独沉、独长、独短，与各部不同，依图断之，无不验者。"[3] 这可谓是对运气脉诊的一种发展，但临床实际意义并不大。

————————

[1] 周铭心，陈智明.《内经》"南北政"问题解析 [J].中国中医基础医学杂志，2000，6（5）：64-67.

[2] 晏向阳.运气南北政简解 [J].中国中医基础医学杂志，2009，15（2）：89-91，98.

[3] 包来发.李中梓医学全书 [M].北京：中国中医药出版社，1999：388.

250

中国古代天人关系理论与中医学研究·第三章 天人合一与中医临床实践

表 3-1　六气分合六部时日诊候

右手寸						右手关						右手尺					
浮		中		沉		浮		中		沉		浮		中		沉	
小雪十五日	立冬五日	立冬十日	霜降十日	霜降五日	寒露十五日	秋分十五日	白露五日	白露十日	处暑十日	处暑五日	立秋十五日	大暑十五日	小暑五日	小暑十日	夏至十日	夏至五日	芒种十五日
五之气　阳明燥金						四之气　太阴湿土						三之气　少阳相火					

左手寸						左手关						左手尺					
浮		中		沉		浮		中		沉		浮		中		沉	
小满十五日	立夏五日	立夏十日	谷雨十日	谷雨五日	清明十五日	春分十五日	惊蛰五日	惊蛰十日	雨水十日	雨水五日	立春十五日	大寒十五日	小寒五日	小寒十日	冬至十日	冬至五日	大雪十五日
二之气　少阴君火						初之气　厥阴风木						终之气　太阳寒水					

此外，《脉经·扁鹊阴阳脉法》还对一日之中的三阴三阳脉主时做了划分，指出："脉，平旦曰太阳，日中曰阳明，晡时曰少阳，黄昏曰少阴，夜半曰太阴，鸡鸣曰厥阴，是三阴三阳时也。"此也是依据异级同构原理所做的一种理论推演。包怡敏对健康青年进行昼夜（7：00～22：00）脉图观察，结果显示昼夜脉图参数有明显变化，脉形呈现由平、滑到平弦再到弦的变化过程，脉位呈现由浮到沉的变化趋势。在不同时间段中 13：00、22：00 两个时段的脉图参数变化最明显。脉图的各参数指标、血压、脉图生物龄及脉形都与《内经》

所论人气一日四时节律变化基本相符[1]。

第三节　天人合一与因时制宜

基于天人合一、时藏相关的基本认识，中医在对疾病的治疗过程中，自然十分重视时间因素的影响，在临床实践与模式推理的基础上，提出了诸多有关时间节律治疗的理念及方法。

一、必先岁气，无伐天和

运气七篇大论十分重视岁时气候变化与治疗的关系，强调要根据岁时气候的节律变化，来确定相应的治疗方法。如《素问·五常政大论》所说："必先岁气，无伐天和。""化不可代，时不可违"。《素问·至真要大论》也指出："谨候气宜，无失病机。""故治病者，必明六化分治，五味五色所生，五脏所宜，乃可以言盈虚病生之绪也。"特别是在《素问》有关运气学说的七篇大论中，举凡五郁之治，司天六气偏胜之治，在泉六气偏胜之治，六气胜复之治，客主胜复之治等，皆应符合运气盛衰的规律，从而制定出适宜的治疗方法，促使人体恢复正常的生化状态和生命节律。只是相较于一般所言的因时制宜而言，七篇大论将一年划分为五运与六气两种不同的时段来分析气候的变化，在使因时制宜的内容更为丰富的同时，又使中医因时制宜的方法模式化，有脱离临床实际之嫌。

（一）从年明气，预调民气

《素问·四气调神大论》提出了"治未病"的思想，指出："是故圣人不

---

[1] 包怡敏，许家佗，孙鸿杰，等．昼夜节律对健康青年脉图影响的实验观察［J］．中国中医基础医学杂志，2007，13（10）：786-789．

治已病治未病，不治已乱治未乱，此之谓也。"运气七篇大论则试图借助阴阳五行理论，以干支符号作为推演工具，建立五运六气推演模式，来分析、推演自然气化的特点，为疾病的预防提供了重要的参考。诚如《素问·六元正纪大论》所说："先立其年以明其气，金木水火土运行之数，寒暑燥湿风火临御之化，则天道可见，民气可调，阴阳卷舒，近而无惑。"该篇还综合分析了一年的中运、司天、在泉之气，提出了"调之正味从逆"的防病原则，一是用药物"必折其郁气，先资其化源，抑其运气，扶其不胜"。二是选择食物，食岁谷以全其真，食间谷以去其邪或保其精。即在掌握自然气候变化规律的基础上，试图用人力来矫正因岁运盛衰而引起的不和现象，以预防疾病的发生。张隐庵注也说："夫五运六气有德化政令之和祥，必有淫胜郁复之变易。今欲使气运和平，须以五味折之资之，益之抑之，故曰调之正味。盖在天为气，在地为味，以味而调其气也。从逆者，谓资之益之者从之，折之抑之者当逆取也。"很明显，这种模式化的推演方法及其结论是错误的，但其思想无疑有一定的合理性。

（二）用热远热，用寒远寒

《素问·六元正纪大论》说："用热远热，用温远温，用寒远寒，用凉远凉，食宜同法，此其道也。"具体而言，"司气以热，用热无犯；司气以寒，用寒无犯；司气以凉，用凉无犯；司气以温，用温无犯……是谓四畏，必谨察之"。即根据季节气候阴阳寒热的变化，来考虑治疗用药。金代刘完素在《素问病机气宜保命集·中风论》中概括为"当顺时令而调阴阳"的基本治则。一般而言，冬季阴盛阳弱，病易化寒伤阳，治宜助阳抑阴，以适应疾病的寒化变化，或防止、减轻这种寒变，故当慎用寒药，以免更伤其阳；夏月阳盛阴弱，病易化热伤阴，治宜抑阳助阴，以适应疾病的热化之变，或减轻、防止这种热变的出现，故当慎用热药，以免助邪热燔灼之势。其具体运用可分为以下两个方面。

1. 因时选方

方剂是治法得以实施的具体体现，方剂的选用，除了对证之外，从天人关系的角度而言，尚需考虑时间与空间等自然因素。张介宾《景岳全书·卷七·治法》指出："盖人在气交之中，随四时之气而化，天地之气寒，则宜辛热，天地之气热，则宜辛凉。经文既以冬为伤寒，春为温病，夏为暑病，名既因时而异，则方亦不容不随时而更也。"并且以外感病为例，阐述了因时选方的意义。元代王履《医经溯洄集》对因时选方的学术思想进行了深入阐述，指出麻黄汤、桂枝汤的使用，"盖由风寒在表，又当天令寒冷之时，而无所避故也……春夏虽有恶风恶寒表证，其桂枝、麻黄二汤，终难轻用，勿泥于发表不远热之语也。于是用辛凉解散，庶为得宜，苟不慎而轻用之，诚不能免夫狂躁、斑、黄、衄血之变，而亦无功也。虽或者行桂枝、麻黄于春夏而效，乃是因其辛甘发散之力，偶中于万一，断不可视为常道而守之。"分析了麻桂辛温，仅适用于秋冬，不可滥于春夏的原因。认为春夏妄用之，不但于病无益，反可促使疾病化火而遗患。张子和《儒门事亲·立诸时气解利禁忌式》也指出："凡解利伤寒、时气、遗毒之治，凡解利伤寒、时气疫疾，当先推天地寒暑热理，以人参之。南陲之地多热，宜辛凉之剂解之；朔方之地多寒，宜辛温之剂解之。午未之月多暑，宜辛凉解之；子丑之月多冻，宜辛温解之……如是之病，不可一概而用偏热、寒凉及与辛温，皆不知变通者。"

不仅外感病如此，内伤杂病的治疗同样也应考时令因素。如李东垣治疗脾胃元气虚弱，提出夏月补益脾胃元气，宜用甘温柔润的黄芪人参汤、清暑益气汤；冬月补益脾胃元气，则宜用甘温刚燥的草豆蔻丸、神圣复气汤。清·程杏轩《杏轩医案》在虚损病的治疗中也说："青娥丸固能治肾虚腰痛，但故纸、胡桃味辛性温，久而增气，恐其助火，且常服丸药，亦须分别气候。夏令炎热，远刚近柔，以防金水之伤。冬令严寒，远柔近刚，以遂就温之意。将交夏至，一阴初复，元精不足之时，商以益阴保金，兼调脾胃，秋季再为斟酌。"均反映了用药之性与四时寒热相逆的思想。

总之，春夏不宜过于温热，秋冬理应慎用寒凉。但临床应用尚需结合病人的具体病情，因人制宜，知常达变。如阳虚春夏补阳，以时助药，事半功倍；阴虚火旺，秋冬补阴，时气助药，疗效更好。即使《素问·六元正纪大论》也不完全拘泥于"寒热无犯"的"四畏"原则，当客气胜主气之时，出现应热反寒、应寒反热、应温反凉、应凉反温等邪气反胜的情况，"天气反时，则可依时，及胜其主则可犯，以平为期，而不可过"。可见，"四畏"原则也非不易之法。

2. 因时加减成方

在著名成方的运用上，中医学也强调要随时令变化予以药味或药量的加减化裁，使之能与四时阴阳消长变化相适应。如李东垣在《脾胃论·脾胃将理法》中说："夫诸病四时用药之法，不问所病，或温或凉，或热或寒，如春时有疾，于所用药内加清凉风药；夏月有疾，加大寒之药；秋月有疾，加温气药；冬月有疾，加大热药，是不绝生化之源也……此皆常道也。用药之法，若反其常道，而变生异证，则当从权施治。"罗天益《卫生宝鉴》卷七论羌活愈风汤指出："此药常服之，不可失于四时之辅。如望春大寒之后，本方中加半夏、人参、柴胡各二两，木通四两，谓迎而夺少阳之气也。如望夏谷雨之后，本方中加石膏、黄芩、知母各二两，谓迎而夺阳明之气也。如季夏之月，本方中加防己、白术、茯苓各二两，谓胜脾土之湿也。如初秋大暑之后，本方中加厚朴一两、藿香一两、桂一两，谓迎而夺太阴之气也。如望冬霜降之后，本方中加附子、官桂各一两，当归二两，谓胜少阴之气也。如得春气候减冬所加药，四时加减类此。虽立此四时加减，更宜临病之际，审病之虚实，土地之所宜，邪气之多少。"刘完素《素问病机气宜保命集·妇人胎产论第二十九》论四物汤的临床运用谓"四物汤常病服饵，四时各有增损"，具体为："春倍川芎，一曰春，二曰脉弦，三曰头痛；夏倍芍药，一曰夏，二曰脉洪，三曰泄；秋倍地黄，一曰秋，二曰脉涩，三曰血虚；冬倍当归，一曰冬，二曰脉沉，三曰寒而不食。此常服顺四时之气，而有对证不愈者，谓失其辅也。春防风四物加防风，倍川芎；夏黄芩四物加黄芩，倍芍药；秋天门冬四物加天门冬，倍地黄；冬桂枝四物加桂枝，倍当归。此四时常服，随证用之也。"

　　一般情况下，若治病方药性质温凉平和，夏月略加寒凉之品，冬月略加温热之药；若治病方药性质寒热峻烈，且与时令阴阳消长相悖逆时，宜随时加减药量，或制方寒热反佐，或炮制而缓其性，以缓和药治与顺应时令之间的矛盾。如李东垣《内外伤辨惑论·随时用药》言："假令夏月大热之时，伤生冷硬物，当用热药木香见`丸治之，须少加三黄丸，谓天时不可伐，故加寒药以顺时令……假令冬天大寒之时，伤羊肉湿面等热物，当用三黄丸治之，须加热药少许，草豆蔻丸之类是也，为引用，又为时药。经云必先岁气，无伐天和，此之谓也，余皆仿此。"朱丹溪《丹溪心法·吞酸》记载用萸连丸治疗胃脘痞满，嘈杂吞酸之证，指出："二陈汤加茱萸、黄连各炒，随时令迭其位，使苍术、茯苓为辅佐，冬月倍茱萸，夏月倍黄连。"明·龚廷贤《寿世保元·吞酸》载萸连丸药用苍术、陈皮、半夏姜炒、白茯苓、吴茱萸各一两，黄连一两半，明确提出黄连夏月倍用，吴茱萸冬月倍用[1]。即"随时令寒热，迭为佐使"[2]。或者秋冬须用寒凉药时，用酒浸、酒炒、火炒、蜜炙，以减缓寒凉之性；春夏须用热药时，用童便、胆汁类浸制的方法，以杀其燥热之性。如《丹溪活套》说："白芍药泻脾火止腹痛，夏月宜用，若

[1] 龚延贤.寿世保元［M］.太原：山西科学技术出版社，2006：176.
[2] 虞抟.医学正传［M］.北京：人民卫生出版社，1965：135.

冬月用之，必以酒浸炒，盖其性之酸寒也。"《备急千金要方》在治疗黄疸用麻黄醇酒汤时，方后注明"冬月用酒，春月用水煮之"。有实验显示：在一般气温条件下（20℃以下）用麻黄附子细辛汤连续喂饲小鼠一周，可使其体重和抗冻能力较对照组明显增强，但在夏令高温时（25℃以上）体重较对照组明显减轻，抗冻能力反而有减弱趋向。附子在不同气温条件下对动物的作用也不同，室温18℃以上时，附子冷浸液的毒性作用较18℃以下时明显增加，离体动物心脏实验也证明，5～9月气温较高的季节，附子冷浸液引起的心肌传导障碍增多，而11月到次年的寒冷期则主要表现为强心作用[1]。

（三）升降浮沉，顺性而治

《素问·六元正纪大论》："春气西行，夏气北行，秋气东行，冬气南行。故春气始于下，秋气始于上，夏气始于中，冬气始于标；春气始于左，秋气始于右，冬气始于后，夏气始于前。此四时正化之常。"即四时之气以春升生、夏浮长、秋降成、冬沉藏而化生万物。因此，治疗用药要应顺应四时之气升降浮沉的特点，朱丹溪《格致余论·夏月伏阴在内论》即指出："前哲又谓升降浮沉则顺之，寒热温凉则逆之。"就是说，根据四季阴阳盛衰节律，春夏属阳，宜逆之以寒凉性质的药物治疗；秋冬属阴，宜逆之以温热性质的药物治疗。而根据四季气机升降浮沉节律，春夏宜顺其升浮生长之气，用少量升浮药；秋冬宜顺其沉降收藏之势，用少量沉降药。李时珍《本草纲目·四时用药例》进一步阐述说："故春月宜加辛温之药，薄荷、荆芥之类，以顺春升之气；夏月宜加辛热之药，香薷、生姜之类，以顺夏浮之气；长夏宜加甘苦辛温之药，人参、白术、苍术、黄柏之类，以顺化成之气；秋月宜加酸温之药，芍药、乌梅之类，

[1] 周金黄.中药药理学[M].上海：上海科学技术出版社，1986：11.

以顺秋降之气；冬月宜加苦寒之药，黄芩、知母之类，以顺冬沉之气，所谓顺时气而养天和也。"

从汗、吐、下、补等治法的具体运用顺应四时升降的变化而言，李东垣《脾胃论·用药宜禁论》指出："夫时禁者，必本四时升降之理，汗、下、吐、利之宜。大法春宜吐，象万物之发生，耕耨科斫，使阳气之郁者易达也。夏宜汗，象万物之浮而有余也，秋宜下，象万物之收成，推陈致新，而使阳气易收也。冬周密，象万物之闭藏，使阳气不动也。"认为春夏气机升浮，秋冬气机沉降，故春宜吐，夏宜汗，秋宜下，冬固密。对于某些疾病，如外感病等，尽管发病于秋冬阳气沉降之时，却不可不汗；火势升浮，发作于春夏阳气升浮之际，亦不能不降，舍此别无他法可图，此时则当舍时从病，不得已而从权用之。但必须因时选药，中病即止，药后及时采用调护的补救措施，将逆四时气机之势的危害性降至最低限度。如罗天益在《卫生宝鉴》中论汗法的应用说："汗者，助阳退阴之意也。且寒邪不能自出，必待阳气泄，乃能出也。今以时月论之，大法夏月宜汗，此大法焉，然并以太过为戒。况冬三月闭藏之时，无扰乎阳，无泄皮肤，使气亟夺，为养藏之道也。逆之则少阴不藏，此冬气之应也。凡有触冒，宜微汗之，以平为期，邪退乃已，急当衣暖衣，居密室，服实表补卫气之剂，虽有寒邪，弗能为害。此从权之治也。"虞抟《医学正传》载一案例，患者冬月患胸脘痞满证，虞氏认为："此膈上有稠痰，脾土之气敦阜，肝木郁而不伸，当用吐法，木郁达之之理也。奈何值冬月降沉之令，未可行此法，且先与豁痰疏肝气，泻脾胃敦阜之气。用平胃散加半夏、茯苓、青皮、川芎、草龙胆、香附、砂仁、柴胡、黄连、瓜蒌子等药，病退之十有三四。待次年二月初旬，为行倒仓法，平安。"再如《续名医类案》载清·张璐治一病人，平素相火不时上升，交春，龙雷大发，火势倍增。张氏认为：此病非质重苦降之品，难折风火上腾之威。急则治其标，当以龙齿、黄连、吴茱萸合生脉散，泻火势之上逆，敛神气之欲脱。然而，沉降药物却有逆于春月气机之升，因此，"数剂少安，即令勿服，补养胃气，待交秋，天气下降，火势渐伏，可得无虞"[1]。

不仅攻邪，虚证的调补也要顺应四时气机升降之势，例如阳虚之治，春夏以温阳畅达为宜，方用桂枝汤、补中益气汤之类；秋冬以温阳守中为宜，方用理中汤、肾气丸等。《东垣试效方·卷五·眼门》论人参补胃汤的服用时，即提出春夏阳气虚弱，宜用甘温升畅之品，当升当浮，若秋冬服用此类药物，必内扰阳气，不能伏藏，阳气冬令外泄，可导致患者两目广大，视物如童时，惟觉两脚踏地不知高下，"盖冬天多服升阳药故也。病减住服，候五七日再服。此药春间服，乃时药也"。阴虚之治，春夏宜用无碍气机升浮的甘润气轻类药物，如天门冬、麦门冬、百合、玉竹、怀山药等；秋冬可用滋腻质重的填养类药物，如熟地、阿胶、鹿角胶、龟甲、鳖甲等。李东垣《内外伤辨惑论·说病形有余不足当补当泻之理》中，从药物性味的角度总结云："但言补之以辛甘温热之剂，及味之薄者，诸风药是也，此助春夏之升浮者也，此便是泻秋收冬藏之药也……但言泻之以酸苦寒凉之剂，并味淡渗泄之药，此助秋冬之降沉者也。"

总之，法时而治应"无失天信，无逆气宜，无翼其胜，无赞其复，是谓至治"（《素问·六元正纪大论》）。

（四）五脏法时辨治法

自然界四时有阴阳消长、五行休王，人体五脏有阴阳太少、五行盛衰，人与天地相参，五脏因此不仅表现出四时阴阳消长的变化，而且也有四时五行的变动节律，正如朱丹溪《格致余论·阳有余阴不足论》说："天地以五行更迭衰旺而成四时，人之五脏六腑亦应之而衰旺。"所以，早在《素问·脏气法时论》即提出了"合人形以法四时五行而治"的法则。具体方法为：其一，对有明显时令特征的

---

[1] 魏之琇.续名医类案 [M].北京：人民卫生出版社，1997：141.

病证，可直接从主时之脏求治。如陈无择《三因极一病证方论》卷六即有四季疫证的专论，庞安时《伤寒总病论》则汇集了《备急千金要方》中对于四时温疫病的有关论述和治疗方药，并为有关方剂确定了名称，如春季的青筋牵病，用柴胡地黄汤、石膏竹叶汤；夏季的赤脉拂病，用石膏地黄汤；秋季的白气狸病，用石膏杏仁汤、石膏葱白汤；冬季的黑骨温病，用苦参石膏汤、知母解肌汤；四季可发的黄肉随病，用玄参寒水石汤。再如唐容川《血证论》对血证"时复"的辨治，即提出血家病逢春月发者，乃肝经血虚火旺，春木之气内通于肝，肝经感木旺之气而风动火发，治宜地骨皮饮加蒲黄、醋炒大黄、龙胆草、黄芩、柴胡，清泄肝火，凉血止血；逢夏月复发者，乃心经火旺，治宜泻心汤加丹皮、蒲黄、木通、生地，清降心火，凉血止血；逢秋时复发者，乃肺燥火动，治宜清燥救肺汤加生地、蒲黄，清热润肺，凉血止血；逢冬月复发者，乃肾阴亏损，火迫血动，治宜玉女煎加蒲黄、丹皮，滋肾降火，凉血止血，再以大补阴丸或六味丸填补收功。明代医家徐春甫《古今医统大全·咳嗽门·治嗽须分时令》论咳嗽的治疗认为："夏月嗽而热者，谓之热嗽，以小青龙汤加石膏、知母之属是也；冬月嗽而恶寒，谓之寒嗽，以小青龙汤加杏仁、冬花、细辛、干姜之属是也。"其二，据证立法用药，兼调主时之脏。徐春甫《古今医统大全·咳嗽门·治嗽须分时令》论咳嗽的治疗，即根据《素问·咳论》"五脏各以其时受病"的认识，提出了"治当顺时"的用药方法，指出凡嗽，春是春升之气，治宜二陈汤加杏仁、知母、五味子、川芎、白芍、麦门冬、黄芩，润肺抑肝，化痰止咳；夏嗽，火炎于上，用二陈汤去半夏加五味、桔梗、桑白皮、地骨皮、麦门冬、黄芩、石膏、知母之类，化痰止咳，兼抑心火；秋嗽，湿热伤肺，用二陈汤去半夏加杏仁、天门冬、防风、桔梗、苍白术、桑白皮、栀子仁、黄芩之类，化痰止咳，清肺润燥；冬嗽，风寒外束，用二陈汤加麻黄、桂枝、桔梗、杏仁，化痰止咳，散寒化饮。徐氏以理肺化痰的二陈汤为主方，随时令加以调治主时脏气的药物，弥补了《内经》方药未备之不足。其三，随病变时令，根据五脏相克关系，以抑强扶弱。如《医学入门》卷五指出："凡本脏虚弱，皆鬼贼克害，当补本脏正气。假令肺病咳嗽，当春补肾，当夏救肺，当秋泻肺，当冬补心……大抵五脏各至本位即气盛，不可更补；到初克位，不可更泻。"一般而言，春月宜抑木培土，夏月宜抑火固金，秋月宜泻肺保肝。对此，李时珍《本草纲目·四时用药例》制定了具体的用药法度："春省酸增甘以养脾气，夏省苦增辛以养肺气，长夏省甘增咸以养肾气，秋省辛增酸以养肝气，冬省咸增苦以养心气。此则既不伐天和而又防其大过，所以体天地之大德也。"

另外，李东垣在他所制多种方剂之后，多有"四时用药加减法"，如《内外伤辨惑论》论补中益气汤的加减运用，除诸多按症而做的加减化裁外，因时令而制的加减有七条之多，如夏月咳嗽者，加五味子、麦门冬；冬月咳嗽，加不去根节麻黄，如秋凉亦加。寒凝气涩的食不下，在加青皮、木香，陈皮去白的基础上，提出冬月加干姜、砂仁、草豆蔻，夏月加山栀、黄芩、黄连，秋月加麦门冬、草豆蔻、白豆蔻、缩砂，春初犹寒少加益智仁、草豆蔻等辛热之剂等。对同一病证在不同季节的处理方法，从理法到药味剂量皆有较为详细的论述，可供临床参考。

（五）天人合一与司岁备物

中医学临床治疗疾病以天然药物为主，药物的采集加工与季节气候的变化密切相关，《素问》运气七篇大论在天人合一思想的指导下，认为"天地合气，六节分而万物化生"（《素问·至真要大论》），季节气候的变化影响着药物的气味与质量，进而影响治疗效果。故《素问·至真要大论》提出了"司岁备物"的观点，认为药物乃得天地日月之精华而生，自然时令不同，有不同的主气，其作用于药物，则会使药物的性质、质地、作用大小均有区别，因此，为了保证药物的质量，应根据各个不同年份、季节的气候特点，采集相应的药物，如此则得"天地之专精"，而药效较好；反之，"非司岁物何也？岐伯曰：散也，故质同而异等也。气味有薄厚，性用有躁静，治保有多少，力化有浅深，此之谓也"(《素问·至真要大论》)。即非司岁之时所生药物，则专精之气散失或不足，其质量与功效均较差。

"司岁备物"的思想，可谓开中药按时采集方法之先河。中药材所含有效化学成分是药物具有防病治病功能的物质基础，而每一种植物都有其独特的生物发育节律，植物的生命活动按其一定的规律进行，使植物中的化学成分的量和质有规律性的变化。不同生长发育阶段，植物中化学成分的积累是不相同的，甚至会有很大的区别。如甘草中的干草酸为其主要有效成分，生长 1 年者含量为 5.49%，2 年者为 6.76%，3 年者为 9.84%，4 年者为 10.52%，说明药物所含有效成分的质和量与生长年限长短密切相关。植物在生长过程中月份甚或时辰的变化，都会影响到有效成分的含量。如丹参以 7 月份有效成分含量最高，金银花 1 天内以早晨 9 时采摘最好，否则因花蕾开发而降低质量；曼陀罗中生物碱的含量，早晨叶子含量高，晚上根中含量高。正由于如此，古人很早就很重视药物的采收季节、时间，诚如孙思邈《千金翼方》所说："夫药采取，不知时节，不以阴干，暴干，虽有药名，终无药实，故不依时采取，与朽木不殊，虚费人工，卒无裨益。"《本草问答》也指出："然天时者，五行之流运，则阴阳之分见，故凡论药，又当论其生之时与成之候。虽不尽拘时，而亦有以时为治者。夏枯草生于冬末，长于三春，是正得水木之气，遇夏则枯者，木当火令，则其气退谢，故用以退肝胆经之火。款冬花生于冬月冰雪之中，而花又在根下，乃坎中含阳之象，故能引肺中阳气下行而为利痰止咳之药。二物皆以时名，皆得其时之妙用也。"

二、月节律与因时治疗

随着月球、地球、太阳三个天体的相对位移，月相表现出朔、上弦、望、下弦、晦的朔望节律，人体的气血及功能活动受此影响，呈现出同步变化。《素问·八正神明论》说:"月始生,则血气始精,卫气始行;月廓满,则血气实,肌肉坚;月廓空,则肌肉减,经络虚,卫气去,形独居。"故治疗疾病,当顺应与月相盈亏相应的气血盛衰变化,"月生无泻,月满无补,月廓空无治,是谓得时而调之"。即月生时针刺少泻多补,以顺应人体气血逐渐生旺的趋势;月满时针刺多泻少补,以顺应人体气血充溢之势而不使其过度;月空经络空虚,气血衰少,针感信息传递差,针刺感应弱,疗效相对欠佳,故不宜针刺。《素问·缪刺论》并提出根据月相生盈亏空的周期变化,决定针刺穴位的多少及针刺次数,月亏至月满时,针刺次数、穴位逐渐递增,自月满至月亏时,则逐步递减。有人观察到从月缺到月圆,人体气血流畅,经络渐通,微循环改善,对微循环障碍的病人,月圆时治疗效果较好,高血压病也有类似的规律性[1]。

月经周期是女性的特有生理,受月相盈亏变化的影响较为明显,李时珍在《本草纲目》中已将月相、海潮、月经联系起来认识,指出:"女子,阴类也,以血为主。其血上应太阴(月亮),下应海潮,月有盈亏,潮有朝夕,月事一月一行,与之相符,故谓之月水、月信、月经。"不仅月相与月经周期的时间极其接近,而且月相变动与经潮日期也表现出密切相关。有研究表明,气血从始旺到充盛时期,月相从始生到廓满的时限内,是多数女性月经来潮的时间,与气血的月盛衰节律一致[2, 3]。正由于此,郑国柄提出根据月亮相位以

[1] 李恩.中国中西医结合研究会基础理论研究专业委员会成立暨学术会议纪要[J].中西医结合杂志,1989,9(6):381.

[2] 张年顺.试论月经周期与月相同步的研究[J].湖南中医学院学报,1989(3):115-116.

[3] 黄宏华.也论月经节律与月亮的关系[J].湖南中医学院学报,1990(2):66-67.

调治妇女病，即上弦调经，温养补益为主；月望调经，理活通消为法；下弦安胎，固摄安保为重；朔时止带，除湿健脾补肾[1]。除根据月亮相位调经外，临床多利用月经的周期性变化，行经期泻心化瘀，经后期补肾扶正，经间期健脾化湿，经前期疏肝理气，以调治妇科疾病。此外，尚有人报道以桃红四物汤加牛膝、益母草、金钱草为主方治疗尿路结石，在月经来潮时服药，利用冲任脉通气血骤盛而迅速外排之势，以促进排石[2]。

三、日节律与因时治疗

日节律与因时治疗的关系主要体现在昼夜阴阳衰旺节律、一日五时变化节律、六经病解节律及十二经脉流注节律等方面。

（一）昼夜阴阳衰旺与因时治疗

人体昼夜阴阳衰旺节律以子午卯酉四个时辰为关键，《灵枢·卫气行》说："日有十二辰，子午为经，卯酉为纬。"

"子午为经"反映了自然界阳气的升降状态，子时一阳始升，至午升而至极；午时一阴生，阳气始降，至子则阳气沉降于下。人体气机在早晨、上午处于升浮阶段，此时运用吐法、汗法治疗可以借助气机的升浮之势而获得良好的效果，如截疟常山饮、麻黄汤等涌吐风痰或发汗方剂宜在早晨或上午服用；人体气机在下午、夜间处于沉降阶段，此时运用下法治疗可以顺气机沉降趋势而达到攻下的目的，如王肯堂《证治准绳》用七宣丸通利大便，犀角丸泻痰热壅滞，抵当丸下蓄血，脾约丸润肠通便，皆提出入夜临卧时服用。王好古《此事难知》卷上指出："当日午以前为阳之分，当发其汗；午后阴之分也，不当发汗。故曰汗无太早，汗不厌早，是为善攻……当日巳后为阴之分也，下之；谓当巳前为阳之分也。故曰下无太晚，下不厌晚，是为

[1] 郑国柄.随月亮盈缺调治妇科病的体会 [J].山西中医，1987（4）：25-26.
[2] 肖云勇.妇女尿路结石在月经期取变法论治的疗效观察 [J].湖北中医杂志，1988（1）：16-17.

善守。"

"卯酉为纬"是根据阴阳消长、营卫运行，以太阳出没为标志的时区划分，疾病的阴阳盛衰常受此规律影响。顺应昼夜阴阳消长节律治疗疾病，主要反映在服药时间的选择上，一般凡治阳分、气分病变，具有温阳、益气、健脾等作用的方药宜清晨、上午服，因上午阳气渐旺，补气温阳药可借助人体阳气欲盛之势，发挥药物作用；凡治阴分、血分病变，具有滋阴养血、滋养肝肾作用的方药宜黄昏、夜晚服，因此时阴气渐生而盛，用滋阴养血药可乘人体阴气欲盛之势，以助药物之疗效。如李东垣、王好古、叶天士等著名医家曾先后指出补中益气汤、六君子汤、金匮肾气丸等温补脾肾的方剂宜在平旦、上午服用，而六味地黄丸、四物汤、龙胆泻肝汤等滋阴养血、平抑阳气的方剂宜在下午、夜间服用。

另外，有学者提出寒热药物的配伍使用，其药性也会随昼夜阴阳盛衰变化而有所转化，如王好古《阴证略例·阴阳寒热各从类生服药同象》谓："假令附子与大黄合而服之，昼服则阳药成功多于阴药，夜服则阴药成功多于阳药，是从其类也。况人之疾，独不然乎？若病阳症，昼则增剧，夜则少宁；若病阴症，昼则少宁，夜则增剧。是人之阴阳寒热，从天地之行阴行阳也，寒热之化，以此随之。"

（二）一日五时节律与因时治疗

天时五行的变化，亦反映于一日十二时辰与五脏的关系中，五脏之气分旺于不同时辰，寅卯配肝，巳午属心，申酉肺旺，亥子属肾，脾旺于辰、未、戌、丑四时。那么，根据五脏在日周期内的变化时区，可仿上述四时五行变化节律以调治主时之脏。如五更泄，其发病特点是每至寅时，脐周作痛而泻，寅为肝旺之时，故陈自明《妇人大全良方》认为四神丸治五更泄，其中二神丸（肉豆蔻、补骨脂）温脾肾，是针对久泄脾肾阳虚而治；五味子散（五味子、吴茱萸）酸收之性可抑肝之强，敛肝之气，是着眼于泄泻发生于五更，从肝论治。《清代名医医案精华》载张聿青论泻，明确指出："至晨而泻者，肝病，以寅卯属木，木气旺时，辄乘土位也。"治法上以青皮引至厥阴之分，以柴胡升发木郁，使肝气条达上行，以白芍药酸收摄入肝经，以人参培土坐镇。其用药法度，顺时调治肝脏为主，兼顾脾土。

薛立斋对潮热的辨证论治，提出了以五脏主时为依据，辨时定脏腑，辨证分虚实，其在《保婴撮要·卷六·潮热》中指出："若寅卯辰时，热而力盛，饮水者，肝经实热也，用柴胡清肝散；热而力怯，饮汤者，肝经虚热也，用六味地黄丸。巳午时热，心经也，实用导赤散，虚用秘旨安神丸。申酉戌时热，肺经也，实用泻白散，虚用秘旨保脾汤。亥子丑时热，肾经也，用地黄丸。"《明医杂著》卷一也有所论述，指出："若寅、卯、辰时潮热者，肝经燥热也，用六味丸补肾水以生肝血；若午、未时潮热者，心经虚热也，用六味丸壮水之主以制阳光；申、酉、戌时潮热者，肺经虚热也，用补中益气汤培脾土以生肺金；亥、子、丑时潮热者，肾涸虚热也，用六味丸。"此认识也得到后世医家的提倡与运用，《证治准绳》、谢观的《中国医学大辞典》等都有转载。《续名医类案》记载清代医家张意田治一妇人，产后发热，已及半载，诸医皆作劳损阴亏，治之不效。张氏察其热于五更而发，力排众议，指出"五更发热者，寅卯木旺之时，肝火挟邪，随时而动也"，治宜小柴胡汤，转动枢机，借少阳之生气，由内而外，自下而上，散解木中之伏邪，服之果效[1]。

王肯堂《证治准绳·幼科》论小儿惊风的治疗，专列"脏腑旺时补泻法"，引宋代钱乙所论，认为惊风潮热发搐若见于寅卯辰时，此为肝旺，治宜补肾泻肝，补肾用地黄丸，治肝用泻青丸；若发于巳午未时，此为心旺，治宜补肝治心，治心用导赤散、凉惊丸，补肝用地黄丸；若发于申酉戌时，

---

[1] 魏之琇.续名医类案［M］.北京：人民卫生出版社，1997：793.

此肺气旺时，肺气当旺不旺，反为肝邪所侮，肝风乘虚而起，治宜补脾泻心肝，补脾用益黄散，泻心肝用泻青丸、导赤散；若发于亥子丑时，此肾用事之时，治宜补脾治心，补脾用益黄散，治心用导赤散、凉惊丸。

（三）六经病欲解时与因时治疗

张仲景创立六经辨证，六经病以三阴三阳命名，而三阴三阳具有阴阳盛衰的含义，与自然界及人体阴阳之气相通应，六经病解的规律也呈现出时间节律性：太阳病欲解时，从巳至未上；阳明病欲解时，从申至戌上；少阳病欲解时，从寅至辰上；太阴病欲解时，从亥至丑上；少阴病欲解时，从子至寅上；厥阴病欲解时，从丑至卯上。显然，六经病解与各经经气主时气旺有关，当昼夜某分期与六经中某经阴阳盛衰多少的情况相对一致时，该期即为某经功能旺盛之时，其病则于此期易解。换言之，六经病解的时间节律反映了六经阴阳盛衰的经气变化，提示了人体经气抗病机能的时间节律。故治疗疾病当抓住经气正旺之机，乘经气旺势采取措施以助人体抗病之力，促使疾病由欲解到病解。如李瑛报道受六经病欲解时理论的启发，治疗肾阳虚水肿病人29例，寅时给药组11例，对照组18例，每日上午和下午两次服药，结果寅时给药组总有效率为90.9%，对照组总有效率为61.11%，有显著性差异，各项实验室指标比较也证明，寅时服药作用更显著[1]。根据病解与经气的关系，薛自强提出了日运法针法，其取穴以各经五输穴为主，适当根据病情加兼证穴，针刺时间以各经欲解时三个时辰中居中的一个时辰为主[2]。此法亦是

[1] 李瑛.肾阳虚水肿寅时给药与常规给药疗效分析[J].河南中医，1991，11（1）：31–32.
[2] 薛自强.试从《伤寒论》六经欲解时探讨时间针灸学的规律[J].江苏中医杂志，1985，6（3）：1–2.

借助于经气之旺势以达到治愈疾之目的。

（四）十二经脉气血流注与因时治疗

中医理论认为人体经脉之气的运行具有方向性和时间性，在不同时间内，人体不同经脉部位之经气有盛衰涨落的规律性变化。故治疗疾病应把握经气运行之机，顺应经气运行之势，正如《灵枢·九针十二原》说："知机之道者，不可挂以发；不知机道，叩之不发；知其往来，要与之期。"十二经脉配十二时辰，手太阴肺经配寅时，根据经脉流注次序，以此类推。针灸治疗常根据此经脉气血时辰涨落变化以补虚泻实，《灵枢·卫气行》说："谨候其时，病可与期；失时反候，百病不治。故曰刺实者，刺其来也；刺虚者，刺其去也。"即对实证泻之，应在气血流注经脉脏腑，经气方盛之时，迎着气血流注方向刺之，并用泻法，以加速开启的经脉脏腑气血的流注，防止经脉过早闭合，致气血潴留瘀滞为患。对虚证补之，应在气血刚刚流过经脉脏腑，经气方衰之时，顺着气血流注方向刺之，并用补法，以延迟经脉之闭合，利于气血继续流注其中。子午流注等时间针灸方法，即以此经脉气血因时涨落理论为基础。有人通过放射性示踪技术，按开穴（适气血盛时取穴）和闭穴（气血过而衰时取穴）皮下注入示踪剂 $^{99m}TcO_4^-$，进行沿经迁移的动态分析，结果显示在开穴核素清除率明显降低，核素通过时间显著延长，运行速度变慢；而闭穴正好相反。说明开穴由于经脉内血气充盛，并在运行中不断向经穴进行血气灌注，故经气运行速度减慢，通过时间延长；闭穴由于经脉血气衰少，穴位关闭，经脉仅成为血气之管道，不向穴位灌注就流出，故通过时间变短，迁移速度增快而穴位清除率增高。此验证了子午流注时间在经脉血气盛衰改变中，具有一定的科学性[1]。

药物治疗也应顺从十二经脉气血因时涨落之势，一般祛邪应在经脉脏

---

[1] 孟竞璧，田嘉禾.十四经脉显象探秘——卫行脉外小分子循经运输通道系统的研究[M].北京：中国科学技术出版社，1998：119.

腑气血旺盛的时辰服药，以利用正气抗邪之力，因势利导，充分发挥药物的泻实作用，如肺应寅时，张仲景用十枣汤强调平旦服。补益应在经脉脏腑气血衰落的时辰服药，有利于虚证的缓解，如肾脏旺于酉时，衰于卯时，叶天士在《临证指南医案》提倡温阳补肾药晨服，元代僧人继洪《澹寮集验方》认为："凡人五更初，肾气必开，若肾开之时，进一服温和平补之药，其功胜于常服峻补之药十数服。"但也有临床报道，在某经脉脏腑气血旺盛时施治，对虚实证均有较好的疗效。对此，可灵活应用，并有必要进一步深入研究。至于对经脉气血衰落时辰的判定，则有两种不同的认识，一种认为紧随经脉气血旺盛后的下一个时辰为衰时，如心旺于午时，衰于未时，此多用于针灸择时治疗；另一种认为在经脉气血旺盛后的第六个时辰为衰时，如胃旺于辰，衰于戌时，此多用于择时服药。

至于中医五运六气理论，以及基于十二经脉气血流注规律的子午流注、灵龟八法等时间针灸的内容，由于有较多专著介绍，这里不再赘述。但必须充分认识到，五运六气理论及时间针灸的内容，大多是基于模式推理的结果，并不完全来源于中医临床实践。

第四节　天人合一与因地制宜

不同地理环境，其地质、地形、气候、水土等不同，人们的生活条件、饮食构成、风俗习惯相异，从而造成不同地域人群体质和疾病的差异，故治疗疾病，应当考虑地理差异之势以选方用药。对此，《素问·异法方宜论》明确指出："医之治病也，一病而治各不同，皆愈何也？""地势使然也。"

一、地理环境与发病

中医学在天人合一观念的指导下，在疾病地理思想方面，不仅认识到了疾病是一种环境灾害，地理环境中气候、水质、土壤、地形诸要素都可成为重要的致病因子，从而形成了"六气致病说"和"水土恶积致病说"，而且还认识到疾病在空间上有分布的差异性。

早在先秦时期，人们对地理环境与疾病的关系，就已经有了较多的论述，如《吕氏春秋·尽数》论水质与疾病的关系云："轻水所，多秃与瘿人；重水所，多尰与躄人；甘水所，多好与美人；辛水所，多疽与痤人；苦水所，多尪与伛人。"意即水质轻、水流急的地区（一般是河流上游山区），其人易患秃疾、瘿病；水质重、水流迟的地区（一般是河流下游平原），其人易患足肿及瘸腿；水质甘甜的地区，其人大多健康娇美；水质辛辣的地区，其人易患痈疽痤疮；水味苦涩的地区，其人易患鸡胸驼背。现代医学地理证明，瘿病（缺碘性甲状腺肿）主要流行于碘被淋溶的山区，风湿足肿主要流行于地势低下的潮湿环境，多食辛辣食物确实易致疮疡，因此，《尽数》这段话是长期实践得出的科学结论。西汉时期的《淮南子·地形训》进一步指出："土地各以其类生，是故山气多男，泽气多女，障气多暗，风气多聋，林气多癃，木气多伛，岸下气多肿，石气多力，险阻气多瘿，暑气多夭，寒气多寿，谷气多痹，邱气多狂，衍气多仁，陵气多贪。"这里从"气"的角度寻找人体发病的地理环境因子，其中"障气"即"瘴气"，泛指我国南方和西南方地区山岭丛林中的湿热之气，导致人体发病常使人暗哑。"林气"是原始森林中湿润寒凉之气，长期侵入人体，可使四肢麻木，导致瘫痪。"岸下气"是江河湖泊地区的湿气和雾气，长期生活在此环境中，可引起人体关节疼痛，足腿肿胀。"险阻气"是指层峦叠嶂的山峰之中的气候与地理环境，经常在此环境中居住的人，容易患瘿瘤等疾病。"暑气"即高温、高压和强烈太阳辐射之下形成的湿热空气，长期在此环境生活的人寿命短。

"寒气"即低温、干燥、寒冷的气候环境，常在此地区生活的人寿命长。"谷气"指阴天蔽日的深山峡谷之气，阴风、寒凉、潮湿之气长期影响人体，可引起血气不畅，多产生关节病变等。这里气与人体疾病的关系是根据"同类相推"，即"皆象其气，皆应其类"而推论阐述的，但也是医学经验的概况总结，尽管较浓的"地理环境决定论"意味，它仍是西汉以前疾病地理思想的高度总结，具有一定的科学合理性。

《素问·异法方宜论》专就五方地域特点与发病的关系进行了分析，指出："东方之域，天地之所始生也，鱼盐之地，海滨傍水，其民食鱼而嗜咸，皆安其处，美其食。鱼者使人热中，盐者胜血，故其民皆黑色疏理，其病皆为痈疡……西方者，金玉之域，沙石之处，天地之所收引也。其民陵居而多风，水土刚强，其民不衣而褐荐，其民华食而脂肥，故邪不能伤其形体，其病生于内……北方者，天地所闭藏之域也。其地高陵居，风寒冰冽，其民乐野处而乳食，脏寒生满病……南方者，天地所长养，阳之所盛处也。其地下，水土弱，雾露之所聚也。其民嗜酸而食胕，故其民皆致理而赤色，其病挛痹……中央者，其地平以湿，天地所以生万物也众。其民食杂而不劳，故其病多痿厥寒热。"阐述了五方的地理、气候、物产等自然条件下，人们形成了不同的生活习惯与行为方式，造就了人群体质的差异，故容易发生不同的病证。不仅五方地域与发病密切相关，清代王燕昌《王氏医存》认为"一州一县之地，山居水村，常亦有异。按淮水左右，五谷俱全，南向专食米，北向麦、秫、豆。又南有潮湿恶烟毒瘴，北有寒风严冻，家有煤炕"，强调"致病之端，各宜分辨"。赵庆等对泸州、咸阳、武汉不同地域慢性乙肝肝肾阴虚证的理化指标及四诊信息进行研究，结果显示：ALT、AST、TBIL 咸阳高于泸州、武汉，GLB 武汉高于泸州、咸阳，另外年龄、发病季节、舌质、脉象、病情轻重在 3 个地域患者间存在显著差异。说明因地势高下湿燥之不同，地理环境、气候条件及饮食习惯对体质产生相应影响，从而不同地域患者的客观检查指标有差异[1]。

正由于地理环境因素是影响人体发病的重要因子，因此，临床诊治疾病必须"上知天文，下知地理，中知人事"，务使人与自然恢复正常的平衡状态。

二、人体寿夭与气化迟速

人的寿命问题也是人类长期关注的重要课题之一，《灵枢》的《寿夭刚柔》《天年》与《素问·上古天真论》等篇，主要从人的遗传及生命固有规律方面探讨了人的寿夭问题，运气七篇大论则主要从人类生活的外在环境因素来认识人的寿夭，认为生活在不同地理环境中的人群，由于气候的阴阳寒热不同，其平均寿命也有差异。《素问·五常政大论》指出："东南方，阳也，阳者其精降于下……西北方，阴也，阴者其精奉于上……阴精所奉其人寿，阳精所奉其人夭。"即东南地区，天气温热长寿者少；西北地区，天气寒凉长寿者多。而且生活在同一地区，地势的高低也会影响到人的寿命，如《素问·五常政大论》所说："一州之气，生化寿夭不同，其故何也？岐伯曰：高下之理，地势使然也。崇高则阴气治之，污下则阳气治之，阳胜者先天，阴胜者后天，此地理之常，生化之道也。帝曰：其有寿夭乎？岐伯曰：高者其气寿，下者其气夭，地之小大异也，小者小异，大者大异。"张介宾《类经》解释说："高者阴气升而治之，阴性迟，故物之荣枯皆后天而至。后天者，其荣迟，其枯亦迟，故多寿也。下者阳气降而治之，阳性强，故物之成败，皆先天而至。先天者，其成速，其败亦速，故多夭也……亦由梅

---

[1] 赵庆，宋丽娟，陈苏，等. 不同地域慢性乙肝肝肾阴虚证与肝功能及四诊信息的相关差异性研究 [J]. 辽宁中医药大学学报，2011, 13（2）: 106–108.

花早发，不睹岁寒；甘菊晚荣，终于年事。是知晚成者，寿之征也。此即先天后天之义。"此可谓地理环境差异决定寿命地域分异规律的理论。

《素问》运气七篇大论对人的寿夭与地理环境关系的认识，基本符合人们所观察到的客观实际。如我国西北的新疆和境外的高加索一带，素有"世界长寿区"的美誉。有人观察过动物寿命与温度的关系，发现法国棘鱼寿命不过 14～18 个月，但在较北纬度的棘鱼，仅仅为了达到性成熟，就需要花数年时间；生活在菲尔特湖中的茴鱼，只有 6 年左右的寿命，而它在北极的变种，寿命超过 12 年；大西洋的龙虾，在寒冷海水中从生长到成熟期，需要 5～8 年时间，如果将它在室内恒温中精心饲养，仅在两年半的时间内就能达到成熟期。可能是低温使代谢过程变得十分缓慢，因而衰老过程也同样变慢，生命因之延长；高温情况则相反，它加速新陈代谢，加快生长发育，提早成熟和衰老，因而缩短了寿命。杨红彦等研究温度对果蝇寿命的影响，采用 Oregon K 野生型黑腹果蝇，将其分别放于 15℃、20℃、25℃、30℃的环境中培养，观察其在各种条件下的寿命。结果随着温度的不断升高，果蝇寿命在逐渐缩短。认为其机制可能是在高温环境下，机体内代谢、循环较正常温度条件下过快，蛋白质及糖类分解代谢增强，细胞死亡、更新的频率提高，使生命周期缩短[1]。

不仅人的寿夭与地理环境密切相关，而且人体的许多指标都存在着一定的地理差异。马立广等对应用地理信息系统（GIS）的空间分析功能和制图表达方法，分布在中国 16 个不同行政区域的 102 个

---

[1] 杨红彦，刘海燕，杨波，等.温度和相对湿度对果蝇寿命的影响 [J].同济大学学报（医学版），2002，23（1）：20-22.

人群（汉族 23 个，少数民族 79 个）的人体发育指标——身高地理环境因素影响的程度进行了综合分析。研究结果显示：随着地理纬度的升高，身高呈现逐渐增高的趋势。随着地区太阳总辐射量的增大，该地区的群体身高水平呈现增高的趋势；随着降雨量和湿度的增大，群体的身高水平呈现降低的趋势；随着地区平均风速指数的增加，身高亦呈现增高趋势。此外，研究还表明，区域海拔和气压等因素对身高无明显影响[1]。薛秀梅通过探讨中国成年人动脉血实际碳酸氢根、标准碳酸氢根、二氧化碳总量和缓冲碱正常参考值与地理因素之间的关系，发现成年人动脉血实际碳酸氢根、标准碳酸氢根、二氧化碳总量和缓冲碱正常参考值与所选地理因素均有相关性，并且不是单一相关，而是与地理因素的多重相关，不能用单一的地理因素来解释中国成年人动脉血实际碳酸氢根、标准碳酸氢根、二氧化碳总量和缓冲碱正常参考值的变化规律，需要多方面考虑地理因素对这四项指标的影响作用[2]。井静对射血分数（LVEF）、每搏输出量（SV）、左心房内径（LAD）、左室舒张末期参考值（LVEDD）和左室舒张末期容积（LVEDV）等心功能五项指标参考值与地理环境的关系的研究发现，在进入老年年龄段以前，中国人心功能五项参考值与七项地理环境表现为较一致的正负相关性，即与海拔高度、年平均气温、年平均相对湿度、年降水量为负相关性，而与年日照时数、气温年较差、年平均风速呈现正相关性。也可看出海拔高度和年日照时数是影响中国人心功能指标参考值的主要因素，年平均气温则表现得比较不明显[3]。张明鑫对我国人口血压参考值地域分布规律的研究发现，在全国范围内，7～22 岁男女性人口收缩压和舒张压参考值分布呈明显规律性；而且

［1］　马立广，曹彦荣，徐玖瑾，等.中国 102 个人群的身高与地理环境相关性研究［J］.人类学学报，2008，28（3）：223–231.

［2］　薛秀梅.血气分析四项指标正常参考值的地理分布［D］.西安：陕西师范大学，2008.

［3］　井静.心功能五项指标参考值与地理环境的关系［D］.西安：陕西师范大学，2012.

各个年龄段的男女性人口，其收缩压和舒张压参考值分布规律较接近，呈现相似的分布规律，在全国范围内分布规律总体上可以概括为：北高南低、东高西低[1]。

三、高下寒热制宜

《素问·五常政大论》根据"地有高下，气有温凉，高者气寒，下者气热"的地势气候特点，总结出了"适寒凉者胀，之温热者疮"的发病特点，并提出了"下之则胀已，汗之则疮已"的治疗大法。

这里"适""之"二字，乃往、去之意。从温热之地往寒凉之地容易得胀满一类的疾病，治以下法；而从寒凉之地去往温热之地易患疮疾，治以汗法。对一般常规治法来说，寒性胀满之疾多用温消之法，而不宜以下法；热毒之疮疾多用清解之法，而不宜以汗法。此却反其道而行，与常规治法迥异，为"同病异治"。其原因在于寒凉、温热区域人群体质不同，腠理开闭特点不同：久居温热之地的人，腠理开泄，乍入寒凉之地，腠理闭塞不及，寒邪内入而为胀满之疾；肺与大肠相表里，治以通大肠去寒邪而闭腠理。久居寒凉之地的人，腠理致密，初入温热之地，腠理不及开泄，阳气内郁蕴热而为疮疾，治宜汗法开泄腠理，发越阳气。

四、方位气异制宜

地理环境诸要素不仅是致病因素，同时还是重要的抗病治病因子，医生治病必须"上知天文，下知地理，中知人事"，务使人与自然恢复正常的平衡状态。

---

[1] 张明鑫.我国人口血压参考值地域分布规律及多尺度制图表达 [D].西安：陕西师范大学，2013.

　　首先，治疗疾病应考虑不同地区气候之差异，《素问·五常政大论》根据西北、东南地域性气候特点，提出了"西北之气散而寒之，东南之气收而温之，所谓同病异治也……气寒气凉，治以寒凉，行水渍之。气温气热，治以温热，强其内守"。根据一般注家所论，西北之地气候寒凉，人多食温热而腠理致密，故多外有寒邪束表而内有郁热之病，所以治疗上当采用外散寒邪、内清郁热的方法；东南之地气候温热，人多食寒凉而腠理疏松，故多有阴寒内盛而阳气外散之疾，所以治疗上当用敛其外散之气与温中散寒的方法。从方位气机升降的角度而言，也可以理解为西北方属阴，其气当降而收，若失常则气散而不收，治疗当以寒凉以助其降敛；东南方属阳，其气当升而散，若失常则气不升散反收敛，治疗当温热助其升散。总之，由于地势使然，而同病异治。一般而言，我国西北地区，地势高而寒冷少雨，其病多燥寒，治宜辛润；东南地区，地势低而湿热多雨，其病多湿热，治宜清化。即使同一病证，受地域气候之影响，用药也要有所区别，如同为外感风寒证，西北严寒地区，辛温解表则药量较重，且常用麻、桂之属；若在东南热带地区，则药量宜轻，且多用荆、防之类。正如徐大椿《医学源流论》说："人禀天地之气以生，故其气体随地不同。西北之人，气深而厚，凡受风寒，难于透出，宜用疏通重剂；东南之人，气浮而薄，凡遇风寒，易于疏泄，宜用疏通轻剂……至交广之地，则汗出无度，亡阳尤易，附桂为常用之品。若中州之卑湿，山陕之高燥，皆当随地制宜。故入其境，必问水土风俗而细调之，不但各府各别，即一县之中，风气亦有迥殊者。并有所产之物，所出之泉，皆能致病，土人皆有极效之方，皆宜详审访察。"张锡纯《医学衷中参西录》也指出："如大江以南之人，其地气候温暖，人之生于其地者，其肌肤浅薄，麻黄至一钱即可出汗，故南方所出医书不过一钱之语；至黄河南北，用麻黄约可以三钱为率；至东三省人，因生长于严寒之地，其肌肤颇强厚，须于三钱之外再将麻黄加重始能得汗，此因地也。"

　　其次，如《晏子春秋·杂下》所云："橘生淮南则为橘，生于淮北则为枳，叶徒相似，其实味不同。所以然者何？水土异也。"俗话说，一方水土养一方人。那么，一方水土也生一方病，一方之病也应有一方独特的治疗方法。《素问·异法方宜论》即从天人合一的整体观念出发，较为系统地阐述了在东、西、南、北、中五方的地理、气候、物产等自然条件下，人们形成了不同的生活习惯与行为方式，造就了人群体质的差异，故容易发生不同的病证。因此，对于疾病的治疗宜分别运用砭石、毒药、灸焫、微针、导引按摩等方法，达到各得其宜的目的。如孙思邈在《备急千金要方》中说："凡用药皆随土地所宜，江南岭表，其地暑湿，其人肌肤薄脆，腠理开泄，用药轻省；关中河北，土地则燥，其人皮肤坚硬，腠理闭塞，用药重复。"徐大椿则指出："故入其境，必问水土风俗而细调之，不但各府各别，即一县之中，风气亦有迥殊者。并有所产之物，所出之泉，皆能致病，土人皆有极效之方，皆宜详审访察。若恃己之能，执己之见，治竟无功，反为土人所笑矣。"罗元恺论崩漏病证的治疗，认为北方多因阳气不足，而以寒证为主，自仲景之温经汤至傅山之固本止崩汤，均善用温药；而南方则常因气阴不足，故多热证，岭南医家往往忌用辛燥动血的川芎、当归之类，而善用滋阴固气之品。这是地域与体质的差异所致[1]。吴玉等研究发现，不同地区人群急性高原反应（AMS）的发生存在明显医学地理差异，不同地区人群对高原的适应能力有所不同，来自低海拔地区人群的 AMS 症状较高海拔地区人群重。应根据人群地域差异采取有针对性的 AMS 防护措施[2]。现代流行病学调查发现，长期生活在高山（原）的人群，由于空气稀

[1] 肖承悰，吴熙. 中医妇科名家经验心悟 [M]. 北京：人民卫生出版社，2009：175.

[2] 吴玉，李鹏，高钰琪，等. 不同地区青年男性急性高原反应差异分析 [J]. 解放军医学杂志，2014，39（8）：656-659.

薄缺氧,清气吸入减少,宗气生化不足,气虚发病率高。高原病患者因易患气虚,补气不妨量大。实验证明,补气药能提高机体对缺氧的耐受性,复方对模拟 8000 米减压缺氧的大鼠大脑 ATP 低值有调整作用[1]。有人总结治疗高原上消化道出血的经验,认为气虚脾不统血是其主因,即使肝火犯胃,胃热炽盛型,也应酌加太子参、五味子之类[2]。

现代研究认为,地理环境本身是一个多级生态系统链,地域综合体是一切生物赖以生存的基地与活动场所。人类生存圈与生存方式的多元性,表现为疾病分布的地域差别性。生物地球化学因子、气象、水文、土质、生物、人文因子对人的体质与各种疾病的发生和流行及地域分布的差异造成影响。据目前所知,地壳表层存在的 90 多种元素中,几乎全部能在人体内找到,而且这些元素在人体内的含量均与它们在自然界(土壤、水、食物、空气)的丰度密切相关。而化学元素在地理环境中的分布与差异,被认为是导致地方病及癌症地区分布差异的主要原因。如研究发现,青藏高原是目前中国大骨节病最严重的地区,病区主要分布在高原温带高山峡谷森林农业区和高原宽谷半农半牧区,大骨节病的持续活跃与持续农业开发有关;病区受地势和地貌格局的控制,高程越高、地形起伏度和坡度越大、地形越破碎,大骨节病的病情也越严重;病区主要分布在暗棕壤、棕壤、灰褐土、褐土等山地淋溶、半淋溶土环境和亚高山草甸土、亚高山草原土和山地灌丛草原土等高山土壤环境中,土壤低硒是西藏大骨节病区低硒循环的物质基础;病区土壤、粮食、饮水和人发硒含量都明显偏低,病区人群处于低硒营养状态;青稞对土壤硒的利用效率较低及当地居民主食以青稞为主是大骨节病持续存在的根本原因,膳食结构的改变能明显改善区域人群硒的营养状况和达到防控大骨

[1] 张早华,汪慰寒,王立义,等.高原低氧环境与气虚关系的探讨(Ⅱ)[J].中医杂志,1988,29(8):55-58.
[2] 张选志,参木娜.35 例高原上消化道出血临床观察[J].中西医结合杂志,1990,10(5):298-299.

节病的目的[1]。

第五节　天人合一与药类法象

药类法象是中医学用以探索药物作用和疗效机制的一种理论模式，其特点是利用药物的自然属性来分析药物的性能及疗效，认为药物的功用是由其形、色、味、体、质、所生之地、所成之时等自然特征所决定，以此理论指导临床使用药物，称为法象用药。药类法象理论初步形成于宋代，北宋末年的《宋徽宗圣济经》可谓较早记载药类法象理论的著作，在其"药理篇"一卷中就反映出当时的医药学者观察动植物之本性，探究物理造化之玄机，总结出"万物皆有法象"的思想，并对药物的药理作用进行推衍[2]，但其理论带有较浓的哲学色彩。

易水学派可谓是中国古代医家中最为重视药类法象理论并将其加以发挥完善的学派，其创始人张元素的《珍珠囊》和《医学启源》、门人李杲的《东垣试效方》及王好古的《汤液本草》等著作中，都论述了药类法象理论。张元素以《素问·阴阳应象大论》中的气味厚薄阴阳与升降浮沉理论为基础，在《珍珠囊》中，将所收录的 113 味药物都以气味厚薄为依据，划分为"纯阴""纯阳""阴中微阳""阳中微阴""阴中之阳""阳中之阴"六类，用于阐释药物的升降，将法象理论与临床用药有机地结合起来。李杲继承了其师的这一理论，在《东垣试效方》卷一专设"药象门"阐释用药法象

---

[1]　杨林生，王五一，谭见安，等 . 环境地理与人类健康研究成果与展望 [J] . 地理研究，2010，29（9）：1571-1583.

[2]　于虹 . 论中药的法象药理 [J] . 中华中医药杂志，2005，20（11）：648-649.

理论。

王好古先学于张元素，又师事李杲，是易水学派的嫡系承继者，尽传张、李之学，他不但继承和发展了易水学派的药学思想，并且使之得以系统化。其所著《汤液本草》一书，可谓是对易水学派药类法象理论的系统总结。

一、药物气味与升降理论

王好古在《汤液本草》卷上直接引述了李杲的"东垣先生《药类法象》"，此部分不仅承袭了《东垣试效方》的"用药法象""药性要旨""用药升降浮沉补泻法""五方之正气味制方用药附"等篇的内容，而且引用张元素《医学启源》之"气味厚薄寒热阴阳升降图"，结合"升降者天地之气交"，以茯苓、麻黄、附子、大黄等为例，阐释了《素问·阴阳应象大论》中"阳为气，阴为味……味厚者为阴，薄为阴之阳；气厚者为阳，薄为阳之阴。味厚则泄，薄则通。气薄则发泄，厚则发热"的理论，并和药物的归经相结合，认为茯苓气薄，属阳中之阴，所以可利水而泄下，但"泄下亦不离乎阳之体，故入手太阳"；麻黄味薄，为阴中之阳，所以升上而发汗，"然而升上亦不离乎阴之体，故入手太阴"；附子气厚，乃阳中之阳，故可助阳生热；大黄味厚，属阴中之阴，故可泄下。

二、药物气味与自然物象结合分类法

张元素《医学启源》的"药类法象"，把药物的气味厚薄升降浮沉与自然界四时生长化收藏的物象相结合，将药物分为风升生、热浮长、湿化成、燥降收、寒沉藏等五类。认为风为春之主气，其令多风，主升发，春时阴消而阳气渐长；药物味之薄者，属阴中之阳，故名之风升生类。热为夏之主气，其气浮而有上趋之势；药物气厚者为阳中之阳，故为热浮长类。湿为长夏之主气，长夏则兼四时之气，阴阳二气盛衰消长在长夏则变化不定，或阴盛或阳盛，或阳消阴长，或阴消阳盛；而药之气味或平而兼寒热温凉，或淡而兼辛甘苦酸咸，此类药气味或厚或薄而兼有不同的特点，故名之为湿化成。燥为秋之主气，秋令则万物肃杀、其气主降，为阳气渐衰而阴气转盛之令；药物气之薄者为阳中之阴，故名之以燥降收。寒为冬季之主气，气主沉，为阴气极盛之候；而药物味之厚者，阴中之阴也，故名之寒沉藏。在《医学启源》中以此为依据对105种常用中药进行了详尽分类阐述。王好古在《汤液本草》卷上对其先师洁古先生此分类法所涉及药物的气味阴阳做了言简意赅的总结。

同时，在《汤液本草》的中、下两卷，以药物的基源为纲，以气味阴阳属性为核心，对常用的242种药物的功效进行了详尽论述，按基源分草部、木部、果部、菜部、米谷部、玉石部、禽部、兽部、虫部药九类；而对所论药物又以《素问·阴阳应象大论》中的"味厚者为阴，薄为阴之阳；气厚者为阳，薄为阳之阴"为依据，按药物的气味阴阳属性分为纯阳、阳中之阴、阴中之阳、阴药及阴阳未分五大类，其中纯阳药40种、阳中之阴药14种、阴中之阳药25种、阴药17种、阴阳未分药146种。

三、药象可变论

（一）炮制对药物功效的影响

王好古秉承其师洁古和东垣先生的观点，认为药物的"象"不是一成不变的，不同的炮制可改变药物的"象"，如《汤液本草》卷上引"东垣先生《用药心法》"中的"用药酒洗曝干"曰："黄芩、黄连、黄柏、知母，病在头面及手梢、皮肤者，须用酒炒之，借酒力以上腾也；咽之下、脐之上，须酒洗之；在下生用……当归酒浸，助发之意也。"[1]此段文字与洁古先生《医学启源》"药性生熟用法"所论几乎如出一辙，均认为借助酒的升散趋上、趋表之性泡制药物可以改变其"象"。但对药物的生熟与升降关系的认识，王好古与其师洁古先生的观点相左，洁古先生认为药物是"熟升生降"，王好古认为是"生升熟降"。验之临床，当以王好古之说为是。如莱菔子能升能降，生品以升为主，用于涌吐风痰；炒后则以降为主，长于降气化痰、消食除胀。再如香附生则上行胸膈，外达肌肤；熟则下走肝肾，外彻腰足。

此外，王好古还认为药物的炮制与否及炮制的方法可直接影响其功效，如其在《汤液本草》卷中的"熟地黄"条中指出熟地黄"生则性大寒而凉血，熟则性寒而补肾"，"蒸干即温补，生干即平宣"；半夏"生令人吐，熟令人下。用之汤洗去滑令尽。用生姜等分制用，能消痰涎，开胃健脾"。在《汤液本草》卷下的"酸枣"条亦曰："《圣惠方》：胆虚不眠，寒也。酸枣仁炒香，竹叶汤调服。《济众方》：胆实多睡，热也。酸枣仁生用，末，茶、姜汁调服。"即言生酸枣仁可治"胆实多睡"，炒酸枣仁则治"胆虚不眠"。

（二）配伍对药物功效的影响

王好古指出不同的配伍或煎服方法也可改变药物的"象"，如"用丸散药例"言："若治至高之病加酒煎，去湿以生姜，补元气以大枣，发散风寒以葱白，去膈上痰以蜜……气味厚者白汤调，气味薄者煎之，和相服。""当归"条亦载："若全用，在参、芪皆能补血；在牵牛、大黄皆能破血，佐使定分，用者当知。从桂、附、茱萸则热，从大黄、芒硝则寒。"

（三）剂型变化对药物功效的影响

王好古认为不同的制剂类型也可改变药物的"象"，如"用丸散药例"曰："细末者，不循经络，止去胃中及脏腑之积……炼蜜丸者，取其迟化而气循经络也；蜡丸者，取其难化，而旋旋取效也。大抵汤者'荡'也，去大

[1] 盛增秀.王好古医学全书 [J].北京：中国中医药出版社，2005：15.

病用之；散者'散'也，去急病用之；丸者'缓'也，不能速去之，其用药之舒缓而治之意也。"即明示剂型对药物主治的影响，治大病用汤剂，治急病用散剂，治慢性病用丸药；丸剂中蜡丸最难化，蜜丸次之，水丸易化。

（四）入药部位对药物功效的影响

王好古还强调药物的入药部位对药物之象可产生不同的影响，如《汤液本草》卷上"用药根梢身例"载："凡根之在上者，中半以上，气脉之上行也，以生苗者为根；中半以下，气脉之下行也，入土以为梢。病在中焦与上焦者用根；在下焦者用梢。根开而梢降。大凡药根有上中下：人身半以上，天之阳也，用头；在中焦，用身；在身半以下，地之阴也，用梢。述类象形者也。"认为植物根的上半部分（即根）向上生长以生苗，其气上行，因此上、中焦病变用此部位；根的下半部分（即梢）向下生长，其气下行，故下焦病变用此部位；中焦病变用根的中部。其在《汤液本草》卷中的"防风"及"当归"条下则对"用药根梢身例"所论做了很好的诠释："防风……身，去身半以上风邪；梢，去身半以下风邪。""当归……头能破血，身能养血，尾能行血。用者不分，不如不使。""麻黄"条载"能泄卫实，发汗……根节能止汗"，即麻黄用茎发汗，用根止汗，当是此论之延续。

（五）时空差异对药物功效的影响

中药材主要来源于天然的动植物或矿物，因此，中药的产地、采收时令是否合宜，直接影响着药材的质量。早在《神农本草经》即已指出："采造时月生熟，土地所出，真伪存新，并各有法。"王好古也极为重视药物的采摘时令对其功效的影响，其在《汤液本草》卷中的"黑附子"条指出，"冬月采为附子，春月采为乌头"，艾叶则宜"重午日（即端午节）日未出时"采摘。

　　我国幅员辽阔，地理环境差异较大，因而各种药材的产量、质量和疗效等方面都有一定的地域性，自古以来，医家均非常重视"道地药材"，即历史悠久、产地适宜、品种优良、产量宏丰、炮制考究、疗效突出、带有地域特点的药材。如宁夏的枸杞，河南的地黄、牛膝、山药、菊花（四大怀药）。王好古对此也有深刻的理解，如其在《汤液本草》卷中"黄芪"条中指出："今《本草图经》只言河东者，沁州绵上是也，故谓之绵芪。味甘如蜜，兼体骨柔软如绵，世以为如绵，非也。《别说》云，黄芪本出绵上为良，故《图经》所绘者，宪水者也，与绵上相邻，盖以地产为'绵'；若以柔韧为'绵'，则伪者亦柔，但以干脆甘苦为别耳。"明示绵黄芪之"绵"是指其最佳产地——绵上（即今山西省介休东南），并非指药物的质地如绵。在《汤液本草》卷下的"桂"条中言："桂……有菌桂、牡桂、木桂、筒桂、肉桂、板桂、桂心、官桂之类，用者罕有分别……菌桂生交趾山谷，牡桂生南海山谷，木桂生桂阳……然菌桂厚实，气味厚重者，宜入治脏及下焦药；轻薄者宜入治眼目发散药。《本经》以菌桂养精神，以牡桂利关节，仲景伤寒发汗用桂枝。"即对肉桂的产地与功效间的关系做了详尽的论述。王好古还指出代赭石"一名须丸，出姑幕者名须丸，出代郡者名代赭"。

　　综上所述，由于"药有气味厚薄，升降浮沉补泻主治之法，各个不同"，将每种药物的药性寒热、气味厚薄、升降浮沉、补泻主治、归经引经、随症用药加减、炮制修合的方法结合阴阳五行理论进行分类，是易水学派药类法象理论的主要内容。因此，他们的理论中，少了很多牵强附会的哲学问题，因而更富有临床指导意义[1]。

　　药类法象理论模式作为一种对中药认识和应用规律的探索，曾对丰富和发展中药学理论起到了积极的作用，推动了中医学的临床用药由经验用药向

---

[1]　李经纬，张志斌.中医学思想史［J］.长沙：湖南教育出版社，2006：483.

理论用药的提升，对于归纳辨证用药规律和联想记忆药物功用都起到了积极作用。明代医药学家李时珍亦格外推崇法象理论思想，认为用药须当"顺时气而养天和"。随着中医对脏腑生理病理认识的发展，后世医家在法象理论的基础上，又确立了现代的升降浮沉理论思想，即以脏腑辨证为理论依据，相对于病势来阐述药物作用的趋向性，从而进一步丰富了药性理论内容。

但是，药类法象理论模式及推理方法，明显带有认识的直觉性和概念的不确定性，因此也就不可避免地存在着很大的局限性。药类法象模式，强调了典型，忽略了一般；强调了特殊，淡化了普遍；对中药药理的阐释缺少规范和一致性，因而一度束缚了对药物作用实质的探求，对于理论发展起了滞后效应。在现行的中药分类及功效中，"重镇安神""介类潜阳""虫类搜风"等表述，仍明显带有法象药理的特点，同时容易使初学者对中医药基本理论的理解产生偏差，导致以偏概全，在临证用药时出现误区。在科学技术飞速发展的今天在中药现代化的研究进程中，应当采用扬弃的态度对待这一理论。

第六节　天人合一与养生实践

养生即保养生命，增强体质，为历代医家所重视。中医学在天人合一观的指导下，强调养生也必须"法天则地"，顺应自然界阴阳消长、五行更代的规律，使人体生命活动节律与自然界春生、夏长、秋收、冬藏的时间规律相协调。对此，古今医家有大量的论述，在此仅摘要予以说明。

一、四时养生法

《素问·宝命全形论》指出："人以天地之气生，四时之法成。"人类在长期的进化过程中，各种生理功能与天地自然变化之间形成了近乎同步的节律性，故养生当顺应天时自然变化，特别是四时气候、阴阳变化的规律，从精神、起居、饮食、运动等方面综合调理。对此，《素问·四气调神大论》已提出了根据四时变化以调养神、形的原则及方法，认为春天应"夜卧早起，广步于庭，被发缓形，以使志生，生而勿杀，予而勿夺，赏而勿罚，此春气之应，养生之道也"；夏天应"夜卧早起，无厌于日，使志无怒，使华英成秀，使气得泄，若所爱在外，此夏气之应，养长之道也"；秋天应"早卧早起，与鸡俱兴，使志安宁，以缓秋刑，收敛神气，使秋气平，无外其志，使肺气清，此秋气之应，养收之道也"；冬天应"早卧晚起，必待日光，使志若伏若匿，若有私意，若已有得，去寒就温，无泄皮肤，使气亟夺，此冬气之应，养藏之道也"。并强调指出："夫四时阴阳者，万物之根本也，所以圣人春夏养阳，秋冬养阴，以从其根，故与万物沉浮于生长之门，逆其根，则伐其本，坏其真矣。"孙思邈《备急千金要方·养性》进一步发展了《内经》四时养生的理论，强调"人能依时摄养，故得免其夭枉也"，"能顺时气者，始尽养生之道，故善摄生者，无犯日月之忌，无失岁时之和"。元代丘处机《摄生消息论》对四时养生之法论述甚详，具体说明了不同季节饮食、起居、依着、运动等要求，以春季为例，指出："当春之时，食味宜减酸益甘以养脾气。春阳初升，万物发萌，正二月间……春日融和，当眺园林亭阁虚敞之处，用摅滞怀，以畅生气，不可兀坐以生他郁。饮酒不可过多，人家自造米面团饼，多伤脾胃，最难消化，老人切不可以饥腹多食，以快一时之口，致生不测。天气寒暄不一，不可顿去绵衣。老人气弱，骨疏体怯，风冷易伤腠理，时备夹衣，遇暖易之，一重渐减一重，不可暴去。"明·高濂著《遵生八笺》又进一步补充了四时养生的导引功法、合用药方等。现代中医养生较为兴盛，也出版了许多有关四季养生的著作，如施仁潮主编的《四季气功健身术》（中国中医药出版社，1991）、方羽主编的《四季养生丛书（春、夏、秋、冬）》（江西科学技术出版社，2000）、蔡洪光编著的《四时养生与饮食》（广东科学技术出版社，2007）、贺娟等编著的《黄帝内经养生大道——时令养生》（中国中医药出版社，2010）等。

总括历代医家所述，一般春季养生，要顺应阳气升发，万物始生之特点，使人的精神、气血舒展畅达，生机盎然；饮食起居要顺肝之性，助益脾土，令五脏平和。夏季养生，要顺应阳盛于外的特点，精神要求神清气和，快乐欢畅，使人体气机宣畅；起居上早卧早起，以避炎热；饮食上减少肥甘厚味，多用清凉甘淡，但不可恣食生冷。秋季养生，要顺应万物收敛之特点，注意敛神、降气、润燥，抑肺扶肝，以与秋气相应。冬季养生，要顺应阳气闭藏，万物收藏的特点，精神、起居、运动等均要符合闭藏之势，饮食宜温热而忌寒凉。

二、逐月养生法

逐月养生是四时养生的进一步具体化，主要根据各月阴阳五行志特点规定一些具体的饮食宜忌及导引吐纳之法。明·高濂著《遵生八笺》，收集历代养生家经验，专列四时调摄篇，分述十二个月的"事宜""事忌""修养法""导引坐功图势"等，使四时逐月养生程式化。其中"事宜"多涉及历代习俗，"事忌"则有不少迷信的意味。惟逐月修养法、导引坐功图势（引用了灵剑子导引法、陈希夷导引坐功图势）切近养生，较为实际价值。如所在五脏修养法：①修养肝脏法：以春三月朔旦，东面平坐，叩齿三通，闭气九息，吸震宫青气入口，九吞之，以补肝虚受损。②修养心脏法：当以四月、五月，弦朔清旦面南端坐，叩齿九通，漱玉泉三次，静思注想，吸离宫赤气入口，三吞之，闭气三十息，以补心气之损。③修养脾脏法。当以夏季之月朔旦，并三四季后十八日，正坐中宫，禁气五息，鸣天鼓十二通，吸坤宫黄气入口，十二吞之，以补呼之损也。④修养肺脏法：当以秋三月朔望旭旦，向西平坐，鸣天鼓七，饮玉泉三，然后瞑目正心，思吸兑宫白气入口，七吞之，闭气七十息，此为调补神气，安息灵魂之要诀。⑤修养肾脏法：当以冬三月，面北平坐，鸣金梁七，饮玉泉三，吸玄宫黑气入口，五吞之，以补吹之损。

三、一日四时养生法

《内经》曾提出"一日分为四时"的观点，一日之中晨起、中午、傍晚、入夜，即子、午、卯、酉四个时辰，人体阳气如四时之春夏秋冬，有生发、旺盛、收敛、内藏等变化特点，故养生也要顺应天时昼夜阴阳消长规律，来安排起居、摄养情志、锻炼身体、调节饮食等，特别是气功锻炼，更应重视时间因素的影响。有研究表明，对不同的功法，或同一功法的不同阶段，在特定的时间练习，有助于神经、内分泌及免疫功能趋于最佳状态，有利于内脏功能的调节[1]。

孙思邈《备急千金要方》在此基础上，提出了"暮护阳气"的观点，指出："须知一日之忌，暮无饱食；一月之忌，晦无大醉；一岁之忌，暮无远行；终身之忌，暮无燃烛行房。暮常护气也。"一日之暮类似一年之冬，人体阳气内藏，此时若饱食、大醉、远行、行房等，则扰动耗损内藏之阳气，有损于人体的健康，故当忌之，以固护阳气。这也是对《素问·生气通天论》"暮而收拒，无扰筋骨，无见雾露"的发挥。

此外，尚有一日十二时辰养生法，即按照十二时辰来安排生活起居、气功导引、运动锻炼等，特别是练功，历代医家十分重视练功的时间选择，如

[1] 程士德.中医时间证治学纲要[M].北京：人民卫生出版社，1994：236.

孙思邈《备急千金要方》云："凡调气之法，夜半后日中前，气生得调；日中后夜半前，气死不得调……夜半后八十一，鸡鸣七十二，平旦六十三，日出五十四，辰时四十五，巳时三十六。欲作此法，先左右导引三百六十遍。"练功时间的选择也是现代气功家关注的热点，张立提出练不同的功应选不同的时辰，认为子、丑、寅、卯、辰、巳六个时辰练功，适于疗病祛疾或练胎息、服气等功法，子、午、卯、酉四个时辰练功，适于大丹将成之时，能平调阴阳治病养生。寅、申两个时辰练功，有利于生机平衡[1]。漆浩等编著《中医时间医学》尚记载了十二时辰卦象导引法[2]。虽然有些因时养生的方法主要是基于一种模式推理，尚待实践的检验，但都反映了天人合一的思想。

王淑琴等[3]对山东省青州市1800例原发性高血压患者血压的季节性变化与气象因素的相关性进行研究，发现血压上半年呈下降趋势，其拐点在4月份，夏季（5～8月）最低。下半年以9～10月份为拐点逐渐升高，冬季（11月至翌年2月）达高峰。这种变化的基础是气温、室温、相对湿度、气压、天气等气象因素的影响，其与室温的关系较气温更为密切。天气对血压的影响表现为：云量多（阴、雨、雾、雪）天气时血压升高，云量少（晴或少云）天气时血压低，这种相关性表现在舒张压，进一步提示了天气变化与高血压患者的血压及心脑血管病事件的相关性。

［1］ 张立.子前午后话练功［J］.气功与科学，1986，（12）：23-24.

［2］ 漆浩，陈立苹.中医时间医学全书［M］.北京：学苑出版社，2008：203-207.

［3］ 王淑琴，刘德义，高兴斌.高血压病患者血压的季节性变化与气象因素相关性的前瞻性研究［J］.中华临床医师杂志（电子版），2011，5（6）：1570-1574.

图书在版编目（CIP）数据

中国古代天人关系理论与中医学研究 / 邢玉瑞主编 . —北京：
中国中医药出版社，2017.4

（中医基础理论研究丛书）

ISBN 978 – 7 – 5132 – 4010 – 9

Ⅰ . ①中…　Ⅱ . ①邢…　Ⅲ . ①中医学—研究　②天人关系—
研究—中国—古代　Ⅳ . ① R2　② B2

中国版本图书馆 CIP 数据核字（2017）第 021056 号

中国中医药出版社出版

北京市朝阳区北三环东路 28 号易亨大厦 16 层

邮政编码　100013

传真　010 64405750

廊坊市三友印务装订有限公司

各地新华书店经销

开本 880×1230　1/32　印张 10　字数 268 千字

2017 年 4 月第 1 版　2017 年 4 月第 1 次印刷

书号　ISBN 978 – 7 – 5132 – 4010 – 9

定价　49.00 元

网址　www.cptcm.com

社长热线　010 64405720

购书热线　010 64065415　010 64065413

微信服务号　zgzyycbs

书店网址　csln.net/qksd/

官方微博　http：//e.weibo.com/cptcm

淘宝天猫网址　http：//zgzyycbs.tmall.com